"十二五"普通高等教育本科国家级规划教材配套教材
国家卫生健康委员会"十四五"规划教材配套教材
全 国 高 等 学 校 配 套 教 材
供八年制及"5+3"一体化临床医学等专业用

U0292779

儿科学
案例分析与临床思维

主　编　桂永浩　罗小平
副主编　陈　超

人民卫生出版社
·北京·

图书在版编目（CIP）数据

儿科学案例分析与临床思维 / 桂永浩，罗小平主编 .
北京 ：人民卫生出版社，2024. 7. --（全国高等学校
八年制及"5+3"一体化临床医学专业第四轮规划教材配
套教材）. -- ISBN 978-7-117-36523-9

Ⅰ. R72

中国国家版本馆 CIP 数据核字第 2024C7E502 号

人卫智网	**www.ipmph.com**	医学教育、学术、考试、健康、 购书智慧智能综合服务平台
人卫官网	**www.pmph.com**	人卫官方资讯发布平台

儿科学案例分析与临床思维

Erkexue Anli Fenxi yu Linchuang Siwei

主　　编：桂永浩　　罗小平
出版发行：人民卫生出版社（中继线 010-59780011）
地　　址：北京市朝阳区潘家园南里 19 号
邮　　编：100021
E - mail：pmph @ pmph.com
购书热线：010-59787592　010-59787584　010-65264830
印　　刷：天津市银博印刷集团有限公司
经　　销：新华书店
开　　本：787×1092　1/16　　印张：16
字　　数：410 千字
版　　次：2024 年 7 月第 1 版
印　　次：2024 年 8 月第 1 次印刷
标准书号：ISBN 978-7-117-36523-9
定　　价：65.00 元

打击盗版举报电话：010-59787491　E-mail：WQ @ pmph.com
质量问题联系电话：010-59787234　E-mail：zhiliang @ pmph.com
数字融合服务电话：4001118166　　E-mail：zengzhi @ pmph.com

编　委

参编教师

（按姓氏笔画排序）

马明圣　北京协和医学院
王　华　四川大学
王　峤　首都医科大学
王　墨　重庆医科大学
田晓瑜　河北医科大学
江米足　浙江大学
许吕宏　中山大学
杨　璞　武汉大学
求伟玲　浙江大学
应艳琴　华中科技大学
宋红霞　西安交通大学
张　薇　空军军医大学

郁莉斐　复旦大学
周建国　复旦大学
周洁清　中国医科大学
赵趣鸣　复旦大学
荣　星　温州医科大学
姜艳蕊　上海交通大学
凌　婧　苏州大学
高恒妙　首都医科大学
储　晨　复旦大学
谢　涵　北京大学
魏　佳　复旦大学

前　言

　　病例教学是一种以病例为基础的教学方法,在医学教育、培训和实践中发挥着重要作用。以问题为导向的教学范式,病例反映了临床实际问题,在学习医学理论知识后,通过病例教学可以更好地提高学生的临床思维能力和解决问题的能力,使理论知识与临床实践紧密结合,融会贯通。

　　本书所选病例来自儿科各亚专业的临床常见疾病或典型疾病,每章包括 1~7 个病例,内容广泛,同时病例涉及的诊断和治疗技术反映了我国儿科诊疗的最新进展。

　　本书所选病例内容包括主要病史、体格检查、实验室和辅助检查、诊断思路、鉴别诊断、最终诊断、治疗方案、注意事项等。每个病例从病史、体格检查、实验室和辅助检查等资料分析疾病的病理生理变化过程,提出诊断和鉴别诊断思路,然后提出治疗方案。每个病例对诊断和治疗进行全流程分析,层层推进,思路清晰,逻辑性强。

　　本书为全国高等学校八年制及"5+3"一体化临床医学专业《儿科学》的配套教材,可供临床医学专业学生、儿科住院医师使用,亦可用于专科医师规范化培训等。

　　虽然编者尽了最大的努力,但由于水平有限,书中难免存在不足之处,恳请读者批评指正,以便再版时修正。

主编

2024 年 4 月

目　　录

第一章
儿童生长发育

病例 1岁儿童生长发育

一、主要病史

主诉:体格检查。父母带1岁男孩来儿童保健科门诊进行常规体格检查,希望全面了解儿童的生长发育状况。

现病史:混合喂养,以母乳为主,11月龄开始添加奶粉,亲喂哺乳次数4次/d,每次哺乳时间15~20分钟,配方奶1次,奶量100mL/d,3餐主食(粥、蔬菜、肉类、面条等),2次辅食(水果、饼干等),每次进餐时间20分钟。常规补充维生素D,每日1次,每次500U。每天大便1次,黄色、软、成形。白天小睡2次,白天睡眠时间3小时,夜间睡眠时间11小时,无夜醒。目前可自主入睡,已建立固定的就寝习惯,每天户外活动1~2小时,上次体检至今未发生过意外伤害、未患病。

既往史:否认重大疾病史,否认麻疹、水痘、流行性腮腺炎、肝炎等病史。按时接种疫苗。否认手术外伤史,否认输血史,否认药物、食物过敏史。

个人史:G_1P_1,足月剖宫产,产时无窒息,出生体重3 390g,身长50cm。生后予以母乳喂养,11月龄添加奶粉,6月龄添加辅食。3个月抬头,6个月独坐,8个月会爬,目前可扶走,会用拇指和食指捏起葡萄干大小的物品,11个月可有意识地叫妈妈,呼唤名字有反应,会模仿"再见"或"欢迎"动作。

家族史:否认家族性遗传性疾病史。

二、体格检查

神志清,反应可,面色红润,表情自然。皮肤未见异常。无方颅,前囟平软,大小0.5cm×0.5cm,无特殊面容,颈部无包块。眼外观无异常,结膜无充血和分泌物,眼神交流好。耳外观无异常,耳道无异常分泌物,听觉行为观察评估未见异常。鼻外观无异常,无异常分泌物。乳牙萌出12颗,无龋齿、斑点,口腔黏膜光滑。胸廓外形无异常,无鸡胸、漏斗胸、肋外翻等,未触及乳腺结节。心率102次/min,心律齐,心音有力,心尖区未闻及明显杂音。双肺呼吸音清,未闻及干、湿啰音及哮鸣音。腹软,无腹胀,肝脾肋下未触及,肠鸣音正常。脊柱无明显侧弯,四肢未见异常。外生殖器外观未见明显异常。扶走姿势正常,肌张力正常,神经系统查体无异常。

三、体格测量和评估

儿童体格发育的评价需要涵盖生长水平、生长速度和匀称度。年长儿童或婴幼儿特殊疾病状态下还需要评估成熟度,主要包括性发育水平及骨龄评价。评估生长水平可以采用数据表法和曲线图法进行描述,其中数据表法又分为离差法(标准差法)和百分位数法。

生长曲线是目前使用最为广泛的生长评估工具,优点是直观,不仅能较准确地了解儿童的生长水平,还能对儿童某项指标进行定期纵向观察。生长曲线描绘方法是,以横坐标的年龄或身长(高)为点作一与横坐标垂直的线,再以纵坐标的体重、身长(高)、头围测量值或体重指数(body mass index,BMI)为点作与纵坐标垂直的线,两线相交点即为该年龄儿童体重、身长(高)、头围、体重/身长(高)和 BMI 在曲线图的位置或水平,将连续多个体重、身长(高)、头围测量值、体重/身长(高)和 BMI 的描绘点连线即获得该儿童体重、身长(高)、头围、体重/身长(高)和 BMI 生长轨迹或趋势。

该儿童 12 月龄,男,体重 10.6kg,身长 76.6cm,头围 48cm。其体重、身长(高)、体重/身长(高)的生长曲线图见图 1-1~图 1-3。

1. 生长水平　指个体儿童在同年龄同性别人群中所处的位置,为该儿童生长的现实水平。该儿童目前体重、身长在同年龄同性别人群的第 50~85 百分位(图 1-1、图 1-2),头围在同年龄同性别人群的第 85~97 百分位,均处于正常范围。

2. 匀称度　生长过程中身体比例或匀称性有一定规律,评估包括体型与身材匀称度。体型匀称是评估体重与身长(高)的关系,如体重/身长(高)或 BMI 反映一定身长(高)的体重范围,或身体的充实程度,故多用于超重或肥胖的评估。2 岁以下婴幼儿通常用体重/身长(高)反映其匀称度。该儿童目前体重/身长在第 50~85 百分位(图 1-3),匀称度处于正常范围。

3. 生长速度　指通过定期连续测量获得在一定时间内的增长值。通过比较一段时间内的 2 次或更多次的测量结果,能发现儿童生长速度缓慢或加快的变化。儿童定期体检的结果在生长曲线图上可形象地获得儿童的生长水平与生长速度轨迹。世界卫生组织推荐使用生长曲线评估儿童生长轨迹,可及早发现生长异常。如某儿童定期测量值各点均在生长曲线的同一等级线上,或在 2 条主百分位线内(P_3、P_{25}、P_{50}、P_{75}、P_{97})波动说明该儿童生长正常。

该儿童目前身长、体重、体重/身长定

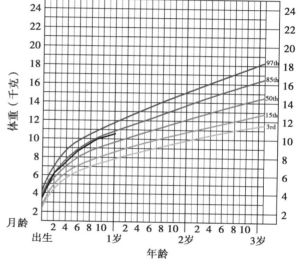

图 1-1　世界卫生组织 0~3 岁男童体重生长曲线图

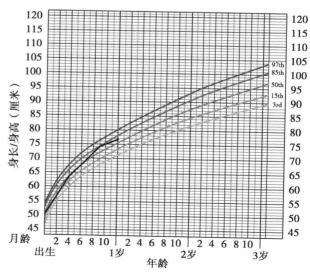

图 1-2　世界卫生组织 0~3 岁男童身长(高)生长曲线图

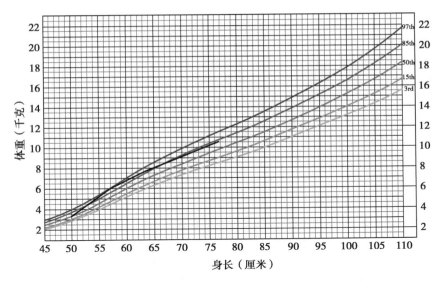

图 1-3　世界卫生组织男童体重/身长生长曲线图

期测量值各点均在生长曲线同一等级线附近,代表该儿童的生长速度正常。

四、神经心理发育筛查

1. 丹佛发育筛查测验(Denver development screening test,DDST)结果

（1）个人-社会:相当于 14 个月。

（2）精细动作-适应性:相当于 15 个月。

（3）语言:相当于 14 个月。

（4）粗大运动:相当于 14 个月。

（5）测试结果:正常。

2. 神经心理发育评估　神经心理发育评估主要是通过对儿童行为的测量和观察,从而对儿童的神经心理发育进行定性(如是否存在异常)、定量(如发育水平在同龄人中的百分位数)的判断。神经心理发育评估的重要意义在于早期筛查出发育异常个体,并通过诊断性评估及时、准确地将有需要的儿童转介进行早期干预、康复。

筛查性评估即运用简要的、易于操作的标准化测试工具,可靠地区分需转介至进一步诊断性评估或干预的儿童与不需转介的儿童。单次评估通常称为筛查,如果对同一名(或一群)儿童实施定期的、多次的筛查评估,追踪和记录各年龄阶段的发育状况,则被称为"监测性评估"。

DDST 是婴幼儿行为发育筛查常用的工具,又称儿童发育水平筛查量表。于 1967 年在美国丹佛制订,用于儿童发育筛查及高危儿童的发育监测。适宜年龄为 0~6 岁。可通过直接测试、日常观察或家长访谈收集信息,测试内容包括个人-社会、精细动作-适应性、语言、粗大运动 4 个能区。

3. 该儿童 DDST 结果　个人-社会相当于 14 个月,精细动作-适应性相当于 15 个月,语言相当于 14 个月,粗大运动相当于 14 个月,测试结果为正常,结果解读如下。

（1）个人-社会:反映了儿童对周围人回应、料理自己生活的能力,如与家长逗笑等。儿童可以轻拍书中图画,会指出或说出想要的东西。当弄湿或弄脏衣物时他会指出,而在遭到"拒绝"的时候,他也会扔东西或发脾气和表现出不服从。与此同时,儿童对玩具的选择会有偏爱,还会模仿母亲做家务(如扫地)。此外,这一阶段儿童喜欢单独玩或欣赏别人的游戏活动,对常规的改变和所有的突然变迁会表示反对。目前该儿童个人-社会能区发育正常。

（2）精细动作-适应性:反映儿童眼手协调等能力,如看、用手取物和画图等。儿童到了12月龄就可以用手指拿着食物进食,并且能够吃得很好,还可以在家人的帮助下用汤匙吃东西。随之,他还可以用手指握杯子和手握汤匙取菜,也能将2~4块积木垒起或推倒;还可以拧动门把手,打开、关上盒子及扭开瓶盖。此外,乱翻书、乱涂画,以及脱鞋、脱袜、脱手套,这些对于他来说也是可以做到的。目前该儿童精细动作-适应性能区发育正常。

（3）语言:反映儿童语言接受、表达的能力,如理解家长指示、用言语表达需求。此阶段儿童的语言水平有显著的进展。而最让父母为之兴奋的,莫过于其能够主动叫人了,如"爸爸""妈妈""奶奶"。而之后,当他听到某个物体或图画的名字时,也能够指认出它。进而还可听从简单的指令,如"把球给我"等。此外,儿童也可以说出几个单独的词语,来表达自己的需求,还能叫出一些东西的名称,并且还会有目的地说"再见"。目前该儿童语言能区发育正常。

（4）粗大运动:反映儿童坐、立、行走和跳跃等能力。儿童在这一时期,基本可以达到扶着家长的一只手能够行走,同时也可在不需要他人的帮助下,从站立的位置坐下。而之后他可以逐渐从独走几步到能够走稳,甚至还可以倒退着走。此外,儿童还可做到边拖着玩具边行走,或是抱着、拿着玩具一起走,还能完成蹲下身子,捡起地上的物品。随后就能渐渐学会跑了,并能独自爬上爬下,也能扶着栏杆或家长的手走楼梯。目前该儿童粗大运动能区发育正常。

五、实验室检查

血常规:白细胞 7×10^9/L,血红蛋白 127g/L,淋巴细胞 61.4%,中性粒细胞 29.8%,血小板 302×10^9/L。

按照目前临床相关指南推荐,6~9月龄儿童要进行贫血筛查1次,1~6岁儿童每年检测1次。3月龄~6岁血红蛋白<110g/L为贫血,应积极治疗。血红蛋白 90~<110g/L 为轻度贫血,60~<90g/L 为中度贫血,<60g/L 为重度贫血。该儿童血常规结果显示血红蛋白在正常范围内,无贫血表现。且未见有其他血液指标异常。

六、诊断

正常1岁儿童,生长发育在同龄儿童正常范围。

七、保健指导方案

1. 喂养指导　1岁后应选择易消化的家常食物,食物种类基本同成人,食物质地适宜,可少量添加盐与油,进食的规律与家人一致。与家人共进3次主食餐,2~3次营养丰富的辅食,每次进餐时间应在20~25分钟,定时就餐。注重进食行为训练,养成良好的进餐习惯,避免偏食、挑食行为,15个月后应脱离奶瓶。有条件的母亲(乳量充足、儿童不依恋)可继续母乳喂养至2岁,若无母乳,则至少摄入 500mL/d 奶量,保证钙营养需求。1岁以上的儿童每天摄入600U(15μg)的维生素D以满足基本营养需要。

2. 定期进行健康检查　1~3岁正常儿童每3个月体检一次。教会父母使用生长曲线,主动配合监测儿童体格生长。

3. 促进神经心理发育　练习行走、蹲下、弯腰、爬楼梯等促进儿童大运动的发育;教儿童练习搭积木、玩插孔游戏板,用颜色笔涂鸦、用塑料绳将有孔玩具串起来,以提高儿童精细动作、手部功能的灵活性;在日常照护的过程中,以儿童的兴趣为导向,使用简单的词语和句子,要尽可能说得缓慢而清晰,促进儿童语言的理解与表达;家长经常带儿童与其他年龄相仿的小朋友一起玩耍,以促进其社会性的发展。

4. 生活技能培训　培养儿童良好的生活能力,如独立睡眠习惯、进食技能,有利于其独立能力、控制情绪能力和适应社会能力的发展。

5. 口腔保健　家长可用温开水浸湿消毒纱布、棉签或指套牙刷轻轻擦拭儿童的牙齿,每天 1~2 次。当儿童多颗牙齿萌出后,家长便可选用婴幼儿牙刷为其刷牙,每天 2 次。夜间睡眠之前,可喂服 1~2 口温水以便清洁口腔。

6. 预防感染　提倡母乳喂养,母乳中特别是初乳中丰富的分泌型免疫球蛋白 A（secretory immunoglobulin A,SIgA）可保护婴儿的呼吸道黏膜及肠黏膜,预防肺炎、腹泻发生;按计划免疫程序完成疫苗接种;每日洗澡、勤换衣裤,避免泌尿系感染。

7. 疾病筛查　如缺铁性贫血、营养性佝偻病等筛查。

8. 安全与保障　预防跌落、烫伤、溺水、中毒、触电、误吞食物导致窒息发生等。

（江　帆　姜艳蕊）

第二章

儿童保健原则

病例 6个月婴儿保健

一、主要病史

主诉:保健咨询。父母带6个月女童来儿童保健门诊进行常规健康检查,希望了解6个月以后儿童的保健要点。

现病史:母乳喂养,亲喂哺乳每天5次,每次哺乳20分钟,尚未添加辅食,常规补充维生素D,每日1次,每次补充维生素D剂量为500U,每天大便2次,黄色、质软、成形,白天小睡2次,白天睡眠时间3小时,夜间睡眠时间12小时,无夜奶,夜醒2~3次,需家长抱后再次入睡,目前白天午睡、夜间入睡需家长抱睡,每天户外活动1小时,上次体检至今未发生过意外伤害、未患病,没有明确诊断的食物或药物过敏。

既往史:否认重大疾病史,否认麻疹、水痘、流行性腮腺炎、肝炎等病史。按时接种疫苗。否认手术外伤史,否认输血史,否认药物、食物过敏史。

个人史:G_1P_1,足月顺产,出生体重3 050g,身长50cm,出生时无抢救史。生后予以母乳喂养,尚未添加辅食。3个月抬头,6个月独坐。

家族史:否认家族性遗传性疾病史。

二、体格检查

神志清,反应可,面色红润,表情自然。皮肤未见异常,无方颅,前囟平软,大小1cm×1cm,无特殊面容,颈部无包块。眼外观无异常,结膜无充血和分泌物,眼神交流好。耳外观无异常,耳道无异常分泌物,听觉行为观察评估未见异常。鼻外观无异常,无异常分泌物。乳牙萌出4颗,无龋齿、斑点,口腔黏膜光滑。胸廓外形无异常,无鸡胸、漏斗胸、肋外翻等,未触及乳腺结节。心率95次/min,心律齐,心音有力,心尖区未闻及明显杂音。双肺呼吸音清,未闻及干、湿啰音及哮鸣音。腹软,无腹胀,肝脾肋下未触及,肠鸣音正常。脊柱无明显侧弯,四肢未见异常。外生殖器外观未见明显异常。独坐姿势正常,肌张力正常,神经系统查体无异常。

三、体格测量和评估

该儿童6月龄,女,体重8.08kg,身长66.8cm,头围43cm,其体重、身长(高)、体重/身长(高)的生长曲线图见图2-1~图2-3。

1. 生长水平　指个体儿童在同年龄同性别人群中所处的位置,为该儿童生长的现实水平。目前该儿童体重、身长、头围在同年龄同性别人群的第50~85百分位(图2-1、图2-2),均处于正常范围。

2. 匀称度　2 岁以下婴幼儿通常用体重/身长(高)反映其匀称度。该儿童目前体重/身长在第 50~85 百分位,匀称度处于正常范围。

3. 生长速度　世界卫生组织推荐采用生长曲线评估跟踪儿童生长轨迹,可及早发现生长异常儿童。如某儿童定期测量值各点均在生长曲线上同一等级线,或在两条主百分位线内(P_3、P_{25}、P_{50}、P_{75}、P_{97})波动说明该儿童生长正常。该儿童目前身长、体重、体重/身长定期测量值各点均在生长曲线同一等级线附近,代表该儿童的生长速度正常。

4. 视力、听力检查　视力、听力未见异常。

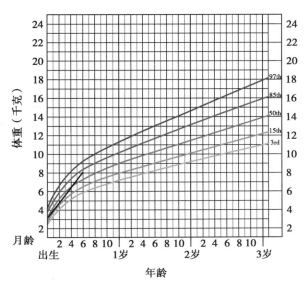

图 2-1　世界卫生组织 0~3 岁女童体重生长曲线图

四、实验室检查

血常规:白细胞 8.55×10^9/L,血红蛋白 121g/L,淋巴细胞 75.1%,中性粒细胞 14.5%,血小板 264×10^9/L。

按照《儿童铁缺乏和缺铁性贫血防治专家共识》推荐,3 岁以内儿童于 3 月龄、6 月龄、9 月龄、12 月龄、1 岁半、2 岁、2 岁半、3 岁定期筛查;3 岁以上儿童(包括青春期)每年至少筛查 1 次。该儿童血常规结果显示血红蛋白在正常范围内,无贫血表现,且未见其他血液指标异常。

五、诊断

正常儿童,体格检查结果在正常范围。

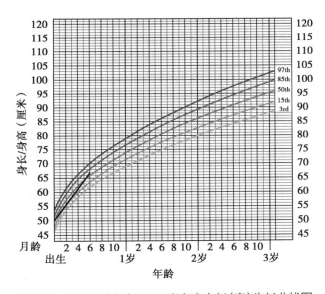

图 2-2　世界卫生组织 0~3 岁女童身长(高)生长曲线图

六、保健指导方案

(一) 喂养指导

母乳是婴儿过渡到独立摄取营养最好的天然食物,提倡纯母乳喂养到 6 月龄,可延续至 2 岁。母乳无法满足的婴儿,考虑选择配方奶。婴儿的食物应以高能量、高蛋白的乳类为主。母乳喂养婴儿通常应从 6 月龄开始引入其他食物,特殊情况提前添加辅食也不应早于 4 月龄。辅食添加应遵循以下规律,即品种和数量由少到多;食物质地由稀到稠;坚持用小勺喂食,且每次时间不超过 30 分钟。如先引入强化铁的婴儿米粉,接着是蔬菜泥、果泥,然后到鱼泥、豆制品,最后是猪、牛、羊、鸡、鸭肉类。此外,辅食添加应选在儿童健康、愉快的时候,若患病最好暂缓。对于一次没有添加成功的情况,家长也不能就此认为儿童不喜欢或不适应辅食,可过一些

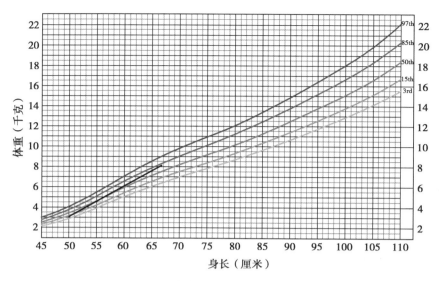

图 2-3　女童体重/身长生长曲线图

时候再试吃,要有耐心,不可强迫。一般不建议 1 岁以内的婴儿辅食中添加糖、盐或其他调味品,以免增加肾脏负担。在新食物的引入过程中,应指导家长避免或减少儿童食物过敏的发生。婴儿仍须补充维生素 D 400U/d,在奶量保证的前提下无须补充钙剂。

（二）定期进行健康检查

定期进行健康检查可早期发现问题,早期干预。如错过生长发育最快期,纠正较困难。体检一般 6 个月以内每 1~2 个月一次,6 个月之后每 2~3 个月一次。教会父母使用生长曲线,主动配合监测婴儿体格生长。6 月龄儿童免疫接种乙肝疫苗第 3 剂次;A 群流脑疫苗第 1 剂次。

（三）促进神经、心理发育

1. 粗大运动　到了 6 月龄,引导儿童独坐、爬行等活动,促进其大运动的发展。训练坐时,首先两腿分开,双手打开,上肢伸直支撑在两腿中间,此时儿童身体呈前倾坐位;支撑完全后,用儿童喜欢的玩具放在其眼前逗引,使其在一只手够物的前提下,训练单手支撑;当儿童腰部力量增强后,就可以不用手支撑,便可独坐。需要强调的是,起初训练儿童独坐时,由于他们的身体还不能保持好平衡,注意不要让其跌倒,也不要让其坐得太久。当儿童能稳定地独坐后,可让其独坐在床上或地铺上,学习坐着转头转身,发展其平衡能力。当儿童学会独坐后,便可以学习爬行。爬行可以使儿童主动移动身体、探索周围环境,这样大大提高了儿童的认知范围。家长每日可安排儿童练习 1~2 次,每次 3~5 分钟。训练时可让儿童俯卧在垫子上,并在其前方放个玩具,引诱儿童去拿。还可以借助宽宽的带子,放在儿童的腹部,帮助拉起儿童的身体,让儿童的上肢两肘支撑前身,下肢两膝跪下,然后家长用双手抵住儿童脚底部,左右脚轮流向前推动,让儿童在借助成人的推力下,左右两手、两脚交叉慢慢向前移动。

2. 精细动作　锻炼儿童的手功能,促进精细动作的发展。鼓励儿童自己拿玩具,当儿童两手能够同时拿玩具时,还可教他两手对击玩具。或给儿童准备一些纸张让他撕着玩,或选择一些小的、可食用物品(如小饼干等),让其练习抓取。

3. 发声引导　当小儿发出咿呀的学语声音时,家长要给予积极应答,并重复小儿发出的声音,用微笑以示鼓励。随着小儿的生长发育,他们开始模仿成人的发音,这时家长要用正确的发音来引导小儿说话。比如在日常看护的时候,边做事情边跟小儿讲,这是在干什么。同时注意声音柔和,发音清晰,并鼓励小儿模仿家长的语音。

4. 视听刺激 视听觉是小儿认识周围环境最重要的感觉。家长可以通过玩玩具来刺激小儿的视听功能发育。比如让小儿抓玩具、比较玩具的外观,从而训练小儿注视、移视、追视物体的能力。也要常给小儿听音乐,带小儿到户外亲近自然,看看蓝天白云、红花绿草,听听鸟鸣水流或风吹树叶的"沙沙声"。总之,良好的感官刺激,会使小儿获得心理的安宁与美的感受,这在小儿的智力发展中有着极其重要的作用。

5. 玩具、读物选择 选择适合 6 月龄阶段小儿的玩具和读物。家长可给小儿挑选一些色彩鲜艳、会发声且不易碎的玩具,如小汽车等。同时在小儿玩的时候,要告诉他物品的名称,让其渐渐将名称和物品对应联系起来。选择读物方面,要给小儿挑选色彩缤纷的图画或绘本,并与他们一起看、一起说,教小儿认识图片上的物品名称、自然景观,并与实物进行比较。

(四)生活技能培训

从婴儿期开始培养小儿良好的生活能力,如独立睡眠习惯、进食技能,有利于独立能力、控制情绪能力和适应社会能力的发展。

1. 培养小儿自主入睡的能力 培养小儿形成良好的睡眠习惯,并做好"回应性照顾"。小儿此阶段的睡眠特点是每天睡眠 14~16 小时,白天小睡 2~3 次,每次 1.5~2 小时,夜间睡眠10~12 小时。而此时小儿对环境改变还不敏感,是培养他们独自入睡的良好时期。培养小儿自主入睡,首先要为小儿安排恰当的固定的睡前程序。所谓睡前程序指一系列让小儿安静、轻松、愉快的活动,如洗澡、放一点轻松的音乐等帮助小儿入睡。睡前程序规定的时间范围在15~30 分钟,最多不超过 45 分钟。一般建议每次 4~5 种睡前活动,这些活动应该在小儿睡觉熄灯之前进行。睡前程序做好后,在小儿有困意但是还清醒的状态下,把他放在床上,让小儿学会独立入睡,那么夜醒时,小儿就学会了自主接觉,拥有整夜睡眠。

2. 进食技能培训

(1)口腔运动功能:①学习用乳牙咬、咀嚼。可给小儿薄的烤馒头片、饼干、水果片、软的蔬菜条、肉末等较粗糙的食物,锻炼小儿的咀嚼及吞咽功能。②使用勺子喂小儿辅食,包括喝汤。

(2)学习使用杯子:此阶段可让小儿逐渐接触使用杯子。用杯子喝水有许多优点,可以让小儿从吸吮液体过渡到喝水吞咽,促进小儿的手-口协调,为断奶做准备。可通过评价小儿的发育水平来逐步引入杯子。比如当小儿会独坐且可以拇-掌抓物时,开始让小儿用杯子尝试喝水;当小儿开始以拇、食指抓物时,喜欢尝试着自己握杯子,虽不能很好掌握用杯子喝奶或水的技巧,但仍可以开始尝试用杯子喂哺小儿少量母乳、配方奶或水。家长可用小杯子,加入少量水,向小儿示范如何用杯子喝水。有的小儿刚开始可能会把杯子当成玩具,家长要有耐心,坚持让其每天练习,逐渐让小儿学会自己用杯子喝水。

(五)口腔保健

通常会根据小儿所处的年龄阶段,从喂养、饮食、牙齿发育和口腔卫生指导等方面来关注他们的口腔健康。

1. 喂养 母乳喂养的小儿在牙齿萌出以后要规律喂养,逐渐减少夜间喂养次数,并且不要让小儿养成含着乳头睡觉的习惯。而人工喂养的小儿应当避免奶瓶压迫上下颌,也不要让其养成含着奶瓶睡觉的习惯(建议在 18 月龄后,停止使用奶瓶)。此外,在夜间睡眠前可喂服小儿 1~2 口温开水来清洁口腔。

2. 饮食习惯 小儿牙齿萌出后,要及时进行咀嚼训练,进食富含纤维、有一定硬度的固体食物,培养小儿规律的饮食习惯,并注意营养均衡。

3. 牙齿萌出   乳牙萌出时小儿可能出现喜欢咬硬物和手指、流涎增多,个别小儿会出现身体不适、哭闹、牙龈组织充血或肿大、低热、睡眠不好、食欲减退等现象。建议这一时期使用磨牙饼干或磨牙棒以减轻小儿的不适,待牙齿萌出后,这些症状就会逐渐好转。

4. 口腔清洁   家长可用温开水浸湿消毒纱布、棉签或指套牙刷轻轻擦拭小儿的牙齿,每天 1~2 次。当小儿多颗牙齿萌出后,家长可选用婴幼儿牙刷为其刷牙,每天 2 次。

5. 健康检查   小儿应该在第一颗乳牙萌出后的 6 个月内,由家长选择具备执业资质的口腔医疗机构检查牙齿,请医生帮助判断小儿牙齿萌出的情况,评估龋齿风险。此外,注意每隔半年带小儿检查一次牙齿。

(六) 预防感染

1. 预防呼吸道感染

(1)喂养方面:建议继续母乳喂养,合理添加辅食,均衡营养。

(2)睡眠方面:保证每日充足的睡眠,为 14~16 小时。其中,白天小睡 2~3 次,每次 1.5~2 小时,夜间睡眠 10~12 小时。

(3)护理方面:加强体格锻炼,保持每天 1~2 小时的户外活动、每天 1~2 次的主被动操。同时,关注天气变化,及时给小儿增减衣服,并注意开窗通风,保持室内空气流通;若遇流感季,不要带小儿到公共场所去,不要让小儿接触已感染的患儿;当出现其他营养性疾病或免疫功能低下的情况时,要积极治疗。

(4)预防接种:针对肺炎球菌感染,可带此阶段小儿预防接种 7 价肺炎球菌疫苗。

2. 预防感染性腹泻

(1)合理喂养:鼓励母乳喂养,给小儿添加辅食应循序渐进,避免夏季断奶及摄入过量的冷饮、油腻食物。

(2)饮食卫生:保证饮用水清洁,瓜果洗净、削皮。小儿食物准备好后应立即喂食,不可搁置过久。预先准备的食物在小儿食用前必须再次充分加热。小儿的奶瓶、餐具等应定时消毒。

(3)个人卫生:注意手卫生,饭前便后要用肥皂、清水给小儿洗手;家长做饭前、喂养小儿前要洗手并防止干手时的第二次污染。

(4)环境卫生:及时处理粪便,保证卫生、安全。

(5)主动免疫:口服轮状病毒疫苗,可预防由轮状病毒引起的腹泻。

(七) 疾病筛查

1. 缺铁性贫血   6~9 月龄时进行筛查,若血红蛋白<110g/L,应积极治疗。

2. 食物过敏   应强调母乳喂养重要性,引入其他食物时要注意观察与过敏相关的皮肤、胃肠道等症状,若怀疑有食物过敏可能,需进一步专科就诊。

3. 中耳炎   小儿中耳炎易被医生和家长忽略,小儿出现发热、不安、食欲下降时要注意检查双耳。

4. 先天性髋关节发育不良   应注意有无双下肢不等长、内收肌紧张,或不站、站不稳等症状,骨盆 X 线摄片可帮助确诊。

5. 发育异常   婴儿期应常规进行发育能力筛查,结果异常或可疑但无条件进行确诊时,应及时转诊到专科。

6. 视力   应进行视力筛查,结果异常或可疑者应转诊到专科。

7. 听力   新生儿听力筛查可疑者,42 天应复查,若仍未通过,及时转至专科诊治。

8. 泌尿、生殖系统疾病　婴儿期泌尿系感染易被忽略,若遇到不明原因发热时,应排除泌尿系感染。

9. 营养性佝偻病　有维生素 D 缺乏及钙缺乏的高危因素,同时有可疑临床表现的小儿,应做骨 X 线与相应血生化检查确诊。

（八）安全与保障

1. 预防跌落　虽说小儿此时已学会独坐,但其腰部肌肉还不够有力。因此,不要让小儿独坐时间过长,并且保证在其独坐时有人照护;婴儿床应设有护栏,护栏以圆柱形为佳,并包裹软垫,且高度应齐于小儿胸部;可以让小儿坐在铺有地毯的地板上玩耍,不要让小儿独自处在没有护栏的大床上;不要使用学步车,学步车对婴儿学步不仅没有帮助,反而容易翻车,对小儿造成伤害。

2. 预防食物引发的窒息　严格遵循辅食添加的规律,品类由少到多,质地由稀到稠。并且在喂食时,要待小儿完全咽下食物后再喂下一口,不可催促喂食,也不要在小儿哭闹时喂食。此外,首次添加动物性食物时,家长还要留意观察小儿的呼吸和面色,以防食物过敏引起窒息。

3. 预防洗澡时出现溺水　家长应注意在为小儿洗澡时,应始终用一只手掌托住小儿的头部,确保小儿在自己的视线之内,并且不可离身,不让小儿独自处于浴盆中。此外,浴盆中的水不宜过高,5~8cm 深即可。

4. 入睡方式　相较于侧卧或俯卧来说,仰卧是小儿相对安全的入睡姿势。这可以确保小儿呼吸顺畅,降低小儿夜间突发猝死的概率。小儿与父母采取分床不分房的方式入睡,即让小儿躺在自己的婴儿床上而不是在成人的大床上睡觉,可避免因熟睡中成人身体的压盖导致小儿夜间窒息。

5. 行车驾驶中保障小儿乘坐的安全　首先,驾驶者自身应遵守安全驾驶规范,如行车中佩戴安全带、禁止酒后驾驶等。其次,小儿乘车应坐在儿童安全座椅内。通常 12 月龄以内且体重在 10kg 以下的小儿,可为其选择提篮式安全座椅,并将安全座椅反向安装在车厢后排(任何时候,儿童安全座椅都不可安放在副驾驶的位置),这样才能有效减少突发情况对小儿头颈部造成的伤害。

6. 减少小儿的负性体验　在日常生活的照料中,家长不可忽视小儿的需求,应及时回应小儿,更不能对小儿采取虐待或暴力行为。

（江　帆　姜艳蕊）

第三章
营养和营养障碍疾病

病例一　婴儿体重不增 3 个月

一、主要病史

患儿,男,11 月龄,因"体重不增 3 个月,精神差 2 小时"入院。患儿于 3 个月前出现生长缓慢,体重不增,活动减少,无发热、呕吐及腹泻。8 月龄前患儿纯母乳喂养、奶量可。后因母亲生病停止哺乳,改为人工喂养。但患儿拒绝吃奶瓶,尝试 3 天不成功后遂放弃。此后,患儿以米粉、稀饭等淀粉类食品喂养。半个月前因"支气管肺炎"住院治疗,肺炎治愈,继之出现反复腹泻近 2 周,粪便化验基本正常,考虑"消化吸收不良",予蒙脱石散、补液盐、益生菌等口服,腹泻控制。患病期间,患儿进食明显减少。2 小时前,晨起发现患儿精神差,面色灰白,测体温 35.5℃,无双眼凝视、口唇青紫及四肢抽动。为进一步诊治转入我院。患儿自发病以来,小便可,睡眠尚可。

出生史:G_1P_1,孕 38 周顺产,出生体重 3 200g。否认母孕期感染或服药史,否认围产期窒息缺氧病史。

喂养史:8 月龄起逐步添加 2~3 勺菜汁、果泥,偶进食少量蛋黄,至今尚未添加鱼、肉、动物内脏。补充维生素 D 400U/d。

生长发育史:3 个月抬头,6 个月独坐,目前能扶站片刻,无意识地发"爸爸、妈妈"音。1、3、6、8 月龄身高、体重、头围监测均处于同性别中等水平。

既往史:否认消化道畸形、急慢性传染病、恶性肿瘤、代谢性疾病病史。

预防接种史:按时按序预防接种。

过敏史:无特殊食物、药物过敏史。

家族史:父母均体健。

二、体格检查

体温 35.5℃,脉搏 90 次/min,呼吸 30 次/min,身长 70.1cm,体重 7.5kg,头围 44.0cm。精神差,消瘦,贫血貌、皮下脂肪少,无水肿,皮肤松弛,弹性差,全身浅表淋巴结未触及肿大。前囟 1.0cm × 1.0cm,稍凹陷,头发稀少、干枯。甲床苍白,未见反甲、匙状甲。角膜无软化,眼结膜、口唇黏膜苍白,未见唇、腭裂。双肺呼吸音清,未闻及干、湿啰音。心率 90 次/min,心音稍低钝,律齐,各瓣膜听诊区未闻及杂音。腹平坦,腹壁皮下脂肪 0.2cm,腹软,肝脏肋下 2.5cm,质软,脾脏肋下未触及,肠鸣音减弱。四肢肌张力偏低,病理反射未引出,腱反射存在。

三、实验室和辅助检查

1. 血液检查

（1）末梢血糖：2.8mmol/L。

（2）血气分析：pH 7.35,乳酸 1.5mmol/L。

（3）血常规：白细胞 $8.4×10^9$/L,红细胞 $3.0×10^{12}$/L,血红蛋白 83g/L,血细胞比容 0.32,平均红细胞体积 78fL,平均红细胞血红蛋白 25pg,平均红细胞血红蛋白浓度 305g/L。

（4）C 反应蛋白：正常。

（5）肝功能、肾功能、电解质、血糖：丙氨酸转氨酶 10U/L,天冬氨酸转氨酶 23U/L,总蛋白 52g/L,白蛋白 28g/L,前白蛋白 0.08g/L,肌酐 15μmol/L,尿素 3.0mmol/L,血钠 135mmol/L,血钾 4.0mmol/L,血氯 105mmol/L,血钙 2.30mmol/L,血磷 1.48mmol/L,碱性磷酸酶 150U/L,血糖 2.5mmol/L。

（6）铁代谢检查：血清铁 7.2μmol/L,转铁蛋白饱和度 8%,红细胞游离原卟啉 1.4μmol/L。

（7）血清维生素 A、维生素 D 测定：血清维生素 A 0.95μmol/L,25-（OH）D 50nmol/L。

（8）甲状腺功能、同型半胱氨酸、血氨：正常。

（9）肝炎筛查、梅毒、HIV：阴性。

2. 脑脊液检查　常规、生化检验正常。

3. 尿常规、便常规　结果正常。

4. 0~6 岁发育商测验（Gesell）　发育商 DQ 87。

四、诊断思路

（一）营养不良诊断

营养不良诊断思路见图 3-1。

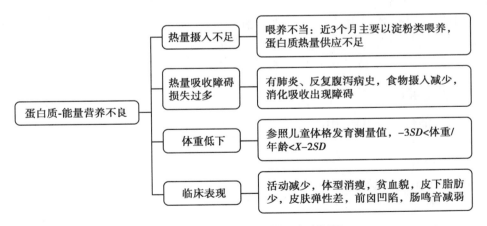

图 3-1　蛋白质-能量营养不良诊断图

（二）营养不良并发症诊断

营养不良并发症诊断思路见图 3-2。

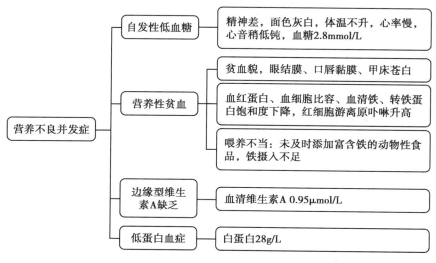

图 3-2　营养不良并发症诊断图

五、鉴别诊断

与引起体重不增、精神差的其他疾病鉴别。

1. 先天性甲状腺功能减退症　常表现为精神差,安静少动,嗜睡,食欲缺乏,体温低而怕冷,脉搏、呼吸缓慢,心音低钝,肌张力低,肠蠕动慢,腹胀、便秘。本例患儿 8 月龄前生长发育正常,甲状腺功能正常,均不支持先天性甲状腺功能减退症诊断。

2. 遗传代谢性疾病　如甲基丙二酸血症、丙酸血症等可表现为拒食、喂养困难、呕吐,嗜睡、反应差,生长发育迟缓,顽固性惊厥,严重代谢性酸中毒。本例患儿 8 月龄前生长发育正常,同型半胱氨酸、血氨、乳酸正常,无代谢性酸中毒,暂不考虑遗传代谢性疾病诊断。

3. Prader-Willi 综合征　由 15 号染色体部分缺失或父系表达基因缺失导致。新生儿期及婴儿期肌张力下降、吮吸力差、喂养困难,嗜睡、少动,婴儿期有头颅长、窄脸、小嘴、薄上唇、嘴角向下、杏仁眼等特殊面容,1~6 岁出现食欲亢进、肥胖。本例患儿 8 月龄前食欲、生长发育正常,无特殊面容,均不支持 Prader-Willi 综合征诊断。

六、最终诊断

1. 蛋白质-能量营养不良(中度)。
2. 低血糖症。
3. 营养性贫血。
4. 边缘型维生素 A 缺乏。
5. 低蛋白血症。

七、治疗方案

1. 低血糖治疗　紧急给予一次剂量的 10% 葡萄糖 200mg/kg(2mL/kg),按每分钟 1mL 静脉注射;以后改为 6~8mg/(kg·min)维持,以防低血糖反跳。每小时监测血糖 1 次,并根据血糖值调节输糖速率。正常 24 小时后逐渐减慢输注速度,48~72 小时停用。

2. 调整饮食和补充营养　一般轻-中度营养不良热量从每日 251~335kJ/kg(60~80kcal/kg)

开始,逐渐增至每日热量 628kJ/kg（150kcal/kg）;蛋白质从每日 3g/kg 开始,逐渐增加至 3.5~
4.5g/kg。体重接近正常后,再恢复至生理需要量。热量、蛋白质、脂肪调整速度按具体情况而
定,不宜过快,以免引起消化不良。

给予奶瓶训练指导,按照新生儿热卡需求、逐步增加奶粉量、完成追赶性生长;指导辅食的
添加,逐步引入鱼泥、肝泥、豆制品、碎肉。

3. 纠正微量营养素缺乏　治疗初始给予一次剂量的维生素 A 100 000U;并每日补充锌 1~
2mg/kg 满 4 周;从小剂量开始口服二价铁制剂,2 日内加至足量（元素铁每日 6mg/kg）,治疗缺
铁性贫血。

血生化、电解质、血糖定期复查,指导家长护理患儿,1 个月后再次评估生长发育情况。

八、注意事项

1. 营养不良时强调病情的评价与再评价　治疗过程中临床医生需多次、反复评价患儿的
病情,及时发现和治疗各种隐匿的并发症。营养不良的常见并发症有营养性贫血、微量元素和
维生素缺乏（以维生素 A 缺乏最常见）、感染、自发性低血糖。

2. 治疗后定期评估　如发现体重增长缓慢或不增,应寻找原因,如有无急慢性传染病、慢
性消耗性疾病、遗传及代谢性疾病等。

（张会丰　田晓瑜）

病例二　婴儿夜惊伴抽搐

一、主要病史

患儿,男,6 个月,以"夜惊 1 个月,抽搐 2 小时"入院。入院前 1 个月家长发现患儿经常
夜间突然惊醒,哭闹不止,难以安抚。平日多汗,较烦闹,无呕吐、腹泻。2 小时前突然出现抽
搐,表现为双眼上翻、颜面青紫、四肢抽动、意识丧失,持续约 1 分钟。抽搐停止后神志清楚,精
神反应好。共发作 2 次,无发热。为进一步诊治转入我院。患儿自发病以来,饮食佳,大小便
正常。

出生史:孕 36 周早产,双胎之小,出生体重 2.4kg,母亲孕期有小腿"抽筋"史。无窒息缺
氧史。

喂养史:生后母乳喂养至今,未添加辅食。平日维生素 D 制剂未给予规律补充。冬季患儿
的户外活动较少,习惯在家中阳台上隔着玻璃晒太阳。

生长发育史:3 个月抬头,4 个月翻身,现独坐不稳。

预防接种史:按时、按序预防接种。

过敏史:无特殊食物、药物过敏史。

家族史:父母均体健。

二、体格检查

体温 36.5℃,脉搏 110 次/min,呼吸 30 次/min,体重 7.0kg,身长 67.0cm,头围 44.0cm。神
志清楚,精神反应正常。前囟 2.0cm×1.5cm,前囟边缘软,颅骨较薄,用手固定婴儿头部,指尖

稍用力压迫顶骨的后部,可有按压乒乓球样的感觉。枕部头发脱落,留有"枕秃"痕迹,未见乳牙萌出。颈软,无抵抗。胸廓无畸形,双肺呼吸音清,未闻及干、湿啰音。心率 110 次/min,律齐,心音有力。腹平坦,腹软,肝肋下 1cm。四肢运动正常,肌张力正常,神经系统未见异常。

三、实验室和辅助检查

1. 血液检查

(1)血常规和 C 反应蛋白:正常。

(2)血液生化检查:丙氨酸转氨酶 18U/L,天冬氨酸转氨酶 20U/L,肌酐 28μmol/L,尿素 3.5mmol/L,白蛋白 28.2g/L,血钠 135mmol/L,血钾 4.2mmol/L,血氯 103mmol/L,血糖 5.6mmol/L,血钙 1.70mmol/L(2.11~2.52mmol/L),血磷 0.70mmol/L(0.85~1.51mmol/L),碱性磷酸酶 710U/L(0~462U/L)。

(3)25-(OH)D:20nmol/L。

(4)甲状旁腺激素(PTH):10pg/mL(12~88pg/mL)。

2. 尿、便常规   正常。

3. 脑电图   正常。

4. 影像学检查   头颅 CT:未见明显异常。上肢长骨 X 线:长骨钙化带消失,干骺端呈毛刷样改变。

四、诊断思路

(一)营养性佝偻病诊断

营养性佝偻病诊断思路见图 3-3。

1. 是否有佝偻病   患儿有佝偻病。

2. 属于哪个期   患儿属于营养性佝偻病活动期。

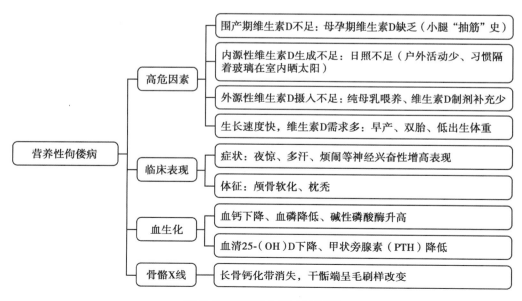

图 3-3   营养性佝偻病诊断图

（二）维生素 D 缺乏性手足搐搦症诊断

维生素 D 缺乏性手足搐搦症诊断思路见图 3-4。

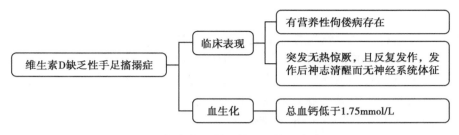

图 3-4　维生素 D 缺乏性手足搐搦症诊断图

五、鉴别诊断

（一）与其他病因导致的各类佝偻病鉴别

1. 低血磷性佝偻病　是最常见的遗传性佝偻病，血钙多正常，血磷明显降低，尿磷增加。血清 25-（OH）D 及 PTH 正常。多在学走路时被发现，发病晚于营养性佝偻病。本例患儿佝偻病症状和体征出现早，血清 25-（OH）D 及 PTH 降低，均不支持低血磷性佝偻病诊断。

2. 维生素 D 依赖性佝偻病　为常染色体隐性遗传，可分为两型：Ⅰ型血中 25-（OH）D 浓度可升高，1,25-（OH）$_2$D 降低；Ⅱ型血中 25-（OH）D 浓度正常，血中 1,25-（OH）$_2$D 浓度增高。本例患儿血清 25-（OH）D 降低，不支持维生素 D 依赖性佝偻病诊断。

3. 肾性佝偻病　由于慢性肾功能障碍，导致钙磷代谢紊乱，血钙低，血磷高，甲状旁腺继发性功能亢进。多于幼儿后期症状逐渐明显，形成侏儒状态。本例患儿肾功能正常，佝偻病症状和体征出现早，血磷降低，均不支持肾性佝偻病诊断。

（二）与其他病因导致的惊厥性疾病鉴别

1. 其他无热惊厥性疾病　原发性甲状旁腺功能减退表现为间歇性惊厥或手足抽搐，间隔几天或数周发作 1 次，血磷升高>3.2mmol/L，血钙降至 1.75mmol/L 以下，碱性磷酸酶正常或稍低，颅骨 X 线摄片可见基底节钙化灶。本例患儿血磷降低，碱性磷酸酶升高，头颅 CT 正常，故不考虑。

2. 中枢神经系统感染　脑膜炎、脑炎、脑脓肿等大多伴有发热和感染中毒症状，精神萎靡，食欲差等。体弱年幼儿反应差，有时可不发热。有颅内压增高体征及脑脊液改变。本例患儿无其他中枢神经系统感染的依据，故不考虑。

六、最终诊断

1. 营养性佝偻病。
2. 维生素 D 缺乏性手足搐搦症。

七、治疗方案

1. 急救处理

（1）氧气吸入：惊厥期应立即吸氧。

（2）迅速控制惊厥：可用 10% 水合氯醛保留灌肠，每次 40~50mg/kg；或地西泮每次 0.1~

0.3mg/kg 缓慢静脉注射。

2. 钙剂治疗　尽快给予钙剂,向 10~20mL 10% 葡萄糖液中加入 5~10mL 10% 葡萄糖酸钙,缓慢静脉注射(>10 分钟)或滴注,迅速提高血钙浓度。惊厥反复发作时,可每日应用 2~3 次。惊厥停止后口服钙剂。

3. 维生素 D 治疗　急诊情况控制后,按营养性佝偻病给予维生素 D 治疗。维生素 D 以口服为主。每日口服 2 000U,连用 3 个月。当口服用药依从性差或无法口服时,可采取大剂量冲击疗法,1 次 50 000U。可酌情短期应用活性维生素 D,如 1,25-(OH)$_2$D(骨化三醇)以快速提升血钙,缓解神经肌肉兴奋症状。应用任何一种疗法(每日口服法或大剂量冲击疗法)3 个月后,给予预防量维生素 D 400~800U/d 维持。

八、注意事项

1. 不可皮下或肌内注射钙剂,以免造成局部坏死。应缓慢静脉注射钙剂,若注射过快,可引起血钙骤升,发生呕吐,甚至心搏骤停。

2. 营养性佝偻病治疗 1 个月后复查效果,如临床表现、血生化与骨骼 X 线改变无恢复征象,应与抗维生素 D 佝偻病鉴别。

3. 短期应用活性维生素 D 以快速提升血钙时,须监测血钙及尿钙水平。

4. 应用地西泮控制惊厥时,需静脉注射,不能肌内注射。

(张会丰　田晓瑜)

第四章

新生儿与新生儿疾病

病例一　早产儿进行性呼吸困难

一、主要病史

患儿，男，生后 21 分钟。因"胎龄 31^{+1} 周，生后呼吸困难伴呻吟 21 分钟"入院。患儿系 G$_3$P$_3$，胎龄 31^{+1} 周，因母亲"妊娠合并瘢痕子宫、先兆子宫破裂、糖尿病合并妊娠、糖尿病酮症"剖宫产出生。产前胎心正常，无胎膜早破，脐带、胎盘无异常，产时羊水清，量正常。出生体重 1 750g，生后哭声弱，肌张力稍低，立即给予面罩 T 组合正压通气数秒，肤色转红润，哭声好转，肌张力渐恢复。生后约 3 分钟患儿出现呼吸困难伴呻吟，心率>100 次/min，SaO$_2$ 60%，继续 T 组合正压辅助通气转我科。Apgar 评分 8-9-9 分。患儿入科时仍有呼气性呻吟，呼吸困难明显，吸入氧浓度（fraction of inspired oxygen，FiO$_2$）50% 时经皮血氧饱和度（transcutaneous oxygen saturation，TcSO$_2$）83% 左右，立即给予气管插管呼吸机辅助通气。母亲产前 5 天已予地塞米松促胎肺成熟治疗。

家族史：母亲 29 岁，孕期未规律产检，产前 5 天查尿常规示酮体（2+）、葡萄糖（3+），随机血葡萄糖 15.60mmol/L，糖化血红蛋白 84%，诊断为"2 型糖尿病，酮症酸中毒"，予胰岛素控制血糖治疗，产前空腹血糖基本正常。否认家族性遗传病史。

二、体格检查

气管插管呼吸机辅助通气，体温 36.5℃，脉搏 165 次/min，呼吸 76 次/min，血压 50/26mmHg，体重 1 750g，身长 42cm，头围 29.5cm。早产儿貌，发育、营养欠佳，反应差，面色红，呼吸节律不规则。头颅无畸形，前囟 2cm×2cm，平软。鼻翼扇动。口唇红。呼吸急促，吸气三凹征（+），双肺呼吸音稍粗，未闻及干、湿啰音。心音有力，心律齐，未闻及明显杂音。腹部平软，肝脏肋下 1.5cm，质地软，脾肋下未触及。脊柱、四肢无畸形，肛门无闭锁，双侧睾丸未降。四肢弹回缓慢，围巾征肘过中线，腘窝角>90°。觅食反射、吞咽反射、吸吮反射、握持反射、拥抱反射均未引出。简易胎龄评分：27+4=31 周。

三、实验室和辅助检查

1. 血液检查

（1）血气分析：pH 7.189，PaCO$_2$ 62.5mmHg，PaO$_2$ 79.2mmHg；碳酸氢盐 22.0mmol/L；碱剩余 −2.4mmol/L；乳酸 2.7mmol/L。

（2）血常规和 C 反应蛋白：红细胞 4.28×10^{12}/L，白细胞 12.57×10^9/L，血红蛋白 149g/L，中性粒细胞 33.5%，血小板 314×10^9/L。C 反应蛋白 0.17mg/L。

（3）肝、肾功能及电解质：天冬氨酸转氨酶 85U/L，丙氨酸转氨酶 6U/L，白蛋白 20.6g/L，球蛋白 14.5g/L，总胆汁酸 9.8μmol/L，尿素 3.30mmol/L，肌酐 43μmol/L，尿酸 348μmol/L，肌酸激酶同工酶 316U/L，钾 4.95mmol/L，钠 136.6mmol/L，氯 108.7mmol/L，钙 2.15mmol/L，镁 0.95mmol/L，磷 1.84mmol/L，血糖 3.7mmol/L。

2. 影像学检查

（1）胸部 X 线检查：两肺野透亮度普遍性降低，可见支气管充气征，心缘模糊（图 4-1）。

（2）肺部超声检查：可见肺实变的不均质高回声伴密集雪花状或斑点状的支气管充气征，非实变区呈肺泡间质综合征样改变，胸膜线异常与 A 线消失等（图 4-2）。

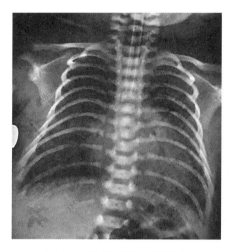
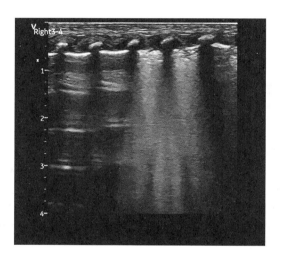

图 4-1　胸部正位 X 线检查　　　　　　图 4-2　肺部超声检查

四、诊断思路

新生儿呼吸窘迫综合征（respiratory distress syndrome，RDS）的主要诊断依据如下。

1. 新生儿 RDS 临床表现　患儿生后数分钟内出现进行性呼吸困难、呼气性呻吟、吸气性三凹征、高碳酸血症和需要呼吸机氧治疗等。实验室检查示明显酸中毒、低 PaO_2 和高 $PaCO_2$ 等；X 线检查示两肺野透亮度普遍性降低、心缘模糊，可见支气管充气征。肺部超声检查示双肺实变的不均质高回声伴密集雪花状或斑点状的支气管充气征，非实变区呈肺泡间质综合征样改变，胸膜线异常与 A 线消失等。

2. 存在肺表面活性物质（pulmonary surfactant，PS）缺乏的病史和危险因素　患儿早产，胎龄 31^{+1} 周，肺发育未成熟，PS 合成、分泌不足；剖宫产出生，减弱了正常子宫收缩时肾上腺皮质激素分泌增加，促进 PS 合成的作用；母亲产检不规律，孕晚期发现糖尿病合并酮症，糖化血红蛋白高表明孕期控制血糖不理想，血中高浓度胰岛素可拮抗肾上腺皮质激素对 PS 合成的促进作用，这些均是导致 PS 缺乏的危险因素。

总之，具备诊断 RDS 的病史、临床表现和实验室检查，无其他造成类似临床表现的因素和征象，故新生儿 RDS 可以诊断。

五、鉴别诊断

早产儿生后呼吸困难的鉴别诊断思路见图 4-3。

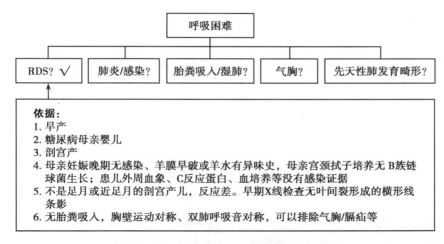

图 4-3 早产儿生后呼吸困难的鉴别诊断思路

六、最终诊断

新生儿呼吸窘迫综合征。

七、治疗方案

保证通气、换气功能,维持正常血气分析和内环境稳定;PS 替代治疗和促进 PS 产生;纠正并发症及其所致的问题。应用 PS 和机械通气是治疗的重要手段。

(一) 一般治疗

1. 保暖 置暖箱中或辐射式抢救台上,保持皮肤温度在 36.5℃。

2. 监护 监测呼吸、心率、血压和动脉血气。

3. 保证液体和营养供应 第 1 天液体量为 60~80mL/(kg·d),以后逐渐增加,液体量不宜过多,易导致动脉导管开放,甚至肺水肿。

4. 纠正酸中毒 采取相应措施纠正酸中毒。

(二) 氧疗和辅助通气

常用的氧疗有鼻导管给氧、面罩给氧、头罩给氧、经鼻持续气道正压通气(nasal continuous positive airway pressure,nCPAP)和气管插管机械通气。维持 PaO_2 50~80mmHg 和 $TcSO_2$ 90%~95% 为宜。nCPAP 多适用于轻、中度 RDS。

1. 经鼻持续气道正压通气(nCPAP) 最常用短双孔鼻塞,也可经鼻导管、鼻罩、面罩等进行。参数:6~8cmH$_2$O,气体流量最低为 5L/min,FiO_2 则根据 SaO_2 进行设置和调整。

早产儿出现呼吸困难、呻吟、吐沫等 RDS 早期症状须使用 nCPAP 治疗。若早产儿存在以下情况,不建议使用 nCPAP 治疗:心率<100 次/min;自主呼吸功能不足,需气管插管复苏者。

2. 常频机械通气 患儿生后数分钟即出现呼吸困难,立即给予 T 组合正压通气无效,FiO_2 为 50%,$TcSO_2$ 在 83% 左右,$PaCO_2$>60mmHg,并伴有持续性酸中毒(pH<7.2),给予气管插管常频机械通气治疗。

常频机械通气指征:生后无明显自主呼吸,面罩正压通气复苏无效;频繁呼吸暂停,药物或 nCPAP 治疗无效;出生胎龄<26 周者,nCPAP 治疗时,呼气末正压通气(positive end-expiratory pressure,PEEP)≥6cmH$_2$O,FiO_2>30%;出生胎龄≥26 周者,nCPAP 治疗时,PEEP≥6cmH$_2$O,

$FiO_2>40\%$，$TcSO_2<85\%$；氧疗时，$FiO_2>60\%$，$PaO_2<50mmHg$ 或 $TcSO_2<85\%$；$PaCO_2>60mmHg$，并伴有持续性酸中毒（$pH<7.2$）。

3. 呼吸机参数 吸气峰压（peak inspiratory pressure，PIP）应根据患儿胸廓起伏设定，患儿 PIP $20cmH_2O$，PEEP $6.5cmH_2O$，呼吸频率 50 次/min，吸气时间 0.32 秒，FiO_2 35%，呼吸不规则，无明显呼吸困难，$TcSO_2$ 95%。

（三）肺表面活性物质替代治疗

考虑到患儿呼吸机辅助通气参数较高及胸部 X 线片/肺超声结果，应用 PS 替代治疗可显著改善肺顺应性、通（换）气功能和氧合功能，减少呼吸支持需求，降低 RDS 病死率，改善预后（图 4-4、图 4-5）。

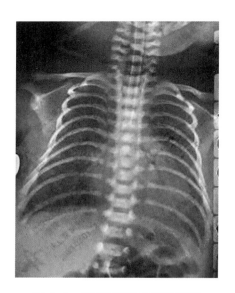
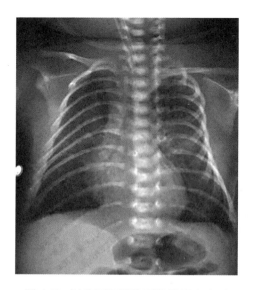

图 4-4　肺表面活性物质使用前   图 4-5　肺表面活性物质使用后 2 小时

1. 指征 已确诊的 RDS 或需要气管插管维持生命者。

2. 方法

（1）时间：对于已确诊 RDS 的患儿，越早应用 PS，效果越好；早期使用 nCPAP，如 nCPAP 压力≥$6cmH_2O$，$FiO_2>30\%$，即给予 PS 治疗。对病情进展快，需要机械通气的严重 RDS，应立即给予 PS 治疗。使用 PS 后应根据临床表现、氧合情况和肺部影像学检查结果对病情进行重新评估，如判断 RDS 病变仍比较严重或改善后又加重，可重复使用 PS，间隔时间一般 6~12 小时。

（2）剂量：根据药物推荐剂量和病情严重程度选择 PS 剂量，对重症病例建议使用较大剂量。首剂 100~200mg/kg，第二剂或第三剂给予 100mg/kg。

（3）方法：仰卧位，经气管插管注入肺内。对使用无创通气、出生胎龄 25~32 周者可采用微创肺表面活性物质疗法或微创表面活性物质注入，即采用细导管经声门入气管，将 PS 注入肺内，无须用气管插管，减少损伤。

3. 注意事项

（1）为减少大剂量 PS 引起的气道阻塞，在 PS 注入气管后，须正压通气使其尽快在肺内弥散。

（2）应用 PS 后，当潮气量迅速增加时，应及时下调 PIP，密切关注可能发生过度通气、气漏和肺出血等风险。

（3）应用 PS 时，应避免因气管插管时间过长而发生低氧血症，甚至导致早产儿脑损伤。

（四）预防

1. 预防早产　加强高危妊娠和分娩的监护及治疗。

2. 促进胎肺成熟　胎龄<34 周可能早产的孕妇，在分娩前 48 小时单疗程（2 次/d，2 天）肌内注射地塞米松或倍他米松。若使用第一个疗程激素的时间与分娩时间相隔 1~2 周或更长，则胎龄<32 周者可以考虑使用第二个疗程的产前激素。

3. 其他　胎龄<28 周且存在早产风险的孕妇可短期使用保胎药，争取时间完成 1 个疗程的产前激素治疗并转诊到具有诊治 RDS 经验的围产中心。

八、注意事项

1. 早产儿出生后需密切观察呼吸变化，并给予心肺功能监护。
2. 如呼吸增快或呼吸困难，立即给予无创呼吸支持，通常先使用经鼻持续气道正压通气。
3. 同时进行床旁肺部超声检查，或床旁 X 线摄片，评估是否发生 RDS 及严重程度。

（刘　俐　宋红霞）

病例二　早产儿长时间依赖辅助通气

一、主要病史

患儿，男，以"胎龄 25+4 周，生后反应差 21 分钟"入院。患儿系 G_5P_2，胎龄 25+4 周，因母亲"重度子痫前期、肾功能不全、心功能不全"剖宫产出生，出生体重 730g。产前胎心正常，无胎膜早破，羊水清亮。生后喘息样呼吸，肌张力低，立即气管插管 +T 组合正压通气，肌张力约生后 4 分钟恢复。Apgar 评分 8-9-9 分。母亲产前 3 天已予足量程地塞米松促胎肺成熟治疗。

家族史：母亲 40 岁，孕 15 周诊断为妊娠高血压，药物治疗血压控制不佳，既往"甲减"病史 2 年，一直口服优甲乐，定期复查甲状腺功能基本正常。曾自然流产 2 次。否认家族性遗传病史。

二、体格检查

气管插管呼吸机辅助通气，体温 36.5℃，脉搏 153 次/min，呼吸 50 次/min，血压 31/18mmHg，体重 730g，身长 32cm，头围 23cm。超早产儿貌，发育、营养差，反应一般，皮肤胶冻状，弹性差，面色尚红，呼吸节律不规则。头颅无畸形，前囟 1cm×1cm，平软。口唇红润。呼吸急促，吸气三凹征阳性，双肺呼吸音稍低，未闻及干、湿啰音。心腹无异常。脊柱、四肢无畸形，双侧睾丸未降。四肢弹回缓慢，围巾征肘过中线，腘窝角>90°。原始反射均未引出。

三、实验室和辅助检查

1. 血液检查

（1）血气分析：pH 7.35，$PaCO_2$ 38.2mmHg，PaO_2 63.2mmHg，碳酸氢盐 21.4mmol/L，碱剩

余 –3.6mmol/L, 乳酸 1.6mmol/L。

（2）血常规和 C 反应蛋白: 红细胞 4.59×10^{12}/L, 白细胞 2.98×10^9/L, 血红蛋白 188g/L, 中性粒细胞 51.2%, 血小板 141×10^9/L。C 反应蛋白 0.2mg/L。

（3）肝、肾功能及电解质: 总蛋白 35.2g/L, 白蛋白 20.9g/L, 总胆汁酸 9.7μmol/L, 葡萄糖 2.76mmol/L, 肌酸激酶同工酶 318U/L, 钾 4.62mmol/L, 钠 140.0mmol/L, 氯 112.1mmol/L, 钙 2.13mmol/L, 镁 1.1mmol/L, 磷 1.69mmol/L。

2. 影像学检查   胸部 X 线检查示两肺野透亮度普遍性降低,可见支气管充气征,心缘模糊(图 4-6)。

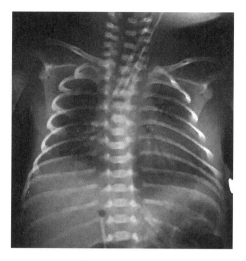

图 4-6   生后 1 小时胸部 X 线检查

四、诊断

超早产儿(胎龄 25^{+4} 周,适于胎龄儿), 新生儿 RDS, 超低出生体重儿, 新生儿败血症, 新生儿低蛋白血症。

五、治疗经过

1. 常频通气,于生后 1 天内分别两次气道内给予 PS, 每次间隔 12 小时, 患儿的呼吸困难较前缓解,生后 48 小时左右呼吸困难明显,改为高频振荡通气模式,第三次气管内滴入 PS, 并加强抗感染治疗。生后第 2 天给予咖啡因治疗。

2. 生后 3 天床旁心脏超声检查,房间隔缺损(中央型): 心房水平左向右分流,约 2.8mm。动脉导管未闭: 动脉水平左向右分流,约 3mm。给予口服布洛芬关闭动脉导管,连用 3 天,每日剂量为 10mg/kg、5mg/kg 和 5mg/kg, 后动脉导管关闭。

3. 生后 2 周感染控制,但呼吸机高频振荡通气参数不能下调,使用地塞米松(DART 方案): 0.15mg/(kg·d)起始,逐渐减量。后气管插管成功拔除,改为无创高频通气或无创间歇正压通气(non-invasive positive pressure ventilation, NIPPV)模式通气。

4. 生后 6 周(纠正胎龄 31^{+4} 周)患儿出现呼吸困难,再次气管插管,复查床旁心脏超声无心内结构异常;结合胸部 X 线检查考虑感染,因此加强抗感染治疗,机械通气 1 周后拔管改为 NIPPV 辅助通气。各期胸部 X 线检查见图 4-7。

5. 生后 2 月龄(纠正胎龄 33^{+1} 周)改为 nCPAP 治疗,2 天后改为经鼻高流量吸氧,生后 2.5 月龄(纠正胎龄 36 周)仍经鼻高流量吸氧(流量 7L/min, FiO_2 25%), 呼吸尚平稳,偶有呼吸稍费力,可见肋缘下吸气时凹陷, $TcSO_2$ 波动在正常范围内(图 4-8)。

6. 因母亲病情危重,无母乳,喂养不耐受,患儿生后前半月出现消化道出血或胃内墨绿色胃潴留液,以水解奶粉微量喂养并逐渐加量,后换早产儿奶,同时采用静脉营养补充不足部分。

7. 纠正胎龄 32 周行眼底筛查(–); 纠正胎龄 34 周行眼底筛查,诊断右眼 ROP Ⅱ区 1 期, 左眼 ROP Ⅰ区 2 期,行双眼玻璃体腔注射雷珠单抗治疗。听性脑干诱发电位检查: 双耳均通过。

六、最终诊断

早产儿支气管肺发育不良(broncho-pulmonary dysplasia, BPD)。

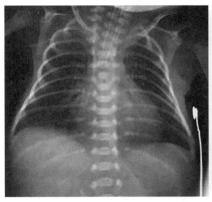

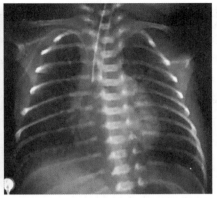

A. 2 次使用肺表面活性物质后,生后 24 小时

B. 生后 48 小时(感染加重)

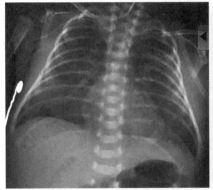

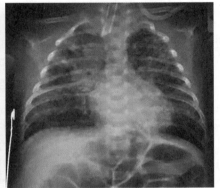

C. 生后 2 周使用地塞米松时

D. 生后 6 周(合并感染)

图 4-7　胸部 X 线检查动态变化

A. 两肺野透亮度稍低,双肺纹理粗;B. 两肺野透亮度普遍性降低,可见小点片状阴影;C. 双肺野密度不均,可见线条状或斑片状阴影间伴充气的透亮小囊腔;D. 双肺野透亮区扩大呈囊泡状,伴两肺结构紊乱,有散在条状或斑片影及过度充气和肺不张。

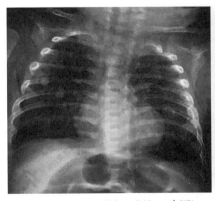

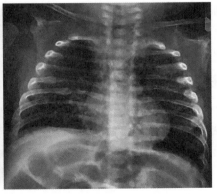

A. 生后 2 月龄(纠正胎龄 33^{+1} 周)

B. 生后 2.5 月龄(纠正胎龄 36 周)

图 4-8　生后 2 个月胸部 X 线检查表现

双肺野密度不均,可见线条状或斑片状阴影间伴充气的透亮小囊腔。

七、治疗方案

BPD 需综合评估和治疗,主要治疗目标是尽可能降低远期肺损伤,包括肺的气压伤和容量伤,氧毒性和感染等;最大限度保证能量及营养物质的供应;提供足够的通气及氧合支持并减少氧供。

1. 营养支持　生后开始即给予充足的能量和蛋白质,增强机体对抗氧化和炎症损伤的能力,促进肺组织修复、生长和成熟。BPD 患儿对能量的需求高于一般早产儿,在病情不稳定阶段一般需要 120~130kcal/(kg·d)的能量摄入才能获得理想的体重增长,进食不足须肠外营养支持。

尽早开始足量补充维生素 A、维生素 D,以及足量钙、磷,并注意监测血钙、血磷、碱性磷酸酶、甲状旁腺激素等生化指标。

大部分 BPD 患儿能顺利从管饲过渡至经口喂养。但部分患儿因前期反复气管插管、吸痰等引起呼吸吞咽不协调、胃食管反流或气管、支气管软化等不能顺利建立经口喂养,应尽早开始口腔训练。

2. 呼吸支持　无创通气可减少气管插管和机械通气引起的肺损伤。常用 nCPAP,保持功能残气量,以保持气道通畅和良好氧合。其他可使用 NIPPV 和高流量鼻导管通气。

3. 限制液体量　BPD 患儿液体耐受性差,摄入正常量的液体即可导致肺间质和肺泡水肿,肺功能恶化,故须注意控制液体量和钠的摄入,但限制液体量过多又可能引起营养不良,影响肺发育和肺损伤修复,须根据患儿耐受情况选择高密度强化母乳或特殊配方乳。

利尿剂具有减轻肺间质水肿、改善肺顺应性、降低氧需求等短期效应。当出现以下情况,可考虑短期使用利尿剂:须增加热量,加大输液量时;因输液过多导致病情恶化;呼吸机依赖、有早期 BPD 表现;合并动脉导管未闭(PDA)、房间隔缺损、室间隔缺损等左向右分流,输入正常量的液体即出现肺水肿甚至心衰表现时。但不建议长期应用,应用过程中注意监测电解质。

4. 糖皮质激素治疗　机械通气 1~2 周仍不能撤机的 BPD 高风险患儿,可考虑地塞米松治疗。目前多采用短疗程低剂量的地塞米松方案(DART 方案):起始剂量 0.15mg/(kg·d)静脉推注,持续 3 天,减至 0.10mg/(kg·d)持续 3 天,再减量至 0.05mg/(kg·d)持续 2 天,最后减量至 0.02mg/(kg·d)持续 2 天,整个疗程持续 10 天,总剂量 0.89mg/kg。

5. 抗感染　根据具体感染情况选用适当的抗生素。

6. 咖啡因的应用　早期(出生 48 小时内)应用,有助于缩短早产儿机械通气和用氧时间,降低 BPD、PDA 的发生率,改善预后。常用剂量为首剂枸橼酸咖啡因 20mg/kg,24 小时后开始维持量 5mg/(kg·d),静脉输注或口服,每天 1 次,一般持续至校正胎龄 33~34 周。

八、注意事项

1. 早产儿支气管肺发育不良(BPD)主要发生在胎龄很小的早产儿,治疗非常困难,病死率高,应积极采取预防措施。

2. 早产儿尽可能减少氧疗和机械通气,以减少发生 BPD。

3. 早产儿肺部反复感染是 BPD 发生发展的重要危险因素,需积极预防肺部感染。

（刘　俐　宋红霞）

病例三　新生儿复苏后惊厥伴反应差

一、主要病史

患儿，女，出生 3 小时，因"窒息复苏后 3 小时，惊厥 1 次"入院。患儿系 G_2P_1，胎龄 38^{+2} 周剖宫产娩出，产前胎心监测提示"无应激试验无反应型"，母亲合并"前置胎盘大出血"，出生时羊水为血性，产前、产时及产后体温正常，血常规及 C 反应蛋白正常。Apgar 评分 2-5-8 分，出生体重 3.5kg。出生时患儿无自主呼吸，不哭，心率 60 次/min，全身发绀，肌张力弱，在产房予气管插管、胸外心脏按压等抢救后，患儿呼吸、心率恢复，肤色好转，但反应仍差，转当地医院新生儿科治疗。入院前 2 小时（生后 1 小时）患儿发生惊厥 1 次，表现为双眼凝视，口唇发绀，当地医院予"苯巴比妥钠 50mg 静脉推注"后患儿惊厥停止，转我院治疗。病程中患儿精神差，无发热。生后未开奶，已解胎便。否认家族遗传病史，母亲否认既往不明原因死胎、死产史。

二、体格检查

体温 36℃，呼吸 52 次/min，脉搏 138 次/min，血压 52/33mmHg，体重 3.45kg，身长 52cm，头围 35cm。反应差，哭声弱，皮肤、巩膜无黄染，无苍白及花斑，无皮疹及出血点，前臂毛细血管充盈时间（CRT）2 秒。双侧瞳孔等大，约 3mm，对光反射迟钝。前囟平软、张力不高。双肺呼吸音清，未闻及干、湿啰音。心音低钝，心律齐，未闻及杂音。腹软，未见肠型和肠蠕动波，未扪及包块，肝肋下 1cm 触及，脾未触及。四肢肌张力增高，握持、牵拉、吸吮、拥抱反射减弱，觅食反射消失。

三、实验室和辅助检查

1. 血液检查
（1）血常规：白细胞 $27.4 \times 10^9/L$，中性粒细胞 85.1%，血红蛋白 187g/L，血小板 $254 \times 10^9/L$，C 反应蛋白<0.8mg/L。

（2）当地医院脐动脉血气分析：pH 6.993，$PaCO_2$ 53.2mmHg，PaO_2 25.1mmHg，碳酸氢根 18.1mmol/L，碱剩余–15.3mmol/L，乳酸 8.13mmol/L。

（3）床旁血气分析：pH 7.183，$PaCO_2$ 41.7mmHg，PaO_2 76mmHg，Hb 188g/L，SPO_2 95%，血糖 3.1mmol/L，乳酸 5.3mmol/L，血钾 5.0mmol/L，血钠 136mmol/L，血氯 97mmol/L，血钙 1.10mmol/L，碱剩余–8.3mmol/L。

（4）肝、肾功能及电解质：丙氨酸转氨酶 41U/L，天冬氨酸转氨酶 57U/L，白蛋白 31.1g/L，尿素 4.1mmol/L，肌酐 31μmol/L，血钠 135mmol/L，血钾 5.1mmol/L，血钙 1.6mmol/L，血氯 101mmol/L，血糖 3.5mmol/L。

（5）凝血功能：凝血酶原时间（prothrombin time，PT）14.9 秒，活化部分凝血酶原时间（activated partial thromboplastin time，APTT）46.3 秒。

（6）血氨：41μmol/L。

2. 振幅整合脑电图　爆发抑制（BS+），上边界电压<10μV，下边界电压<5μV（图 4-9）。

3. 影像学检查
（1）心脏超声：动脉导管未闭、卵圆孔未闭。

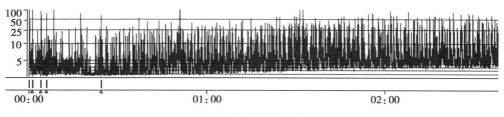

图 4-9　振幅整合脑电图

（2）头颅 MRI：双侧侧脑室前角及后角旁白质区可见多发斑片状异常信号，T_2-FLAIR 及 DWI 呈高信号（图 4-10）。

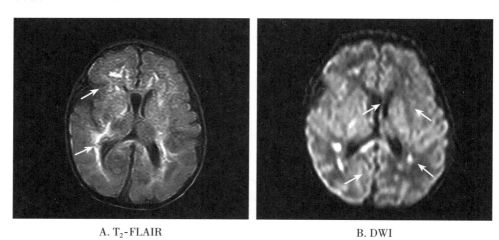

A. T_2-FLAIR

B. DWI

图 4-10　头颅 MRI 检查
白色箭头所指为白质区异常信号。

四、诊断思路

（一）新生儿惊厥的诊断思路

患儿为早期新生儿，主要表现为窒息复苏后出现双眼凝视、口唇发绀及反应差，考虑为微小型惊厥发作，可按照新生儿惊厥的思路进行分析（图 4-11）。新生儿惊厥的病因分为感染性和非感染性因素。感染性因素主要包括细菌性脑膜炎、病毒性脑炎、支原体脑膜脑炎、弓形虫脑炎等。患儿母亲无胎膜早破史，体温及血常规正常，生后体温及血常规正常，故细菌性脑膜炎可能性不大。患儿无宫内生长迟缓，查体无黄疸，无肝脾肿大，血小板数量正常，宫内病毒及寄生虫感染可能性不大。故患儿惊厥原因应考虑非感染因素。

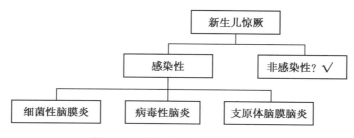

图 4-11　新生儿惊厥的诊断思路

（二）新生儿缺氧缺血性脑病的诊断思路

该患儿产前有宫内窘迫史,胎心监测提示"无应激试验无反应型",母亲合并"前置胎盘大出血",出生时有新生儿窒息复苏史,生后 Apgar 评分 1 分钟时<3 分,5 分钟时仍≤5 分,脐动脉血气 pH<7.0,生后 24 小时以内出现惊厥,反应差,查血糖、电解质及血氨未见明显异常,MRI 提示双侧侧脑室前角及后角旁白质区多发斑片状异常信号,振幅整合脑电图提示爆发抑制,符合缺氧缺血性脑病诊断(图 4-12)。

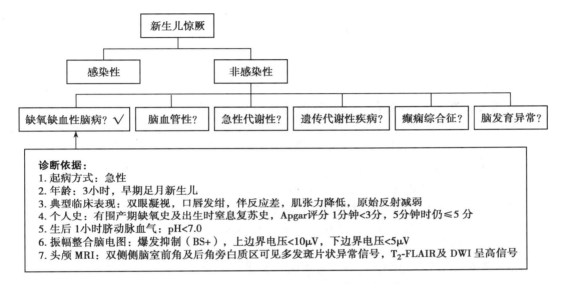

图 4-12 新生儿缺氧缺血性脑病的诊断思路

该病例缺氧缺血性脑病的临床分度:患儿有惊厥发作,查体存在反应差,肌张力降低,原始反射减弱,瞳孔对光反射迟钝,需有创呼吸机辅助通气维持呼吸,aEEG 异常(爆发抑制),临床判断至少为中度缺氧缺血性脑病。

五、鉴别诊断

新生儿惊厥大多为急性发作,该患儿生后 24 小时以内发病,存在围产期缺氧和出生时窒息复苏史。首先考虑围产期脑损伤,特别是缺氧缺血性脑病,同时注意排除脑血管性疾病(颅内出血、脑卒中)、急性代谢紊乱(低血糖、电解质紊乱),以及是否存在中枢神经系统感染、严重的遗传代谢性疾病等。

1. 颅内出血 足月新生儿颅内出血一般有诱因,如难产、产钳或胎吸术助产、出凝血功能异常等,出血量较大时除了惊厥发作外,查体可有前囟张力增高、骨缝增宽等表现,但需要注意缺氧缺血性脑病也可并发颅内出血,影像学检查是确诊的主要依据。该患儿凝血功能未见明显异常,MRI 未提示明显出血灶,故不考虑颅内出血。

2. 围产期脑卒中 多表现为单侧的肢体抽动,该患儿惊厥表现为双眼凝视,并且患儿有明确产前宫内窘迫史及出生后的窒息复苏史,头颅 MRI 并未提示缺血灶,故围产期脑卒中可能性小。

3. 中枢神经系统感染 该患儿母亲否认胎膜早破史,产前、产时、产后体温正常,血常规正常,患儿未见皮肤损害,无黄疸,无肝脾肿大,血常规和 C 反应蛋白均正常,故中枢神经系统感染可能性不大,必要时行腰椎穿刺脑脊液检查可协助诊断。

4. 遗传代谢性疾病　该患儿母亲否认遗传性疾病史、死胎及死产史、婴儿早期死亡史,血气分析未提示严重电解质紊乱,血氨正常,心脏彩超未提示心血管发育畸形,故遗传代谢性疾病可能性较小。

六、最终诊断

1. 新生儿缺氧缺血性脑病。
2. 新生儿重度窒息。

七、治疗方案

(一)支持治疗

1. 维持良好的通气和氧合　使血气保持在正常范围,可给予氧疗,必要时行机械通气治疗。

2. 维持良好的循环功能　足月儿应维持平均动脉压在 35~40mmHg 以上,必要时可用多巴胺,维持血压在正常范围,以保证各脏器的血流灌注,同时避免血压剧烈波动。

3. 维持血糖在正常范围　保证脑代谢所需能量,血糖维持在 4.2~5.6mmol/L 为宜。

4. 其他　适当限制液体入量,但须维持尿量>1mL/(kg·h);不建议常规使用药物预防脑水肿,只有在颅内压明显升高时可考虑使用呋塞米或甘露醇,不建议使用激素减轻脑水肿。

(二)对症治疗

1. 控制惊厥　首选苯巴比妥,负荷量 20mg/kg,静脉缓慢注射,若惊厥不能控制,半小时后可按照每次 10~20mg/kg 追加,总的负荷量不超过 40mg/kg,12~24 小时后改为维持量,每日维持量 5mg/kg,每日 2 次,静脉滴注。如苯巴比妥不能控制,应加用二线抗惊厥药物治疗,可选用咪达唑仑、左乙拉西坦。若惊厥频繁发作,使用左乙拉西坦 30mg/kg 静脉缓慢注射,或咪达唑仑每次 0.05~0.2mg/kg 静脉缓慢注射。

2. 降低颅内压　首先限制液体入量,必要时选呋塞米,每次 1mg/kg 静脉注射,如无明显改善,可使用 20% 甘露醇,每次 0.25~0.5g/kg 静脉滴注,酌情每 6~12 小时给药 1 次,但需注意的是有明显肾损伤的患儿应慎用甘露醇。

(三)亚低温疗法

亚低温治疗可以降低新生儿中、重度缺氧缺血性脑病的病死率和远期严重伤残的发生率,已成为中、重度缺氧缺血性脑病的重要治疗方法。

该患儿胎龄 38^{+2} 周,出生体重 3.5kg,存在胎儿宫内窘迫(胎心监测提示"无应激试验无反应型")、新生儿窒息(5 分钟时 Apgar 评分≤5 分),查体反应差,肌张力降低,原始反射减弱,瞳孔对光反射迟钝,需有创呼吸机辅助通气维持呼吸,aEEG 异常(爆发抑制),临床判断至少为中度缺氧缺血性脑病,同时无严重先天畸形、颅内出血及先天性感染征象,临床无自发出血倾向,血小板数量正常,故可行亚低温治疗。

全身亚低温治疗在操作上更为方便。亚低温治疗最适宜在生后 6 小时内进行,越早越好,治疗的目标温度为 34℃,范围为 33~35℃,治疗时间为 72 小时。

(四)新生儿期后的治疗及早期干预

待病情稳定后根据缺氧缺血性脑病患儿的具体情况,尽早行智能与体能的康复训练,有利于促进脑功能的恢复和减少后遗症的发生。

八、注意事项

1. 防止围产期窒息,及时、正确复苏是预防本病的关键。

2. 亚低温治疗时需要密切监护脏器功能。除了传统的对症支持治疗外,亚低温治疗期间应注意纠正电解质紊乱、应用镇静剂,注意对药代动力学和药效学的影响等,复温时应注意速度要缓慢,复温速度≤0.5℃/h,复温时间≥5 小时。复温后至少严密临床观察 24 小时,且最好出院后随访至生后 18 个月。

(母得志 王 华)

病例四 早产儿惊厥

一、主要病史

患儿,男,早产后 28 小时,因"早产后 28 小时,惊厥 1 次"入院。患儿系 G_1P_1,胎龄 29 周剖宫产娩出,出生体重 1 050g,Apgar 评分 5-7-8 分。羊水清亮,否认脐带绕颈、宫内窘迫。母亲孕期合并"妊娠高血压、先兆子痫",急诊由外院转入。产前 12 小时于当地医院使用一剂地塞米松,产前、产时及产后体温正常,血常规正常,否认特殊用药史。入当地医院后予头孢他啶联合氨苄西林抗感染、无创呼吸机辅助通气、保暖等治疗,无明显好转,呼吸困难进行性加重,生后 2 小时给予肺表面活性物质(PS)治疗。入院前 3 小时患儿(生后约 25 小时)出现惊厥,表现为双眼凝视、四肢抖动,持续约数分钟自行缓解。此后精神反应差,吃奶差,嗜睡,体温正常,为进一步诊治转入我科。生后 3 小时开始母乳喂养。生后 24 小时内已解胎便。否认家族癫痫病史及遗传病史。

二、体格检查

体温 36.7℃,呼吸 46 次/min,心率 135 次/min,血压 60/37mmHg,早产儿貌,精神反应差,哭声弱,颜面、躯干皮肤中度黄染,皮肤苍白,未见皮疹及出血点。前囟 0.5cm×0.5cm,稍紧张,瞳孔等大等圆约 2mm,对光反射稍迟钝。无创呼吸机辅助通气下无明显青紫,双肺呼吸音粗,未闻及干、湿啰音。心音有力,心律齐,未闻及杂音。腹软,未见肠型和肠蠕动波,肝肋下 2cm,脾未触及。四肢肌张力减低,拥抱反射、吸吮反射减弱。

三、实验室和辅助检查

1. 血液检查

(1)血常规:白细胞 11.3×10^9/L,中性粒细胞 60.7%,血红蛋白 113g/L,血小板 357×10^9/L,网织红细胞 7.9%,血细胞比容 0.28,C 反应蛋白 3mg/L。

(2)床旁血气分析:pH 7.37,$PaCO_2$ 40.3mmHg,PaO_2 74mmHg,Hb 117g/L,SPO_2 97.1%,血糖 4.1mmol/L,血钾 4.8mmol/L,血钠 137mmol/L,血氯 98mmol/L,血钙 1.19mmol/L,碱剩余 0.5mmol/L。

(3)生化及胆红素:血清总胆红素 225μmol/L,结合胆红素 201μmol/L。肝功能正常。

(4)凝血功能:PT 15.7 秒,APTT 41.3 秒。

2. 脑脊液检查

（1）脑脊液常规检查:淡血性,白细胞 $20 \times 10^6/L$,红细胞 $10 \times 10^6/L$,可见皱缩红细胞。

（2）脑脊液生化检查:蛋白质 1.6g/L,葡萄糖 4.0mmol/L,氯化物 110mmol/L。

（3）脑脊液涂片及培养:阴性。

（4）脑脊液病原体核酸:阴性。

3. 影像学检查

（1）头颅超声(出生后约 29 小时):室管膜下尾状核尾部及侧脑室后角可见强回声,脑室扩大(图 4-13)。

（2）腹部超声:肝、胆、脾、胰未见异常,未见腹腔积液。

（3）头颅 MRI:脑室内出血伴脑室扩大(图 4-14)。

（4）振幅整合脑电图:未见异常。

四、诊断思路

（一）新生儿惊厥诊断思路

患儿主要病史特点为早产后早期出现神经系统症状,表现为双眼凝视、四肢抖动,可按照新生儿惊厥的思路进行分析。患儿母亲无胎膜早破史,体温及血常规正常,患儿生后体温及血常规正常;患儿无宫内生长迟缓,查体无肝脾大,血常规中血小板数量正常,故感染性因素导致惊厥可能性小。患儿为极早产儿,存在围产期缺氧史和出生时窒息史,血常规提示血红蛋白下降明显,故非感染因素中首先考虑颅内出血,还要考虑缺氧缺血性脑病、脑卒中、急性代谢紊乱(血糖及电解质紊乱)、严重的遗传代谢性疾病、先天性脑发育异常可能。

（二）新生儿颅内出血诊断思路

该患儿为早期新生儿,母亲孕期合并妊娠高血压、先兆子痫,Apgar 评分 5-7-8 分;生后早期出现惊厥表现,查体存在皮肤苍白,前囟紧张,反应差,肌张力降低,原始反射减弱,实验室检查提示患儿血红蛋白降低,头颅 B超及 MRI 均提示存在脑室内出血伴脑室扩

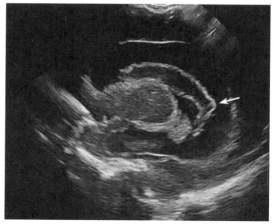

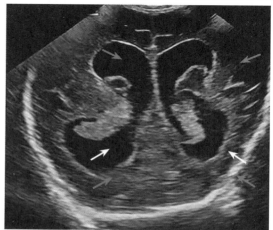

图 4-13　头颅超声检查

室管膜下尾状核尾部及侧脑室后角可见强回声(白色箭头),脑室扩大(蓝色箭头)。

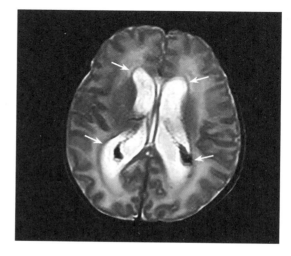

图 4-14　头颅 MRI 检查

脑室内出血伴脑室扩大(白色箭头)。

大,脑脊液常规检查符合新生儿颅内出血表现,同时腹部 B 超排除腹腔内脏器出血,故颅内出血诊断成立(图 4-15)。

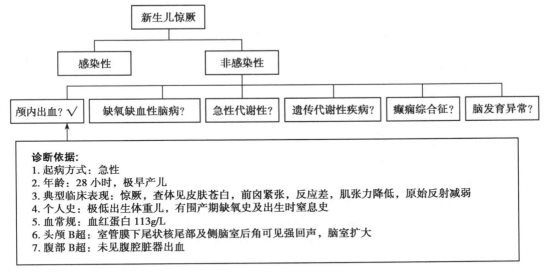

图 4-15　新生儿颅内出血的诊断思路

(三) 是否存在颅内出血的高危因素

该患儿为极早产儿,在脑室周围的室管膜下及小脑软脑膜下的颗粒层均存留胚胎生发层基质,因其特殊的解剖学特点,容易发生破裂出血,造成早产儿的脑室周围-脑室内出血。另外,患儿出生后呼吸困难进行性加重致缺血缺氧,此外患儿接受多种治疗,包括补充 PS、呼吸机辅助通气,易导致血压波动过大引起出血。

五、鉴别诊断

(一) 与其他引起惊厥的围产期脑损伤鉴别

1. 缺氧缺血性脑病　该患儿有宫内缺氧和产时窒息史,生后早期有神经系统症状和体征,须警惕同时存在缺氧缺血性脑病。但头颅超声检查未提示脑水肿,MRI 未提示缺氧缺血性脑病改变,故不考虑。

2. 围产期脑卒中　多表现为病灶对侧的肢体抽动,该患儿惊厥表现为四肢抖动,且患儿合并围产期窒息缺氧史,头颅 MRI 未提示脑实质的出血及梗死灶,故围产期脑卒中可能性较小。

3. 中枢神经系统感染　该患儿母亲否认胎膜早破,产前、产时、产后体温正常,血常规正常,患儿查体无明显感染征象,未见皮肤损害、肝脾大,血常规、C 反应蛋白均正常,脑脊液未见明显感染表现,故不考虑中枢神经系统感染。

(二) 与其他导致颅内出血的病因鉴别

其他引起新生儿颅内出血的病因包括脑血管畸形、创伤、全身出血性疾病、基因突变、先天性脑部肿瘤等,但通常发病率较低。该例患儿无头颅外伤史,凝血功能未提示明显异常,MRI 未提示占位病变,故创伤引起的颅内出血、全身出血性疾病及先天性脑部肿瘤可排除,必要时可完善蛋白 S、蛋白 C、基因检测及 MRA 以鉴别。

六、最终诊断

1. 极早产儿。
2. 极低出生体重儿。
3. 新生儿颅内出血（脑室周围-脑室内出血，Ⅲ度）。

七、治疗方案

1. 一般治疗　保持患儿安静，尽量减少刺激性操作；维持血压正常且稳定，保证足够热量和水、电解质平衡；适当限制入量。

2. 止血　维生素 K_1 1mg 肌内注射，每周一次；根据情况可选用立止血（2 次/d，一次 10mg/kg，静脉滴注）、凝血酶；对有凝血功能异常者，可选择输注新鲜冰冻血浆。

3. 对症治疗　惊厥时可使用苯巴比妥、咪达唑仑等抗惊厥药；伴脑水肿和颅内压增高症状者可考虑使用降颅内压药物；严重贫血者应及时输血；合并休克者，应给予积极抗休克治疗。

4. 并发症的治疗　如早产儿脑室周围-脑室内出血后出现脑积水，可通过连续腰穿放出脑脊液减轻颅内压，若效果不佳，脑室外引流术、帽状腱膜下埋置储液囊也是近年来临床较为常用的方法，大部分患儿可得到改善，少部分患儿可能最终需要接受脑室-腹腔分流术等治疗。

八、注意事项

1. 最常见的颅内出血类型是脑室周围-脑室内出血，因此做好孕妇保健工作，避免早产是降低颅内出血发生率的根本措施。
2. 提高产科技术，减少产伤和新生儿窒息的发生。
3. 减少医源性颅内出血，尽可能将各种操作、治疗集中，减少对患儿的干扰。各种医疗操作应轻柔，包括面罩加压给氧、头皮静脉穿刺、气管插管等。避免快速静脉滴注高渗液体、血压发生较大波动，避免呼吸机参数调节幅度过大、体温波动，及时关闭动脉导管等，对保护脑血管自主调节功能，防止或减轻颅内出血是非常重要的。

（母得志　王　华）

病例五　新生儿皮肤黄染半天

一、主要病史

患儿，女，出生后 1 天。以"发现皮肤黄染半天"入院。患儿系 G_4P_3，胎龄 37^{+6} 周，因母亲"瘢痕子宫"1 天前在某产科医院出生，出生体重 3 460g（$P_{75\sim90}$），羊水清，脐带及胎盘无特殊情况，Apgar 评分 9-10-10 分，无缺氧窒息抢救史。生后母婴同室，生后 2 小时开奶，配方奶喂养，吸吮有力。生后半天发现患儿轻微皮肤黄染，以头面部明显，之后皮肤黄染进行性加重，无发热、纳差、精神差、抽搐等。生后 20 小时产科监测经皮胆红素 16.7mg/dL，为进一步诊治，以"新生儿高胆红素血症"转至我院。患儿生后已排胎粪、排尿，大便呈墨绿色糊状，未见黏液脓血及白陶土样便，尿量可。生后使用维生素 K_1，乙肝疫苗及卡介苗已接种。孕母乙肝大三阳，患儿生后已注射乙肝高价免疫球蛋白，新生儿筛查及听力筛查尚未完成。

家庭史：患儿父亲，28 岁，个体工商户，体健，血型 B，Rh 不详。患儿母亲，30 岁，无业，乙肝大三阳，肝功能正常无特殊干预；孕期甲状腺功能减退，口服甲状腺素，维持甲状腺激素正常水平；血型 A，Rh 阴性。孕期母亲规律产检，无妊娠高血压、糖尿病等，分娩前 GBS 筛查阴性。

母亲孕产史：G_4P_3，3-0-1-3；G_1 社会因素流产；G_2 男童，7 岁，体健，否认出生时黄疸病史；G_3 男童，3 岁，生后曾因新生儿高胆红素血症住院，输注静脉注射用丙种球蛋白，光疗治疗，具体不详，现体健。

否认父母近亲结婚、传染病史、家族性遗传病及代谢病史。

二、体格检查

体温 36.6℃，脉搏 146 次/min，呼吸 46 次/min，血压 66/42mmHg。头围 33.5cm，胸围 33cm，腹围 33cm，身长 48cm，体重 3 390g。神志清，精神反应可。全身皮肤弹性可，皮肤中度黄染，以腹部以上皮肤为主，巩膜轻度黄染，口腔黏膜完整。前囟平软，1.5cm×1.5cm，颈软，无抵抗。呼吸平稳，无三凹征，两肺呼吸音对称。心音有力，心律齐，未闻及杂音。腹部平软，肝脏肋下 1cm，质地软，脾肋下未触及，脐部结扎，局部无红肿。四肢自主活动对称，肌张力正常，觅食、吸吮、拥抱、握持反射正常引出。四肢末端温暖，CRT<3 秒。胆红素相关神经损伤症状（BIND）评分为 0 分（正常）。

三、实验室和辅助检查

1. 血液检查

（1）血常规和 C 反应蛋白：白细胞 $18.47×10^9$/L，中性粒细胞 75.4%，淋巴细胞 16.4%，单核细胞 7.2%，血红蛋白 104g/L，血小板 $384×10^9$/L，网织红细胞 13%，C 反应蛋白 0.62mg/L。

（2）血气分析：pH 7.288，$PaCO_2$ 49.9mmHg，PaO_2 27.7mmHg，碳酸氢根 20.9mmol/L，碱剩余 −2.8mmol/L，碳氧血红蛋白 2.4%，乳酸 4.9mmol/L，糖 4.0mmol/L。

（3）生化和电解质：总胆红素 251.4μmol/L，结合胆红素 7.6μmol/L，丙氨酸转氨酶 9.66U/L、天冬氨酸转氨酶 42.79U/L、肌酐 62μmol/L、尿素 2.96mmol/L、白蛋白 36.97g/L、血钠 139.7mmol/L、血钾 5.36mmol/L、血钙 2.2mmol/L、血氯 106.27mmol/L、LDH 511U/L。

（4）血型：A 型，Rh 阳性，不规则抗体筛查（+）；Coombs 试验：直接抗人球蛋白试验（+）。

（5）免疫血液学检查：患儿血型 A，Rh 阳性，血清中检出抗 D 抗体。孕母血型 A，Rh 阴性；父亲血型 B，Rh 阳性；G_2（大哥）血型 B，Rh 阴性；G_3（二哥）血型 B，Rh 阳性。

（6）血涂片：白细胞及血小板形态未见明显异常，红细胞形态大小不均，幼红细胞 4%，中幼粒细胞 2.0%，晚幼粒细胞 2%。

（7）葡萄糖-6-磷酸脱氢酶（G6PD）测定：正常范围。

（8）甲状腺功能：T_3 1.8nmol/L，T_4 159.97nmol/L，FT_3 5.82pmol/L，FT_4 18.69pmol/L，TSH 6.50mU/L。

2. 经皮总胆红素（TCB） 14mg/dL。

3. 粪、尿常规 正常。

4. 血培养 阴性。

5. 影像学检查

（1）胸、腹部 X 线检查：未见明显异常。

（2）大脏器超声：肝、脾、胰腺未见占位，双侧肾、输尿管未见占位及扩张，双侧肾上腺区未见明显占位，后腹膜未见明显占位，双侧脑室及第三脑室未见明显扩张、积液。

（3）头颅 MRI：双侧脑室局部稍饱满，脑外间隙部分稍宽，未见基底节苍白球异常高信号。

6. 脑干听觉诱发电位　双耳听力正常。

四、诊断思路

（一）诊断

患儿出生半天出现皮肤黄染，发病时间在出生 24 小时内，除皮肤黄染，无其他症状，根据血胆红素检验结果，以非结合胆红素升高为主，总胆红素值按患儿出生孕周及出生日龄，超过 Bhutani 小时胆红素列线图的第 95 百分位值，并达到换血标准，因此新生儿高胆红素血症诊断明确（图 4-16）。

（二）新生儿高非结合胆红素血症的病因诊断

根据病史特点、实验室和辅助检查结果对新生儿高非结合胆红素血症病因进行进一步分析（图 4-17）。

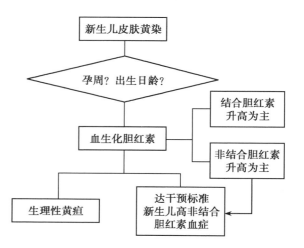

图 4-16　新生儿高胆红素血症诊断流程图

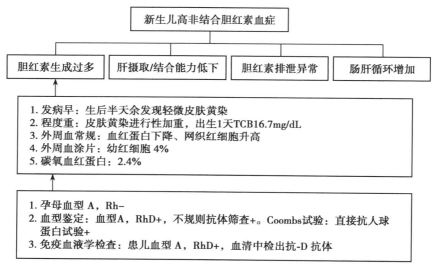

图 4-17　新生儿高非结合胆红素血症诊断流程

（三）新生儿血型不合溶血病诊断框架

1. 新生儿 Rh 血型不合溶血病发生的高危人群　患儿以高胆红素血症入院，且日龄小，仅出生 1 天，孕母血型 A，Rh-，G_4P_3。母亲孕产史 3-0-1-3，G_3（二哥）生后曾因新生儿高胆红素血症住院，外院输注静脉注射用丙种球蛋白及光疗治疗，具体不详，根据病史须高度警惕该患儿 Rh 血型不合溶血病。家庭成员血型鉴定结果是孕母血型 A，Rh-；父亲血型 B，Rh+；G_2 血型 B，Rh-；G_3 血型 B，Rh+。结果提示该患儿发生 Rh 血型不合溶血病可能性大。入院后 Coombs 试验及免疫血液学检查可明确诊断。因此日龄小，高胆红素血症出现早、程度重，孕母血型 Rh-、两次以上妊娠,应警惕该病。如孕母血型为 O 型应警惕母婴 ABO 血型不合溶血病,此外还须注意其他罕见血型不合溶血病,因为孕母的常规血型鉴定结果可能不能提供相关信息。

2. 是否存在 Rh 血型不合溶血病并发症 母婴血型不合溶血病为免疫性溶血,可引起贫血,患儿血常规提示血红蛋白低于正常范围,符合新生儿贫血诊断。此外,新生儿高胆红素血症有胆红素脑损伤风险。该患儿脑干听觉诱发电位检查阴性,头颅 MRI 检查无胆红素脑损伤相关表现,未发现明显神经系统损伤,暂无诊断依据,但因达到换血标准,应随访观察。

五、鉴别诊断

(一)与其他病因导致的新生儿溶血病鉴别

1. 红细胞酶异常 如葡萄糖-6-磷酸脱氢酶(G6PD)缺乏症、丙酮酸激酶缺乏等,葡萄糖-6-磷酸脱氢酶缺乏症相对多见,在新生儿高胆红素血症患儿中多表现为 3~5 日龄胆红素明显升高,是引起新生儿胆红素脑病的常见病因之一,往往存在感染、使用维生素 K 等诱发因素。红细胞酶异常在我国发病存在一定的地域性特征,如福建、云贵地区相对高发,可通过追问患儿籍贯及家族史,结合 G6PD 测定水平诊断该病。该患儿否认高发地区,否认有家族性遗传病史,且 G6PD 测定在正常范围,可排除该病,必要时可随访患儿贫血及高胆红素水平变化,亦可进一步行遗传分子学检测。

2. 红细胞膜缺陷(遗传性红细胞疾病) 如球形红细胞增多症、椭圆形红细胞增多症、口形红细胞增多症等。一般呈慢性起病过程,但严重者可能发生胎儿水肿、胎死宫中等情况。血涂片可看到异常形态的红细胞,红细胞脆性试验阳性,但这些检查在新生儿期干扰因素较多,较难获得准确的结果,往往需要随访至患儿 3~6 月龄后,此外由于该类疾病为遗传性疾病,遗传分子学检测可提高诊断率。该患儿为急性起病,无相关病史,暂不考虑红细胞膜缺陷(遗传性红细胞疾病),必要时可进行遗传分子学检测。

3. 血红蛋白病 在新生儿少见,多有家族性遗传性疾病史,查体可有脾肿大等体征,血红蛋白电泳可帮助诊断该病。该患儿病史不符,暂不考虑血红蛋白病。

(二)与其他病因引起的高非结合胆红素血症鉴别

1. 葡糖醛酸转移酶活性低下 葡糖醛酸转移酶活性低下,非结合胆红素不能及时转变为结合胆红素。在早产儿,为暂时性酶活性低下;克里格勒-纳贾尔综合征(Crigler-Najjar syndrome)时为先天性酶缺陷;感染、酸中毒、药物可诱发并加重抑制该酶活性,在延迟消退的高胆红素血症患儿中更多见。该患儿高胆红素血症发生早,尚无法判断胆红素代谢情况,无依据考虑该病。

2. 母乳性黄疸 喂母乳后可使非结合胆红素增高,发病机制尚未完全明确。母乳性黄疸可分为早发型和晚发型。早发型又称母乳喂养性黄疸(breast feeding jaundice),发生在生后第 1 周,可能与热卡摄入不足、肠蠕动少和肝肠循环增加有关。晚发型在出生 2 周后常见,可能与母乳中存在抑制因子和肝肠循环增加有关,患儿一般情况较好,暂停母乳 3~5 天黄疸减轻,在母乳喂养条件下,黄疸完全消退需 1~3 个月。该患儿喂养情况良好,入院时体重下降在生理范围内,无高钠血症等体液浓缩依据,故不考虑早发型母乳性黄疸,晚发型母乳性黄疸尚未达日龄。

3. 胎粪延迟排出 正常新生儿胎粪 150~200g,每克胎粪含 1mg 胆红素,因此胎粪中所含胆红素为新生儿体内每天生成胆红素的 5~10 倍,如胎粪延迟排出,肠道内胆红素重吸收增多,可加重黄疸。该患儿生后胎粪排出正常,后续排便情况良好,无依据考虑胎粪延迟排出。

4. 感染性黄疸　败血症、尿路感染、感染性肺炎等均可引起黄疸加重。该患儿无感染相关发热、纳差、呼吸道症状等表现，入院血常规和 C 反应蛋白均无感染依据，故不考虑感染性黄疸。

5. 血管外出血或体内出血　头颅血肿、颅内出血、内脏出血等血管外或体内出血都可导致红细胞血管外破坏，使胆红素生成增多。患儿血常规中血红蛋白低于正常须警惕出血，但查体未发现头颅血肿等，大脏器超声未发现内出血，故可排除血管外出血或体内出血。

六、最终诊断

1. 新生儿 Rh 血型不合溶血病。
2. 新生儿高胆红素血症。
3. 新生儿溶血性贫血。
4. 甲状腺功能减退母亲新生儿。

七、治疗方案

根据中华医学会儿科学分会新生儿学组制订的《新生儿高胆红素血症诊断和治疗专家共识》（2014 版）制订治疗方案。

（一）光疗治疗

1. 光疗指征　患儿高胆红素血症已达换血标准，远超光疗标准，患儿入院后等待检查及备血、换血治疗前均需积极光疗。光疗可根据胆红素程度采用单面、双面及多面光疗；光疗时间一般每次持续 8 小时，每天 2 次，中间休息 2 小时，重度及以上高胆红素血症可持续 24 小时光疗。该患儿胆红素已达换血标准，考虑程度严重，换血前采取多面持续光疗。

2. 光疗注意事项　光疗期间脱去患儿衣服，尽量暴露皮肤，戴眼罩保护眼睛，穿大小合适的遮光尿布保护男性患儿生殖器，避免尿布覆盖范围过大减少有效光照范围，将患儿安置于清洁的光疗设备中。光疗过程需要全程心电、氧饱和度监护，护理人员巡回观察患儿一般生命体征及神经系统症状，每 4 小时监测体温。适当增加入液量 10~20mL/（kg·d）。同时注意皮疹、体温等。

3. 光疗中监测胆红素水平　光疗过程中应密切监测血清胆红素水平的变化，根据高胆红素程度决定随访时间。因患儿已达换血标准，光疗 4 小时后应复查血清胆红素，如果 4 小时内换血血源到达，在进行换血操作前同时复查血清胆红素。

（二）换血治疗

1. 换血指征　血清胆红素达到换血标准，或临床出现早期胆红素脑病表现，或严重溶血，出生时脐血胆红素>76mmol/L（4.5mg/dL），血红蛋白<110g/L，伴有水肿、肝脾大和心力衰竭。该患儿已达换血标准。

2. 方法　①确定血源：Rh 溶血病应选用 Rh 系统与母亲同型、ABO 系统与患儿同型的血液；有明显贫血和心力衰竭者，可用血浆减半的浓缩血。该患儿为 Rh 溶血病，存在抗 D 抗体，一般情况尚好，贫血程度尚不严重，因此申请 A Rh-血型的全血进行换血。②换血量：一般为患儿血量的 2 倍（150~180mL/kg），大约可换出 85% 的致敏红细胞和 60% 的胆红素及抗体；故按患儿体重申请 500mL 左右全血。③途径：患儿为足月儿，一般情况良好，采用外周动、静脉同步换血。

3. 换血注意事项　换血过程中密切观察患儿生命体征，心电、呼吸、经皮氧饱和度、血压、体温等全程监护，换血记录单上每 10~15 分钟记录患儿各项生命特征，以及每次抽出和注入的血量、时间、用药等。换血前、中、后应做血气分析、胆红素、血常规、电解质、血糖、凝血功能等检查,可用换出血作血标本。

(三) 对症治疗

1. 药物治疗 ①静脉注射用丙种球蛋白,用于出生 3 天内明确母婴血型不合溶血病的高胆红素血症患儿,其作用是封闭新生儿网状内皮系统巨噬细胞 Fc 受体,抑制溶血,一般 1g/kg,用 1 次,Rh 溶血病可适当放宽应用指征,一般需换血又有条件较早获得血源完成治疗的患儿可在换血后使用。②白蛋白,对此尚有争议,一般主张患儿存在低蛋白血症(白蛋白<25g/L)时使用,白蛋白可与血清游离胆红素结合,延缓胆红素进入中枢神经系统,如患儿需要换血治疗,又达到使用白蛋白指征,可在换血前用药,以结合更多组织中胆红素。

2. 其他治疗 防止低血糖、低血钙、低体温,纠正缺氧、贫血、水肿、电解质紊乱和心力衰竭等。

(四) 新生儿高胆红素血症后胆红素脑损伤评估

所有重度高胆红素血症或达到换血标准的患儿都应常规评估胆红素脑损伤风险及有无胆红素脑病。入院时应进行胆红素相关神经损伤症状评分,评分依据包括神志状态、肌张力、哭吵方式等,每项评分 0、1、2 或 3 分。总分 0 分为正常;1~3 分、4~6 分、7~9 分,分别提示存在轻度、中度、重度脑损伤。出院前应完善头颅 MRI 及脑干听觉诱发电位检查。

(五) 预防

Rh- 孕妇在流产或分娩 Rh+ 胎儿后,应尽早注射相应的抗 Rh 免疫球蛋白,以中和进入母血的 Rh 抗原。对 Rh- 孕妇在分娩 Rh+ 胎儿后,72 小时内肌内注射抗 D 球蛋白 300μg,能取得较满意的预防效果。但该患儿已为第四胎,前几胎怀孕时孕母未监测新生儿 Rh 血型,未使用该药物,因此患儿溶血表现仍明显。

八、注意事项

1. 母婴 Rh 血型不合溶血病新生儿即使进行换血治疗后仍应随访,包括胆红素和血红蛋白随访,部分患儿如果抗体滴度水平高,溶血程度重,尤其须警惕晚期贫血,重者可能需要输血治疗。

2. 新生儿高胆红素血症可致中枢神经系统功能障碍,对有高危因素或已明确存在急性胆红素脑病的患儿需长期随访,生后 2~3 月龄复查头颅 MRI,动态随访脑干听觉诱发电位,进行精神、运动、发育评估,并制订长期随访和康复训练计划。

(陈　超　周建国)

病例六　新生儿反应差 1 天

一、主要病史

患儿,女,出生后 2 天。以"新生儿反应差 1 天"入院,患儿系 G_1P_1,自然受孕,胎龄 37 周,顺产出生,母亲产前发热,患儿出生体重 2 700g,Apgar 评分 9-10-10 分。羊水Ⅲ度污染。1 天前(生后 24 小时)患儿出现反应差,精神萎靡,呼吸稍促,口唇、皮肤青紫,体温 35℃,拒奶。外院予以口服头孢克洛抗感染、吸氧、加强保暖等处理,因血氧饱和度低行气管插管机械通气,半天前出现发热 38.4℃。为进一步诊治转入我院。患儿生后第 1 天开始母乳喂养,起病后拒乳,小便量少,大便未排。母亲孕期规律产检,无妊娠高血压、糖尿病,孕母产前发热 2 天,最高 39℃,血常规示白细胞 21×10⁹/L,中性粒细胞 73.1%,C 反应蛋白 52mg/L,静脉使用三代头孢抗感染治疗 1 天。否认家族性遗传病、传染病病史。

二、体格检查

体温 38℃,脉搏 152 次/min,血压 55/35mmHg,呼吸 50 次/min。机械通气,吸入氧浓度 40%,血氧饱和度 95% 左右。神志不清,反应差,外周毛细血管充盈时间 5 秒。双肺未闻及明显干、湿啰音;心音有力,心律齐,未闻及明显杂音。腹软,肠鸣音弱,肝脏肋下 1cm,质地软,脾肋下 1cm。四肢肌张力偏低,原始反射弱。手、足可见瘀斑(图 4-18)。

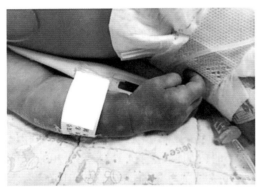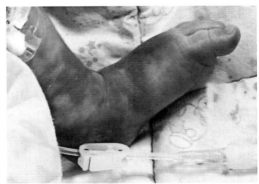

图 4-18　入院体格检查手足瘀斑

三、实验室和辅助检查

1. 血液检查

(1)血常规和 C 反应蛋白:白细胞 13.9×10⁹/L,中性粒细胞 56%,淋巴细胞 41%,血小板 40×10⁹/L,血红蛋白 163g/L,C 反应蛋白 48.4mg/L。

(2)生化、电解质:丙氨酸转氨酶 42U/L,天冬氨酸转氨酶 578U/L,肌酐 92μmol/L,尿素 10.5mmol/L,白蛋白 21.8g/L,血钠 135mmol/L,血钾 4.9mmol/L,血钙 1.22mmol/L,血氯 91.9mmol/L。

(3)动脉血血气分析:pH 7.419,PaCO₂ 35mmHg,乳酸 16mmol/L,标准碱剩余 −9.5mmol/L。

(4)降钙素原(procalcitonin,PCT)100ng/mL,白介素 6(interleukin-6,IL-6)>5 000pg/mL。

(5)血糖:9.6mmol/L。

(6)凝血功能:凝血酶原时间 50.5 秒,活化部分凝血活酶时间 130 秒,纤维蛋白原 0.79g/L,D-二聚体>20mg/L。

(7)肠道病毒 RNA 检测阴性,血单纯疱疹病毒检测、梅毒血清学抗体检测阴性。

(8)真菌葡聚糖试验(G 试验):65pg/mL(−);内毒素:<0.03EU(−)。

(9)血串联质谱:多种氨基酸增高,考虑继发改变。血氨 150μmol/L。

2. 粪便常规、隐血试验、尿常规　无异常。

3. 血细菌培养　李斯特菌阳性。

4. 脑脊液检测及培养　脑脊液生化和常规检测正常,培养阴性。

5. 头颅 B 超检查　无颅内出血,无脑水肿征象。

四、诊断思路

(一) 新生儿反应差病因诊断

患儿为足月儿,出生后 24 小时反应差,拒乳。以"新生儿反应差"进行鉴别诊断。患儿母亲产前发热,白细胞增高,羊水Ⅲ度污染。患儿合并气促、体温不稳定、拒乳等症状,白细胞、C反应蛋白、PCT 增高,血小板减少,首先考虑新生儿感染。头颅 B 超排除了颅内出血,血串联质谱排除遗传代谢性疾病(图 4-19)。

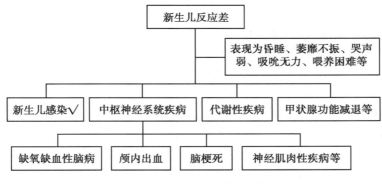

图 4-19　新生儿反应差病因诊断

(二) 新生儿感染的时间和部位

根据感染起病时间确定是新生儿早发型感染还是晚发型感染,根据临床检查检验结果,确定感染部位(图 4-20)。患儿为早发型败血症。

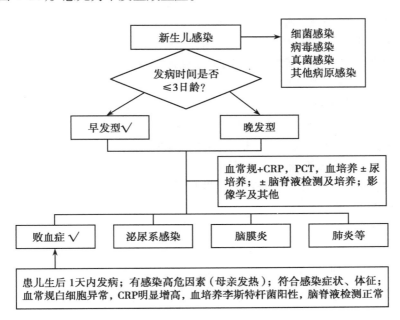

图 4-20　新生儿感染的定性定位

（三）新生儿败血症的诊断思路

1. 新生儿败血症是否诊断明确   患儿存在新生儿败血症高危因素：母亲产前感染，羊水Ⅲ度污染，生后早期出现反应差、拒乳、体温不稳定、呼吸困难，需要机械通气辅助呼吸，伴有皮肤瘀斑等低灌注表现，白细胞增高，血小板减少，血培养阳性，患儿早发型败血症诊断明确。

2. 是否发生新生儿败血症的并发症   新生儿脑膜炎是新生儿败血症的常见并发症。此外，重症感染病例可发生多器官功能衰竭。患儿感染后病情进展迅速，一般情况差，血压偏低，外周灌注差，需要机械通气呼吸支持，皮肤瘀斑，肝功能、肾功能、凝血功能检查异常，血气分析提示代谢性酸中毒和高乳酸血症。考虑合并感染性休克、呼吸衰竭、肾功能不全、DIC 和代谢性酸中毒等，病情危重。该患儿在病情稍稳定后进行脑脊液检查，无异常，不考虑合并脑膜炎。

五、鉴别诊断

（一）与其他非感染性疾病导致的新生儿反应差鉴别

1. 中枢神经系统疾病   反应差是中枢神经系统疾病的常见临床表现之一，常见疾病包括缺氧缺血性脑病、颅内出血、中枢神经系统感染等。

（1）缺氧缺血性脑病：是新生儿反应差的常见原因之一，多为足月儿，有宫内窘迫和重度窒息史，生后不久出现神经系统异常，根据病情严重程度，可表现为意识障碍、激惹、肌张力减低、原始反射减弱或消失、惊厥等，脑电图常可见有电活动背景波振幅降低、异常放电等。该患儿无宫内窘迫，生后 Apgar 评分正常，无窒息史，不支持缺氧缺血性脑病诊断。

（2）颅内出血：包括蛛网膜下腔出血、脑实质出血、脑室周围-脑室内出血、硬膜下出血等。出血程度和类型不同，临床表现不一，轻者可无症状，严重时颅内压增高，表现为昏迷、反复惊厥、前囟紧张、肌张力和原始反射消失等。大量出血可合并血红蛋白减低。头颅 B 超及 CT 能够协助诊断。该患儿无血红蛋白减低，床旁 B 超未发现颅内出血征象，不支持颅内出血诊断。

2. 遗传代谢性疾病   由于体内有毒物质无法代谢和排泄，导致先天性高氨血症、内环境紊乱（如代谢性酸中毒、高乳酸血症等），引起脑水肿，表现为神志不清、反应低下，甚至中枢性呼吸衰竭等。通过血氨、血糖、血气分析等检查，以及血串联质谱及基因学检查可明确诊断。值得注意的是，对于肝、肾功能损害的患儿，可能出现继发性代谢改变。该患儿血氨轻度增高，血糖增高，伴有代谢性酸中毒、高乳酸血症，但串联质谱和基因学结果不支持遗传代谢性疾病诊断，考虑上述异常为继发性改变。

（二）新生儿感染的病原学鉴别诊断

新生儿感染包括细菌感染、真菌感染、病毒感染、其他病原感染。细菌感染又包括革兰氏阴性菌感染和革兰氏阳性菌感染。详细了解疾病发病时间、高危因素、母亲病史、起病特点、所在医疗机构常见流行病原株等，有助于病原学判断。但由于感染缺乏特异性，确诊需要借助病原培养、抗体 IgM 检测、病原 RNA 和 DNA 拷贝数检测等。近年来宏基因检测应用增多，有利于病原学早期诊断。

六、最终诊断

1. 新生儿早发型败血症。
2. 感染性休克。
3. DIC。
4. 肝功能不全，肾功能不全。

5. 代谢性酸中毒。

七、治疗方案

对于确诊的新生儿败血症,主要治疗原则是兼顾抗感染治疗和全身器官功能支持治疗。治疗目标包括:①控制感染,减少并发症;②预防病情恶化、呼吸和循环衰竭等。根据中华医学会儿科学分会新生儿学组和中国医师协会新生儿科医师分会感染专业委员会制订的《新生儿败血症诊断及治疗专家共识》(2019 版)制订治疗方案。

(一) 抗菌药物的使用

无论是早发型败血症还是晚发型败血症,一旦怀疑应立即使用抗菌药物,然后根据血培养、药物敏感试验结果及其他非特异性检查结果,判断继续使用、更换药物还是停用。

1. 药物选择　对于早发型败血症,在血培养和其他非特异性检查结果回报前,经验性选用广谱抗菌药物组合,尽早针对革兰氏阳性菌、革兰氏阴性菌,联合使用氨苄西林(或青霉素)和第三代头孢菌素作为一线用药。国外常用氨苄西林 + 氨基糖苷类(主要为庆大霉素和妥布霉素),由于担心药物的耳毒性和肾毒性,我国有关部门规定对<6 岁小儿禁用氨基糖苷类抗菌药物,若药物敏感试验提示病原菌仅对该类药物敏感,在取得家长知情同意的情况下可考虑使用,但不作为首选和常规使用。在明确病原体后,可根据药物敏感试验精准选择药物。该患儿入院后,选择使用氨苄西林 + 头孢他啶抗感染治疗,在明确为李斯特菌感染后,根据药敏试验,选择氨苄西林抗感染治疗。

2. 用药疗程及停药指征　抗菌药物疗程推荐 10~14 天,血培养在用药 2~3 天后应该转阴,持续阳性需要考虑换用抗菌药物。置管者导管相关感染,如血培养为革兰氏阴性菌、金黄色葡萄球菌或者真菌,则应拔出导管。并发脑膜炎患儿,B 族链球菌感染治疗疗程通常为 14~21 天,革兰氏阴性菌需要 21 天或者脑脊液正常后再使用 14 天。真菌感染治疗疗程较长,在培养阴性后 1 周停药,总疗程不短于 3 周,伴有脑膜炎患儿,所需疗程更长。该患儿抗感染治疗 3 天,随访培养阴性,总疗程 2 周。

(二) 器官功能支持

1. 循环支持　感染导致的休克,以分布性休克为主,有效血容量减少,需要在入院后立即给予扩容治疗,首选晶体(生理盐水)扩容,多次输注生理盐水,可给予胶体输注。在保证有效循环血容量的同时,可使用血管活性物质及强心药物。该患儿使用生理盐水扩容 2 次,并先后加用多巴胺、多巴酚丁胺、去甲肾上腺素等药物进行循环支持。在多种血管活性物质使用的同时,加用氢化可的松可提高儿茶酚胺类药物疗效。

2. 呼吸支持　重症感染病例可出现呼吸暂停、呼吸衰竭。为减少呼吸做功、降低氧耗、支持氧合及通气,可根据病例需求提供呼吸支持。该患儿病情危重,存在低氧血症,予以机械通气。

3. 其他　维持内环境稳定,纠正电解质紊乱,输注血浆改善凝血功能,维持血糖正常范围等。有研究显示连续性肾脏替代治疗可清除感染炎症因子,改善肾功能等。

八、注意事项

1. 新生儿败血症的临床表现多样,尤其是早产儿,感染症状可不具特异性。因此对于现症病因不能解释的临床症状,如反应低下、呼吸暂停、低体温、高血糖、呕吐、拒奶等,应考虑感染的可能,早期识别,及时评估、治疗。

2. 新生儿败血症病情严重者,容易出现呼吸、循环衰竭,因此应对病情及时评估,支持治疗。初始评估应关注心率、呼吸频率、血压、精神反应、呼吸节律、外周毛细血管充盈时间、尿量等。感染性休克救治的关键是早期液体复苏,在短时间内及时补充循环血容量。

3. 新生儿败血症抗菌药物的使用,初始应根据病史及实验室检查等,给予经验性抗感染治疗,并及时进行病原学检测。在检测结果明确后,适时调整药物。合理使用抗菌药物,预防耐药菌发生。

（陈 超 周建国）

病例七 早产儿腹胀、便血

一、主要病史

患儿,男,出生 12 天。以"早产儿腹胀 1 天、便血 1 次"入院。患儿于 1 天前无明显诱因出现腹胀,腹壁张力增高,伴便血 1 次,鲜红,量较多,无发热、呕吐。伴血氧饱和度波动,最低 70%。在当地医院予以禁食、胃肠减压、静脉补液、鼻导管吸氧等治疗。患儿腹胀加重,为进一步诊治转入我院。病程中患儿精神萎靡,反应差,尿量减少。患儿系 G_2P_1,胎龄 32 周,因母亲重度子痫,剖宫产出生,出生体重 1 700g,出生 Apgar 评分 9-10-10 分。生后因新生儿呼吸窘迫综合征（RDS）,无创呼吸支持治疗 3 天好转;生后 1 天开始经胃管喂养。因母亲病情危重,无母乳,因此先使用早产儿配方乳喂养,生后 10 天,足量喂养,每次 18mL,每 2 小时一次。否认家族性遗传病、代谢病史。

二、体格检查

体温 36℃,脉搏 160 次/min,血压 50/35mmHg,呼吸 55 次/min。鼻导管吸氧,1L/min,FiO_2 50%,血氧饱和度 93%~95%。神志清,精神差,面色、皮肤略苍白,外周毛细血管充盈时间 3 秒;气促,轻度三凹征。双肺未闻及明显干、湿啰音;心音有力,心律齐,未闻及明显杂音;腹部膨隆,张力高,肠鸣音消失,肝脏肋下 1cm,质地软,脾肋下 1cm;四肢肌张力偏低,原始反射弱。

三、实验室和辅助检查

1. 血液检查

（1）血常规和 C 反应蛋白:白细胞 3.0×10^9/L,中性粒细胞 47.7%,淋巴细胞 40.8%,C 反应蛋白 20mg/L。

（2）生化、电解质:丙氨酸转氨酶 20U/L,天冬氨酸转氨酶 56.5U/L,肌酐 45μmol/L,尿素 3.5mmol/L,白蛋白 35g/L,血钠 134mmol/L,血钾 5.1mmol/L,血钙 2.5mmol/L,血氯 110mmol/L。

（3）动脉血血气分析:pH 7.295,$PaCO_2$ 32.2mmHg,乳酸 4.3mmol/L,标准碱剩余 −10.9mmol/L。

（4）PCT 0.80ng/mL,IL-6 600pg/mL。

（5）血糖:9.6mmol/L。

（6）凝血功能:PT 20.0 秒,APTT 61.2 秒,纤维蛋白原 1.47g/L,D-二聚体 1.07mg/L。

2. 粪便常规、隐血试验

白细胞 3/高倍视野,红细胞 30/高倍视野,隐血试验阳性。

3. 细菌培养　阴性。

4. 影像学检查　胸、腹部 X 线平片示肝区树枝状透亮影。肠曲充气多,部分淤胀呈管型,部分肠壁可见多发小囊状及条状透亮影(肠壁积气),可见多发气液平(图 4-21)。

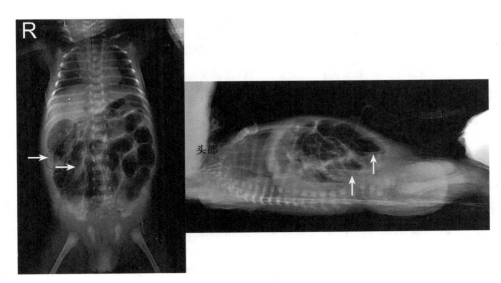

图 4-21　腹部 X 线平片表现

白色,肝区树枝样透亮影,提示门静脉积气;横向箭头,肠壁积气,条状透亮影;*囊泡影;竖向箭头,多发气液平,提示肠梗阻。

四、诊断思路

(一) 新生儿腹胀鉴别诊断

患儿为早产儿,急性起病,以腹胀为首发症状,以腹胀进行鉴别诊断,结合患儿为早产儿,配方奶喂养,腹胀伴有便血及全身炎症反应,以及典型的腹部 X 线平片表现,包括肠壁积气、门静脉积气、肠梗阻等,考虑新生儿坏死性小肠结肠炎(neonatal necrotizing enterocolitis,NEC)(图 4-22)。

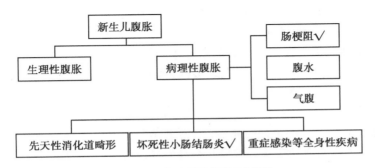

图 4-22　新生儿腹胀鉴别诊断

(二) 新生儿坏死性小肠结肠炎的分级

根据全身症状、胃肠道症状和影像学检查,进行 NEC 分级(图 4-23)。

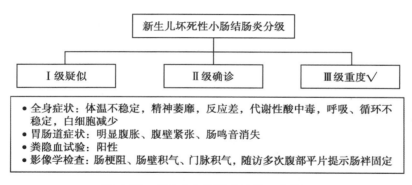

图 4-23 新生儿坏死性小肠结肠炎分级

(三) 新生儿坏死性小肠结肠炎的诊断思路

1. 新生儿坏死性小肠结肠炎 (NEC) 诊断是否明确 患儿存在 NEC 的高危因素:32 周早产儿,孕期母亲重度子痫,配方奶喂养,初达足量喂养。存在 NEC 临床症状和体征,如腹胀、便血、腹壁紧张、肠鸣音消失等。有典型实验室检查和影像学表现,如白细胞减少、C 反应蛋白增高,腹部平片提示肠壁积气、门静脉积气、肠梗阻等。

2. 新生儿坏死性小肠结肠炎 (NEC) 的病情严重程度 当 NEC 诊断明确后,应及时进行病情评估,初始评估包括一般精神反应、呼吸状态、循环功能,监测血氧饱和度、血压、外周毛细血管充盈时间等。血气分析可以评估酸碱平衡和电解质紊乱等。该患儿一般精神反应差,病情逐步进展而存在呼吸衰竭、循环衰竭,血气分析提示代谢性酸中毒和乳酸增高,提示病情严重。

五、鉴别诊断

(一) 与其他原因导致的腹胀、便血鉴别

1. 先天性消化道畸形 包括结构畸形,如肠旋转不良、肠狭窄/闭锁、先天性巨结肠等。前两种生后发病较早,多在生后即起病,难以建立喂养。肠扭转导致严重肠道坏死引起全身反应,包括呼吸、循环衰竭等。先天性巨结肠以生后胎粪排出延迟、腹胀、直肠黏膜活检提示神经节细胞缺失为主要表现。先天性消化道畸形可以通过腹部影像学检查、直肠黏膜活检协助诊断。该患儿在生后早期开奶喂养顺利,后发生腹胀、便血,无胎粪排出延迟表现,通过腹部 X 线平片检查,不支持先天性消化道畸形诊断。

2. 新生儿过敏性肠炎 食物和配方奶喂养不耐受,原因包括过敏及食物蛋白诱导的结肠炎,最常见的变应原为牛乳制品。临床表现多样,可表现为大量便血,实验室检查结果提示合并或不合并嗜酸性粒细胞增多,直肠黏膜活检示嗜酸性粒细胞浸润。纯母乳喂养儿由于过敏性肠炎导致的便血,常合并腹泻,伴轻度贫血,大便中白细胞和红细胞增高,粪培养阴性。便血也可见于患儿对母亲所食用的蛋白过敏,在母亲更换为无蛋白饮食后便血消失。多不合并肠道坏死及炎症反应导致的全身症状。该患儿全身炎症反应重,不符合过敏性肠炎表现。

(二) 与其他系统疾病导致的肠道表现或假性消化道出血鉴别

在早产儿中,其他系统疾病导致的肠道表现,可见于重症感染导致的中毒性肠麻痹、肠梗阻。全身凝血功能异常、颅内出血可导致消化道出血或应激性胃肠道出血。肛裂、母血咽下可导致假性消化道出血。该患儿无上述表现,不支持上述诊断。

六、最终诊断

1. 新生儿坏死性小肠结肠炎（Ⅲ级）。
2. 呼吸衰竭。
3. 早产儿，低出生体重儿。
4. 疑似新生儿败血症。

七、治疗方案

治疗目标包括：①预防肠穿孔、肠道坏死；②预防病情恶化、呼吸和循环衰竭等。

（一）内科治疗

1. 禁食、胃肠减压、静脉营养支持　诊断 NEC 后，立即予以禁食，根据病情确定禁食时间，重症 NEC 患儿须禁食 7~14 天。选择使用较粗的胃管持续或间断吸引，胃肠减压。该患儿为Ⅲ级 NEC，诊断后予以禁食，采用 8F 胃管胃肠减压。同时给予静脉营养。患儿肠道病变持续恶化，达到手术指征，予以外科手术肠造瘘，术后 2 周逐渐开始喂养。

2. 抗生素治疗　使用静脉抗生素治疗，抗菌谱需要覆盖晚发型败血症菌种，怀疑肠道坏死或穿孔时需要覆盖厌氧菌，根据病情、病原体种类、炎症指标确定治疗疗程，一般疗程为 7~14 天。该患儿病情危重，初始药物选择氨苄西林联合美罗培南抗感染治疗，后将美罗培南降级为三代头孢抗感染治疗，总疗程 14 天。

3. 器官功能支持　使用最优化的呼吸支持保证正常氧合和通气，无创机械通气可能加重腹胀症状，而进行性腹胀可导致膈肌上抬、肺容量下降，对正压通气的需求增加。该患儿初始为鼻导管吸氧，后改为气管插管机械通气治疗。此外，需维持器官灌注，监测血压、乳酸等指标。该患儿病情进展后存在休克表现，予以扩容治疗，并加用血管活性物质，维持血压和器官灌注。

4. 其他治疗　如监测出入液量、维持内环境和血糖稳定、改善凝血功能等。

（二）外科治疗

根据中华医学会小儿外科分会新生儿外科学组制订的《新生儿坏死性小肠结肠炎外科手术治疗专家共识》（2016 版）制订治疗方案。

1. 手术时机　NEC 急性期，手术干预应在明确肠坏死出现后尽早进行。绝对指征为肠穿孔。对于非肠穿孔征象 NEC 病例，应结合临床症状、体征、实验室检查和影像学检查结果综合分析判断。诊断性腹腔穿刺术在判断 NEC 手术时机中有重要价值。该患儿存在持续腹胀和便血症状，进行性加重，腹部 X 线平片发现肠袢固定，实验室检查提示严重感染、酸中毒，腹腔穿刺腹腔积液呈粪汁样改变，选择手术探查。

2. 手术方式　目前治疗 NEC 的手术方式主要分为：①坏死肠管切除和肠造瘘术：是应用最为广泛、安全的外科手术治疗方法，适用于绝大部分 NEC 病例，优点在于切除 NEC 病变、坏死肠管，可迅速阻断 NEC 引起的机体病理生理状态，有利于减少细菌移位及改善 NEC 患儿的感染状况。②坏死肠管切除和Ⅰ期肠吻合术：保持肠管连续性，避免肠造瘘导致的电解质和酸碱平衡紊乱、营养吸收障碍及造瘘口相关并发症。主要应用于局灶型 NEC 且全身情况稳定的病例。③腹腔引流术：主要作为剖腹探查手术前的辅助治疗，应用于无法耐受剖腹探查手术的肠穿孔的极低出生体重儿等。该患儿病情危重，肠管坏死广泛，行坏死肠管切除和肠造瘘术。

八、注意事项

1. NEC 时,应警惕由于重症炎症反应导致的多器官功能衰竭。在治疗 NEC 的同时,注意监测生命体征,及时进行器官功能支持,防止重症化,降低死亡风险。

2. NEC 的远期预后取决于肠管坏死范围及炎症性脑损伤程度。肠管广泛坏死的患儿可发生短肠综合征,长期静脉营养支持的患儿容易发生胆汁淤积、代谢性骨病、营养不良、发育迟缓等。NEC 引起的炎症反应,可导致神经系统并发症,如早产儿脑室周围脑白质软化等。需要长期随访。

（陈　超　周建国）

第五章

消化系统疾病

病例一 反复咳嗽 2 个月

一、主要病史

患儿,女,8 岁,以"咳嗽 2 个月"入院,患儿 2 个月前无明显诱因出现咳嗽,阵发性,非痉挛性,伴咳痰,无气喘,病初发热 3 天,体温最高 38.5℃,自服药物治疗无效,就诊当地医院并住院治疗,胸部 X 线检查示双肺纹理粗,诊断为"急性支气管炎"。先后应用头孢呋辛和阿奇霉素输液治疗,共 8 天,患儿体温正常,但咳嗽仍存在,好转出院。出院后,咳嗽呈阵发性,痰少,下午及夜间明显,咳嗽剧烈时有出汗、乏力,再次到当地医院就诊,仍诊断为"支气管炎",住院治疗 5 天,咳嗽无减轻,自动出院。出院后仍有咳嗽,以夜间为著,有时咳嗽直至呕吐,吐后咳嗽停止。为进一步诊治来我院就诊并收入院。患儿自发病以来,精神、食欲一般,大小便正常,无异物呛咳史,体温正常后未出现发热,无盗汗,无消瘦,发病以来有恶心、反酸、上腹部不适的表现。患儿系 G_1P_1,足月顺产,否认家族性遗传病、代谢病史,否认窒息缺氧病史。既往有慢性咽炎病史 3 年,无特殊治疗,无鼻炎病史,幼时易吐奶,平时活动、感冒后易呕吐。

二、体格检查

体温 36.8℃,呼吸 22 次/min,脉搏 96 次/min,血压 98/62mmHg,体重 30kg。神志清,精神好,呼吸平稳。全身皮肤无皮疹及出血点。浅表淋巴结未触及肿大。咽部无充血,扁桃体无肿大。双肺呼吸运动对称,语颤对称,叩诊清音。双肺呼吸音稍粗,未闻及干、湿啰音。心律齐,心音有力,心率 96 次/min,未闻及杂音。腹软,上腹部轻压痛,无反跳痛,无肌紧张,未触及包块,肝脾肋下未触及。肠鸣音正常。神经系统查体阴性。

三、实验室和辅助检查

1. 血液检查

(1)血常规和 C 反应蛋白:白细胞 8.4×10^9/L,中性粒细胞 62.0%,淋巴细胞 20.0%,红细胞 4.6×10^{12}/L,血小板 290×10^9/L,C 反应蛋白 6mg/L。

(2)肝、肾功能及电解质:丙氨酸转氨酶 38U/L、天冬氨酸转氨酶 42U/L、肌酐 28μmol/L、尿素 3.5mmol/L、白蛋白 33g/L、血钠 136mmol/L、血钾 4.2mmol/L、血钙 2.5mmol/L、血氯 103mmol/L、血糖 5.6mmol/L。

(3)免疫球蛋白:IgG 6.86g/L,IgA 0.90g/L,IgM 0.94g/L。

(4)变应原血清特异性 IgE 及 IgG 抗体检测均阴性。

（5）肺炎支原体抗体阴性,呼吸道病原学检查(呼吸道合胞病毒、腺病毒、EB 病毒、巨细胞病毒、柯萨奇病毒、流感病毒)阴性。

2. 其他实验室检查

（1）PPD 试验:阴性。

（2）变应原皮肤点刺试验:阴性。

3. 辅助检查

（1）胸部 X 线检查:双肺及心、膈未见异常。

（2）鼻窦 CT 检查:未见异常。

（3）肺功能检查:正常。

（4）心电图及心脏彩超检查:未见异常。

（5）食管 24 小时 pH 监测:Boix-Ochoa 积分 86.6(正常小于 11.99)。

（6）胃镜检查:食管黏膜无明显异常。

四、诊断思路

1. 慢性咳嗽诊断及诊断依据　患儿为学龄期儿童,咳嗽为主要症状,持续 2 个多月,入院前无其他肺部症状,胸部 X 线检查显示双肺及心、膈未见异常,符合慢性咳嗽的诊断标准。咳嗽的最初诱因是急性支气管炎:患儿发病初期曾有发热、咳嗽,抗感染治疗后热退,双肺呼吸音粗,胸部 X 线检查显示双肺纹理粗,诊断为急性支气管炎。急性支气管炎治疗好转后咳嗽症状仍然持续,故须考虑其他病因。

2. 慢性咳嗽的诊断框架　患儿咳嗽时间长,需要除外常见的引起长期咳嗽的呼吸系统疾病及其他系统疾病。

患儿发病以来咳嗽以夜间为著,咳嗽时可致呕吐,有消化道症状(恶心、反酸),既往有易吐奶的病史。所以患儿的咳嗽症状可能与胃食管反流(gastroesophageal reflux,GER)有关。

五、鉴别诊断

1. 胃食管反流（GER）　胃食管反流引起的咳嗽特点是阵发性咳嗽,多发生于夜间,部分患儿伴有上腹部和剑突下不适、胸骨后烧灼感、胸痛、咽炎等,进食巧克力、饮浓茶和咖啡等后可能诱发反流使咳嗽加剧。可进一步行食管 24 小时 pH 监测,明确咳嗽与 GER 的关系,胃镜检查有助于发现食管黏膜的损害情况。结合该患儿的食管 pH 监测情况及胃镜检查结果,胃食管反流病(gastroesophageal reflux disease,GERD)可诊断。

2. 咳嗽变异性哮喘　在我国儿童支气管哮喘防治常规中诊断标准为:①咳嗽持续>1 个月,常在夜间和/或清晨发作,运动、冷空气、特殊气味刺激后加重,痰少,临床无感染征象或经较长时间抗生素治疗无效;②支气管舒张剂诊断性治疗可使咳嗽发作缓解;③有个人或家族过敏史、家族哮喘病史、变应原检测阳性可辅助诊断;④排除其他原因引起的慢性咳嗽。该患儿无相应特点,肺功能检查无异常,不支持本病。

3. 上气道咳嗽综合征　既往称为鼻后滴漏综合征,指鼻腔或鼻窦的分泌物后流至咽喉部而引起的咳嗽。过敏性鼻炎、急性鼻炎及鼻窦炎均可引起。临床上可表现为阵发性或持续性咳嗽,多数患儿伴有清嗓、流涕、咽部异物感、咽部堵塞感,咽部检查发现咽部充血,咽后壁黏膜可见鹅卵石样改变。该患儿慢性咳嗽久治不愈,须注意是否合并鼻窦炎,结合鼻窦 CT 检查结果,不支持本病。

4. 呼吸道感染后咳嗽 多见于学龄前儿童,急性呼吸道病毒感染后一般咳嗽持续 1~3 周自愈,而当腺病毒、甲型流感病毒等引起的咽炎、支气管炎时,咳嗽有时可持续 8~12 周,百日咳、肺炎支原体感染、衣原体感染等也可引起慢性咳嗽。该患儿已完善呼吸道病原学检查,结果提示不支持本病。

5. 其他情况 如支气管扩张症、支气管异物、先天性肺发育畸形、支气管肿瘤、肺结核、心功能不全等亦可引起慢性咳嗽,结合相应的肺部或心脏疾病的临床表现及胸部 X 线检查、心脏彩超等检查结果,均不支持上述疾病。

六、最终诊断

1. 胃食管反流(GER)。
2. 支气管炎恢复期。

七、治疗方案

1. 体位治疗 新生儿、婴幼儿及儿童的最合适体位为左侧卧位,床头抬高 15°~30°。

2. 饮食治疗 婴儿期增加饮食的稠厚度,少量多次喂养,避免过饱和睡前进食,减肥及控制体重,同时回避降低食管下括约肌压力和增加胃酸分泌的食物(如高糖、高脂和辛辣食品)。

3. 药物治疗 包括抑酸剂、胃肠促动力剂和黏膜保护剂。

(1)抑酸剂:推荐降阶"step-down"方案,先用质子泵抑制剂(PPI)4 周,有效者减量至半量或改用组胺 H_2 受体拮抗剂(H$_2$RA)维持 4~8 周,总疗程 8~12 周。PPI 常用奥美拉唑,剂量一般为 0.5~1.0mg/(kg·d),早餐前 30 分钟顿服。H$_2$RA 常用西咪替丁,每次 5~10mg/kg,4 次/d,饭前 15~30 分钟及睡前服。

(2)胃肠促动力剂:多潘立酮为一种周围性多巴胺拮抗剂,能促进胃排空,但对食管动力改善不明显,剂量每次 0.2~0.3mg/kg,3 次/d,饭前 15~30 分钟服,疗程 2~4 周,但须注意心血管系统并发症,必要时进行心电监测。

(3)黏膜保护剂:可作为抑酸剂的辅助治疗,常用硫糖铝、铝碳酸镁和 L-谷氨酰胺呱仑酸钠颗粒等,其中铝碳酸镁对于胆汁反流有一定效果。硫糖铝常用剂量为 10~25mg/(kg·d),每日 2~4 次,口服。

4. 外科治疗 绝大多数 GERD 患儿经体位、饮食、药物治疗后痊愈。经保守治疗疗效欠佳的情况下可考虑手术抗反流治疗。

该患儿诊断明确后给予奥美拉唑 20mg,1 次/d,口服;多潘立酮 5mg,3 次/d,口服;硫糖铝凝胶 0.5g,2 次/d,口服。1 周后症状明显改善,好转出院,院外继续服药 4 周,随访无类似症状出现。

八、注意事项

1. GERD 患儿临床表现以食管内症状为主,部分患儿临床表现以食管外症状为主时容易漏诊。

2. 对于以食管外症状为主要表现的 GERD,追问与症状相关的病史是诊断和鉴别诊断的关键,如过敏史、鼻窦炎病史、结核接触史、异物吸入史等。了解患儿咳嗽时的具体状况及伴随症状,有助于诊断以慢性咳嗽为主要表现的 GERD。

3. GERD 临床表现复杂且缺乏特异性,除有食管内、外症状外,需要辅助检查进一步协助诊断。儿科最常用的较具诊断价值的检查是食管 24 小时 pH 监测,如结合食管阻抗监测,可进一步判断反流的酸碱度(酸反流、弱酸反流、非酸反流)和反流物的性质(液体反流、气体反流、混合反流)。上消化道造影诊断 GERD 的敏感性和特异性均较低,主要用于排除胃、食管解剖结构的异常。

4. 患儿是否需要进行胃镜检查主要依据患儿的年龄和临床症状。

(舒　强　江米足)

病例二　呕吐、腹泻 3 天,发热 1 天

一、主要病史

患儿,男性,9 个月,主因"呕吐、腹泻 3 天,发热 1 天"入院。患儿 3 天前开始发热,达 39.5℃,半天后开始呕吐和腹泻,每日吐 3~5 次,吐出胃内容物,非喷射性,大便每日 10 余次,为黄色稀水便,蛋花样,无黏液及脓血,无特殊臭味。发病以来食欲差,发热 1 天后体温正常,2 天以来尿少,近 10 小时来无尿。患儿系 G_1P_1,孕 38^{+5} 周顺产,出生体重 2 500g,否认窒息缺氧病史。既往无腹泻和呕吐史。否认家族性遗传病、代谢病史。

二、体格检查

体温 38.8℃,脉搏 138 次/min,呼吸 40 次/min,血压 80/50mmHg,体重 10kg,身长 75cm,急性重病容,面色发灰,精神萎靡,皮肤无黄染,未见皮疹,弹性差,左颈部可触及黄豆大小淋巴结 1 个,前囟 1cm×1cm,明显凹陷,肺听诊无异常,心率 138 次/min,律齐,心音稍低钝,腹稍胀,未见肠型和肠蠕动波,未扪及包块,肝肋下 1cm,质软,脾未触及,肠鸣音 4~6 次/min。眼窝明显凹陷,哭无泪,肢端凉,皮肤略发花,呼吸深、急促,口唇呈樱桃红色,神经系统检查无异常。

三、实验室和辅助检查

1. 血液检查

(1)血常规和 C 反应蛋白:白细胞 $8.4×10^9$/L,中性粒细胞 64%,血红蛋白 110g/L,血小板 $412×10^6$/L;C 反应蛋白<8mg/L。

(2)PCT:0.21ng/mL。

(3)肝、肾功能和电解质:丙氨酸转氨酶 37U/L,天冬氨酸转氨酶 45U/L,肌酸激酶同工酶 60U/L,尿素 1.3mmol/L,肌酐 29μmol/L,血钾 4.2mmol/L,血钠 135mmol/L,血氯 92mmol/L。

(4)动脉血气:pH 7.26,$PaCO_2$ 32mmHg,PaO_2 75mmHg,碳酸氢根 11mmol/L,碱剩余−17mmol/L。

2. 便常规　偶见白细胞,尿常规正常。

3. 大便轮状病毒检测　阳性。

4. 腹部 B 超　未见明显异常。

四、诊断思路

(一)腹泻病诊断

根据家长对患儿大便性状改变(呈稀水便、糊状便、黏液血便)和大便次数比平时增多的主诉可做出腹泻病的诊断。

（二）根据腹泻有无发病的诱因进一步分类

大部分腹泻病的发生可能会有诱因,如果在询问病史过程中能够及时发现这些诱因,对明确病因有帮助,如发病前有不洁饮食可能会发生细菌感染引起的腹泻;如有中耳炎、肺炎、肾盂肾炎等感染性疾病,考虑症状性腹泻;如有喂养不当,考虑食饵性腹泻。

根据病史特点、实验室和辅助检查结果进行诊断(图 5-1)。

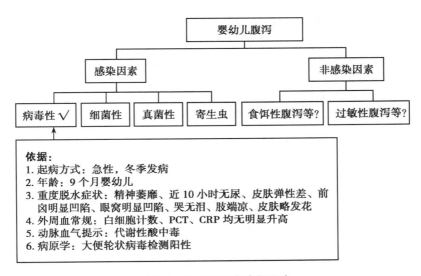

图 5-1　婴儿腹泻病诊断思路

（三）腹泻病诊断框架

腹泻病的诊疗经过通常包括以下环节。

1. 首先确认是否存在腹泻。

2. 明确患儿有无脱水和电解质紊乱。

3. 根据患儿粪便性状、粪便肉眼和镜检所见、发病年龄及流行情况初步估计病因。急性水样腹泻患者(约占 70%)多为病毒或产肠毒素性细菌感染,黏液脓血便患者多为侵袭性细菌感染。

4. 对慢性腹泻病患者,还须评估消化吸收功能、营养状况、生长发育等。

五、鉴别诊断

腹泻病的病因分为感染性因素和非感染性因素。

1. 感染性因素

（1）病毒:目前是我国婴幼儿腹泻的主要病因,主要病原体为轮状病毒、肠道腺病毒、诺如病毒和星状病毒,其他有肠道病毒(如柯萨奇病毒、埃可病毒)和冠状病毒等。本例患儿大便轮状病毒检测阳性,临床支持该诊断。

（2）细菌:主要包括:①致腹泻大肠杆菌,根据引起腹泻的大肠杆菌的毒力基因、致病性、致病机制分为肠致病性大肠杆菌、产毒性大肠杆菌、侵袭性大肠杆菌、出血性大肠杆菌、黏附-集聚性大肠杆菌;②志贺菌;③沙门菌;④空肠弯曲菌;⑤伤寒杆菌。本例患儿大便中没有大量白细胞,临床不支持该诊断。

（3）真菌：致腹泻的真菌有念珠菌、曲菌、毛霉菌等，可根据大便性状做出初步判断，该患儿临床表现不支持该诊断。

（4）寄生虫：临床已少见，主要是蓝氏贾第鞭毛虫、阿米巴原虫和隐孢子虫等，该患儿临床表现不支持该诊断。

2. 非感染因素

（1）食饵性腹泻：多见于人工喂养儿，常因喂养不定时、饮食量不当、突然改变食物品种、过早进食大量淀粉或脂肪类食品引起，结合患儿喂养史不支持该诊断。

（2）症状性腹泻：如患中耳炎、上呼吸道感染、肺炎、肾盂肾炎、皮肤感染或急性传染病时，可由于发热或病原体的毒素作用而并发腹泻，该患儿近期无相关疾病病史，临床不支持该诊断。

（3）过敏性腹泻：如对牛奶等食物过敏可引起腹泻，该患儿无明确过敏病史，辅助检查提示大便轮状病毒阳性，不支持该诊断。

六、最终诊断

1. 轮状病毒性肠炎。
2. 重度脱水。
3. 代谢性酸中毒。

七、治疗方案

根据《儿童急性感染性腹泻病诊疗规范》（2020 年版）制订治疗方案。

1. 补液纠正脱水　患儿诊断为重度脱水。入院后立即予扩容治疗，2∶1 等张含钠液 20mL/kg，30~60 分钟内快速输入以迅速增加血容量，每 1~2 小时评估一次患儿脱水情况，如循环未改善则可再次扩容。扩容后补液，扩容后根据脱水性质（等渗性脱水选用 3∶2∶1 液，低渗性脱水选用 4∶3∶2 液，高渗性脱水选用 6∶2∶1 液）按 80mL/kg 继续静脉滴注，先补 2/3 量，婴幼儿静脉滴注 5 小时，较大儿童静脉滴注 2.5 小时；在补液过程中，每 1~2 小时评估一次患儿脱水情况，如无改善，则加快补液速度，选择适当的补液方案继续治疗；一旦患儿可以口服，即给予口服补液盐（ORS）口服。

2. 纠正代谢性酸中毒　该患儿血气、电解质的特点为 pH 降低，$PaCO_2$、碳酸氢根、碱剩余均减低，血钠正常，提示代谢性酸中毒。可用剩余碱按公式计算：补充的 5% 碳酸氢钠量（mL）= 碱剩余（mmol）× 体重（kg）× 0.5，一般将碳酸氢钠稀释成 1.4% 的溶液输入，首次补给 1/2 计算量，密切观察病情，复查血气，随时调整剂量。

3. 见尿补钾　为避免高血钾，应有尿后再补。

4. 呕吐症状缓解，脱水纠正后的治疗　给予低渗 ORS 口服，葡萄糖酸锌片 10mg，每天 2 次。预防脱水是在每次稀便后补充一定量的低渗 ORS，小于 6 个月者，50mL；6 个月~2 岁者，100mL；2~10 岁者，150mL；直到腹泻停止。

该患儿脱水已纠正，能正常进食，可以回家继续治疗。家庭治疗时，家长给患儿口服足够的液体（最好是低渗口服补液盐）以预防脱水，继续补充锌，继续喂养患儿，不能禁食，如患儿在家病情加重须及时送医院。

八、注意事项

1. 大于 6 个月的患儿可继续食用已经习惯的日常食物，如粥、面条、稀饭、蛋、鱼末、肉末、新鲜果汁。

2. 鼓励患儿进食,如进食量少,可增加喂养餐次。

3. 避免给患儿喂食含粗纤维的蔬菜和水果以及高糖食物。

4. 病毒性肠炎常继发双糖酶(主要是乳糖酶)缺乏,对疑似病例可暂时给予低(去)乳糖配方奶,时间1~2周,腹泻好转后转为原配方奶。

(王宝西 张 薇)

病例三 新生儿反复呕吐半个月

一、主要病史

患儿,男,28天。以"反复呕吐半个月,加重1周"入院,患儿于半个月前无明显诱因出现呕吐,2~3次/d,呕吐物为奶液等胃内容物,未见黄绿色液体,量多,呕吐后食欲良好,无发热,无呛咳,无腹泻,无腹胀等不适,当地医院考虑消化不良,予以益生菌口服未见好转。1周前呕吐加重,次数增多,日吐7~8次,呕吐量增多,多为进奶后不久,呈喷射性,偶从鼻腔溢出,呕吐物为奶汁奶块,有酸臭味,无黄绿色液体,无咖啡色样物质,无血凝块,无发热,无呛咳,无气促,无腹胀、腹泻等不适。今来我院就诊,B超提示幽门肌层厚0.60cm。为求进一步治疗以"先天性肥厚性幽门狭窄"收住入院。发病以来,患儿精神略软,反应可,睡眠安,近日大小便量较前减少,体重较前减轻。患儿系G_2P_1,孕39周顺产,出生体重3 650g,无产伤窒息病史。否认家族性遗传病、代谢病史。

二、体格检查

体温36.5℃,脉搏138次/min,呼吸40次/min,血压68/42mmHg,体重3 500g。消瘦貌,精神略软,前囟略凹陷,皮肤、巩膜轻度黄染,口唇黏膜略干,腹平软,上腹部稍膨隆,肝脾肋下未触及,右中上腹可及一包块,大小约2cm×3cm,质韧,活动度可,表面光滑,无压痛,腹部未触及肠型及其他包块,肠鸣音3~4次/min。双侧腹股沟未扪及明显包块。

三、实验室和辅助检查

1. 血液检查

(1)血常规和C反应蛋白:白细胞$8.07×10^9$/L,中性粒细胞23.5%,淋巴细胞64.3%,血红蛋白135g/L,C反应蛋白<0.05mg/L。

(2)血气分析:pH 7.496,$PaCO_2$ 36.3mmHg,PaO_2 63.7%,血钾3.2mmol/L,血钠128mmol/L,血氯96mmol/L,乳酸3.9mmol/L,碳酸氢根29mmol/L,ABE 3.8mmol/L,血糖5.1mmol/L。

(3)胆红素生化检查:总胆红素59.4μmol/L,结合胆红素13μmol/L,非结合胆红素46.4μmol/L,丙氨酸转氨酶16U/L,天冬氨酸转氨酶28U/L,肌酐54μmol/L,尿素5.48mmol/L,白蛋白44.5g/L。

2. 粪尿常规 正常。

3. 超声检查 幽门B超提示先天性肥厚性幽门狭窄,幽门部可见"宫颈征"回声,大小约2.61cm×1.78cm,肌层厚0.60cm(图5-2)。

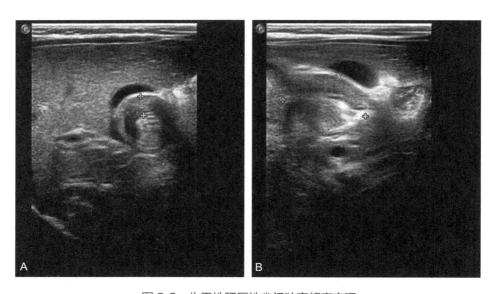

图 5-2   先天性肥厚性幽门狭窄超声表现

A.幽门管横断面,幽门肌层厚 0.60cm;B.幽门管纵切面,幽门管长度 2.61cm,幽门前后径 1.78cm。

4. 上消化道造影检查   提示胃扩张,偶见造影剂反流入食管,胃窦部逆蠕动较强烈,幽门管较细,造影剂不能从胃窦通过幽门排向十二指肠。考虑先天性肥厚性幽门狭窄(图 5-3)。

四、诊断思路

(一)新生儿呕吐诊断思路

新生儿呕吐诊断思路见图 5-4。患儿慢性起病,以非胆汁性呕吐为主要症状,呈进行性加重,无肛门停止排气排便,伴黄疸升高,非结合胆红素升高为主,结合患儿 B 超幽门肌层肥厚,上消化道造影显示幽门管细长,造影剂不能从胃窦通过幽门排向十二指肠。考虑先天性肥厚性幽门狭窄。

(二)先天性肥厚性幽门狭窄诊断依据

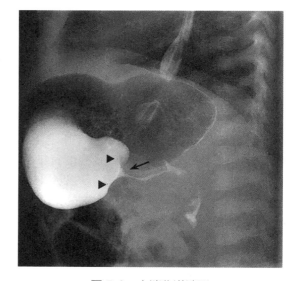

图 5-3   上消化道造影

胃扩张,幽门管细长,可见双肩征(▶),鸟嘴征(◀)。

根据病史特点、实验室和辅助检查结果进行诊断。

1. 起病方式   慢性。

2. 年龄   新生儿期起病。

3. 症状   进行性加重的喷射性、非胆汁性呕吐,体重减轻,二便减少,无肛门停止排气排便。

4. 体征   消瘦貌,前囟凹陷,皮肤黏膜干燥,上腹部稍膨隆,右上腹可及一橄榄样包块。

5. 血气   低钾低钠低氯血症、代谢性碱中毒,非结合胆红素升高。

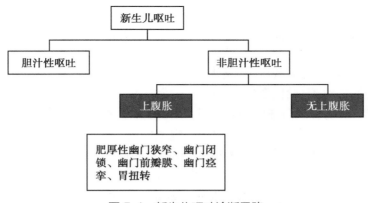

图 5-4　新生儿呕吐诊断思路

6. 超声检查　幽门部可见"宫颈征"回声,大小约 2.61cm × 1.78cm,幽门肌层厚 0.60cm。

7. 上消化道造影　胃扩张,幽门管细长,呈线样征、双肩征及鸟嘴征,造影剂不能从胃窦顺利通过幽门排向十二指肠。

五、鉴别诊断

先天性肥厚性幽门狭窄须与以下疾病鉴别。

1. 喂养不当　吐奶与喂奶次数过频过急、喂奶量多或奶瓶倾斜,气体吸入胃内及奶后平卧有关。婴儿虽有呕吐,但体重正常增长。仔细询问病史,纠正喂奶习惯可改善,该患儿临床表现不支持该诊断。

2. 幽门痉挛　生后即呕吐,呈间歇性,非喷射状,间歇性发作,经解痉治疗后迅速缓解,不会摸到肿大的幽门环,该患儿临床表现不支持该诊断。

3. 胃扭转　生后即吐奶,不含胆汁,偶呈喷射状,腹部无阳性体征。上消化道造影可见胃大弯位于胃小弯之上,双胃泡和双液平面。采用体位疗法治疗,喂奶后头抬高呈半卧位或右侧卧位可缓解,该患儿临床表现不支持该诊断。

4. 胃食管反流(GER)　新生儿由于食管下括约肌发育不完善,可致生理性 GER。生后即有非喷射状呕吐,体重增长缓慢。上消化道造影可见胃内容物反流至食管,胃十二指肠排空无障碍。治疗为逐渐加稠奶,奶后左侧卧位。

5. 先天性幽门闭锁或幽门前瓣膜　临床症状与肥厚性幽门狭窄类似,症状出现早。超声检查示幽门管直径厚度正常,上消化道造影示幽门管腔闭锁或局部狭窄。

6. 贲门失弛缓症　超声表现为饮水后食管扩张呈梭形或烧瓶形,扩张下段食管呈鸟嘴或毛笔状狭窄、变长,水过受阻,胃腔几乎不充盈,部分显示腹腔段食管以上扩张、积液。

7. 十二指肠梗阻　为胆汁性呕吐,典型腹部立位片可见双泡征,幽门 B 超无幽门肌增厚、幽门管延长、前后径增大,上消化道造影多提示十二指肠降部梗阻。

六、最终诊断

1. 先天性肥厚性幽门狭窄。

2. 低钾低钠低氯血症、代谢性碱中毒。

3. 营养不良。

4. 轻度脱水。

七、治疗方案

1. 一般治疗　禁食、胃肠减压,纠正水、电解质与酸碱平衡紊乱,排尿后补充钾盐。营养不良者给予静脉营养,改善全身情况。

2. 手术治疗　限期行幽门环肌切开术,可采用开腹手术或腹腔镜手术。目前多采用腹腔镜下幽门环肌切开术,手术创伤小,恢复快。固定幽门后,于幽门前壁无血管区以幽门刀切开环肌层,用幽门撑开器扩张肌层,使黏膜膨出至浆膜水平即可,胃内注气排除黏膜穿孔,分离面予以止血。

3. 术后处理　术后 4~6 小时试服糖水 15~30mL,2 小时后无呕吐则可给予等量母乳或配方奶,以后逐渐加量,术后 48 小时加至正常奶量。

八、注意事项

应注意术后并发症的预防及处理。

1. 术后呕吐　发生率达 3%~8%,少数患儿术后仍有呕吐,一般 24 小时后减轻,部分持续 2~3 天以上,多能自然缓解。如持续呕吐,其原因可能有:①幽门管黏膜水肿。②术后胃扩张。③胃炎。④并存 GER。⑤幽门环肌切开不完全,术后复发。通常是由于幽门环肌分离不完全所致,但也有人认为复发与再粘连有关。术中环肌层切开要有足够长度和深度,分离必须达到肿块全长,深度以黏膜平幽门切口为度。

出现以上几种情况时应给予输液,加强喂养后的护理。如经过保守治疗 1~2 周后症状仍与术前相似,应行上消化道钡餐检查或者放射性核素动态胃排空显像检查,鉴别胃是否排空或是否并存 GER,明确呕吐原因。对于复发者,手术时要远离原来的幽门切口,重新行幽门环肌切开术,通过旋转幽门 45°~90°,在另一侧行标准的幽门环肌切开术。

2. 黏膜穿孔　术中损伤十二指肠或胃黏膜未能及时发现,只有在术后出现呕吐、腹胀、发热和腹膜炎表现时才被考虑,这是该病严重的术后并发症。须急诊再手术,包括修补穿孔和将带蒂大网膜覆盖在穿孔缝合处,以及通过旋转幽门 45°~90°,在另一侧行标准的幽门环肌切开术。

3. 术后腹壁切口感染、裂开　主要原因为术前水、电解质和酸碱平衡紊乱(尤以低氯低钾性碱中毒为主)、营养不良和低蛋白血症未得到纠正。因此充分的术前准备是十分必要的,须纠正水、电解质和酸碱平衡紊乱,低蛋白及营养情况改善后方可手术。同时,术中注意腹壁各层确切缝合。

(舒　强　江米足)

病例四　儿童间断性腹痛 3 个月

一、主要病史

患儿,男,7 岁。因"间断腹痛 3 个月余"就诊。患儿于 3 个月前无明显诱因出现间断腹痛,为上腹部疼痛,呈烧灼样,持续数小时缓解。腹痛症状每隔 1~2 日出现,餐后及空腹均有腹痛出现,节假日亦有腹痛发作。腹痛发作时排便无缓解。无呕吐,无腹泻、便秘,无便血、黑便等伴随症状。自发病后未就诊,近期发病以来精神可,饮食及二便正常。体重无明显下降。否认家族性遗传病、代谢病史。父母体健,无消化性溃疡病史及幽门螺杆菌感染病史。

二、体格检查

体温 36.2℃,脉搏 90 次/min,呼吸 30 次/min,血压 95/75mmHg。体重 23kg,身高 130cm。神志清,精神反应可。皮肤无黄染,无皮疹及出血点。心肺检查无异常。腹平软,未扪及包块,剑突下轻压痛,无反跳痛,麦氏点无压痛及反跳痛。肠鸣音 3~4 次/min。肝脾肋下未触及。神经系统检查无阳性体征。

三、实验室和辅助检查

1. **血常规** 白细胞 6.7×10^9/L,中性粒细胞 62%,淋巴细胞 25.6%。
2. **便常规和隐血试验** 未见异常,隐血阴性。
3. **腹部超声** 肝胆胰脾、阑尾区超声未见异常。

四、诊断思路

(一)儿童腹痛的诊断

诊断儿童腹痛,首先要明确该患儿确实存在腹痛,其次要掌握引起儿童腹痛的常见病因。儿童腹痛常见病因可分为两大类,一类为器质性疾病引起的腹痛,包括感染、炎症、肿瘤、肠道寄生虫、先天性解剖结构异常以及全身性疾病的腹部表现等;另一类为功能性疾病,即功能性胃肠病,其中常见的有功能性消化不良、肠易激综合征等。

诊断儿童腹痛时,要进行详细的病史询问和体格检查,根据病情选择必要的辅助检查。常规检查包括血常规、便常规及腹部超声。如临床无明确报警征象,考虑为功能性疾病引起的腹痛时,可暂缓进一步辅助检查(如腹部CT、消化道内镜等)。如临床有明显报警征象或考虑功能性疾病经对症治疗后症状加重,则须根据病情选择相应的辅助检查(表5-1,图5-5)。

该患儿为学龄期儿童,病程呈慢性经过,以阵发性上腹痛为主要临床表现,无呕吐、便血等伴随症状,病程中腹痛无进行性加重。血常规、便常规均未提示贫血、消化道出血,腹部超声未见异常。从该患儿病例特点分析,目前无腹痛报警征象,临床首先考虑功能性胃肠病引起的腹痛。

表5-1 儿童腹痛临床特点及诊断思路

儿童腹痛临床特点	诊断思路
腹痛症状持续存在	查体异常,如触及包块,肝、脾肿大
吞咽困难症状	因疼痛剧烈而夜间醒来
关节炎	体格生长受限、体重下降超过 10% 或营养不良
存在直肠肛周病变	排尿障碍
反复呕吐	发育缓慢、青春期延迟
慢性腹泻	消化道出血
不明原因发热	炎症性肠病、乳糜泻、消化性溃疡家族病史

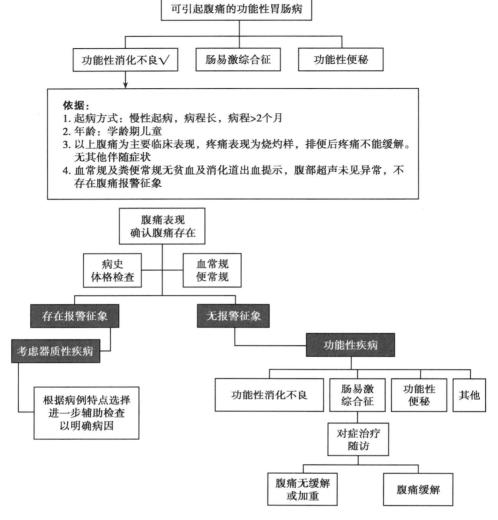

图 5-5　儿童腹痛诊断思路

（二）功能性消化不良的诊断

包括功能性消化不良在内的功能性胃肠病,其诊断主要依赖于详细的病史询问及体格检查,目前采用的诊断标准是《罗马Ⅳ:功能性胃肠病》中的功能性胃肠病诊断标准。可引起腹痛的功能性胃肠病主要包括功能性消化不良的上腹痛综合征亚型、肠易激综合征及功能性便秘等。

（三）功能性消化不良诊断框架

1. 明确该患儿的腹痛是器质性疾病还是功能性胃肠病所致。可以通过详细的病史采集和体格检查,结合血常规、便常规等常规检查,判断患儿有无腹痛的临床报警征象来考虑腹痛的性质。

2. 考虑腹痛为功能性胃肠病所引起时,要根据患儿年龄、腹痛的部位和性质及伴随症状等,以《罗马Ⅳ:功能性胃肠病》中的功能性胃肠病标准作为诊断依据,进一步明确诊断。

3. 在儿童腹痛的病因诊断过程中要保持警惕,注意观察病情变化,如出现腹痛明显加重或出现腹痛报警征象时,应进行必要的检查,以避免漏诊及误诊。

五、鉴别诊断

对于腹痛患儿,尤其是慢性腹痛患儿,需要与器质性疾病引起的腹痛鉴别。同时还应注意与有腹痛表现的其他功能性胃肠病鉴别。

1. 肠易激综合征　肠易激综合征时也可表现为反复发作的腹痛,多以脐周痛为主,往往伴有大便性状或排便频率的变化(可表现为便秘、腹泻或二者交替),详细的病史询问有助于鉴别。

2. 胃食管反流(GER)　GER 也会出现反复的腹痛,但往往伴随有反酸、嗳气等症状。食管 24 小时 pH+ 阻抗监测,胃镜 + 食管黏膜活组织病理学检查有助于鉴别。

3. 胃炎及消化性溃疡　胃炎及消化性溃疡临床表现为腹痛、腹胀,须注意的是部分功能性消化不良患者可能伴有胃炎,在诊断中要重视。存在以下情况时,建议行消化道内镜检查:有消化性溃疡家族史,幽门螺杆菌感染病史,10 岁以上儿童有慢性腹痛病史,症状持续时间超过 6 个月,腹痛症状严重影响睡眠及日常生活。

六、最终诊断

功能性消化不良。

七、治疗方案

(一)治疗原则

功能性消化不良的治疗原则是综合治疗,强调治疗的个体化,目的在于改善症状,提高生活质量。

(二)治疗方法

1. 一般治疗　要认识到功能性消化不良的治疗必须是个体化的、综合的。做好患儿及家长的健康教育对治疗非常重要,如去除与症状相关的可能发病因素(饮食、睡眠、情绪等),有助于在一定程度上缓解症状。

2. 药物治疗　根据主要临床表现与进餐的关系及可能的病因选取合适的药物。该患儿以腹痛为主要表现,为学龄期儿童,可选择 PPI 抑酸治疗。同时可给予黏膜保护剂治疗。该患儿无幽门螺杆菌感染高危因素,目前无辅助检查支持,暂不需要针对幽门螺杆菌感染的治疗。

3. 精神心理治疗　该患儿目前无明显的神经心理行为方面的异常,且为学龄期儿童。可通过健康教育使患儿认识到腹痛的原因,缓解患儿精神心理压力,起到部分缓解症状的作用。

八、注意事项

1. 引起儿童腹痛的病因诸多,详细的病史询问及体格检查有助于临床诊断,要根据临床表现选择相应辅助检查,既要避免漏诊又要避免辅助检查的滥用。

2. 对于临床诊断为功能性胃肠病的患儿,给予相应的治疗后一定要注意随访,观察病情的变化,如腹痛加重或者出现腹痛的报警征象,要及时进行相应的辅助检查,避免漏诊及误诊。

(王宝西　张　薇)

病例五　婴幼儿哭闹伴呕吐 1 天

一、主要病史

患儿,男,5 个月余。以"哭闹伴呕吐 1 天,血便 2 次"入院。患儿于 1 天前无明显诱因出现阵发性哭闹不安,持续数分钟,十余分钟发作一次,伴呕吐 5 次,呕吐物为胃内容物,含胆汁,半天前开始解果酱样血便 2 次。至当地医院就诊,查 B 超提示"中腹部混合回声结构,考虑肠套叠可能"。为进一步诊治来我院。病程中患儿有低热,无呕血,无咳嗽,无腹胀、腹泻等不适,胃纳差,小便少,尿色深,大便如上所述。患儿系 G_2P_2,孕 38 周足月顺产,出生体重 4 100g,无窒息缺氧病史。否认家族性遗传病、代谢病史。

二、体格检查

体温 37.5℃,脉搏 132 次/min,呼吸 36 次/min,血压 80/40mmHg。神志清,精神软,面色略苍白,口唇黏膜略干燥;双肺听诊未闻及明显干、湿啰音;心音有力,心律齐,未闻及心脏杂音;腹部平软,肝脾肋下未触及,右下腹可及约 10cm×4cm 包块,可活动,触摸时哭声明显;肛诊未触及肿块,指套有染血;四肢肌张力正常,病理反射未引出,腱反射存在。

三、实验室和辅助检查

1. 血液检查

(1)血常规和 C 反应蛋白:白细胞 $11.3×10^9$/L,中性粒细胞 74.5%,淋巴细胞 20.5%,血红蛋白 119g/L,血细胞比容 0.35%,C 反应蛋白 5.24mg/L。

(2)血气、电解质分析:pH 7.381,血钾 4.2mmol/L,血钠 142mmol/L,血钙 1.25mmol/L,血氯 109mmol/L,实际碱剩余 −1.1mmol/L,标准碱剩余 −1.3mmol/L。

2. 影像学检查

(1)超声检查:右中腹探及一大小 12.8cm×3.5cm×3.0cm 的包块,横切面呈同心圆声像图,纵切面呈"假肾征"声像图。未见肠蠕动,内肠壁可见增厚、回声减低。考虑为肠套叠伴内肠壁增厚、回声减低(图 5-6)。

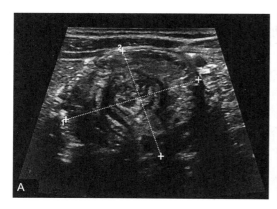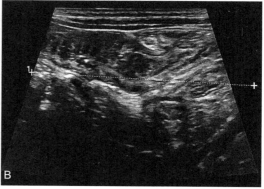

图 5-6　肠套叠腹部超声检查
A.横断面可见同心圆声像图;B.纵切面可见假肾征。

（2）空气灌肠:肛管插入顺利,经肛管适量加压注气后,左下腹可见套头,随压力移至右上腹未见消失,小肠未见明显充气,两膈下未见游离气体影,提示肠套叠未整复(图5-7)。

四、诊断思路

(一)肠套叠诊断

患儿急性起病,以阵发性哭闹或腹痛、呕吐及便血为主要症状,从急腹症角度进行考虑,结合患儿年龄、病史、体征及B超结果,考虑肠套叠,空气灌肠不能整复者需及时手术治疗(图5-8)。

(二)空气灌肠禁忌证

1. 一般状况差,精神萎靡,有严重脱水、休克表现。

2. 高度腹胀。

3. 有腹膜炎体征。

4. 病程超过 48~72 小时。

5. 小肠套叠。

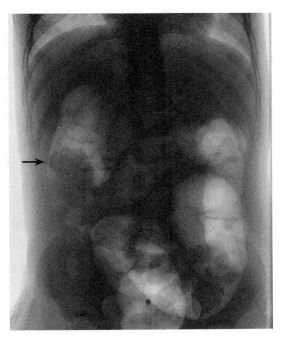

图 5-7 肠套叠诊断性空气灌肠
右上腹可见杯口影(➡)。

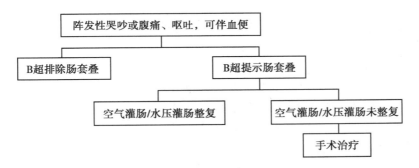

图 5-8 肠套叠诊治流程

(三)肠套叠诊断框架

1. 是否存在肠套叠高危因素 肠套叠多见于 3 岁内婴幼儿,1 岁以内最多见,4~10 月龄为发病高峰。春末夏初多见。

2. 如何区分原发性肠套叠与继发性肠套叠 继发性肠套叠多见于 2 岁以后,常有肠腔内占位性病变,肠套叠反复发作。病因包括 Meckel 憩室、肠息肉、肠重复畸形等。有时腹部 B 超及空气灌肠整复后可提示肠道占位性包块。

3. 是否需要行手术治疗 当空气灌肠失败或灌肠过程中出现肠管破裂,或患儿有空气灌肠禁忌证时,须尽早行手术治疗,整复肠套叠,以免肠管缺血坏死。患儿肠套叠反复发作、保守治疗效果不佳、高度怀疑继发性肠套叠时,也应行手术治疗。

五、鉴别诊断

1. 细菌性痢疾   可见于婴幼儿,起病急,临床上出现哭闹、腹痛、呕吐,大便有黏液带血,往往易与肠套叠相混淆。但细菌性痢疾多发生于夏季,且有高热,大便常呈脓血便,大便细菌培养阳性。腹部 B 超检查未见"靶环征""假肾征"等特征性的肿块,不支持该诊断。

2. 急性出血性坏死性肠炎   年长儿多见,疾病凶险、进展迅速,以腹泻为主,大便呈洗肉水状,中毒情况严重。尽管此病少见,也需与肠套叠相鉴别。

3. 蛔虫性肠梗阻   其临床表现也可出现腹痛、呕吐、腹部扪及包块,有时症状与肠套叠相似。但蛔虫性肠梗阻很少发生在婴儿,且早期没有便血,腹部肿块多位于脐区或脐下,不支持该诊断。

4. 过敏性紫癜(腹型)   过敏性紫癜患儿也可有阵发性腹痛、呕吐,甚至可出现便血,故也可能与肠套叠相混淆。但绝大多数患儿在就诊或观察中有下肢关节疼痛及新鲜皮下出血点,部分患儿亦可出现血尿。约有 25% 的腹型过敏性紫癜患儿可伴发肠套叠,须严密观察病情,疑诊时须做腹部 B 超检查及诊断性空气灌肠。

5. 梅克尔憩室   是儿童无痛性下消化道出血主要原因,也可诱发继发性肠套叠,部分憩室伴有感染、出血时,可表现为腹痛、便血,临床表现与肠套叠相似。

6. 直肠脱垂   肠套叠严重时可从肛门内脱出,需与直肠脱垂鉴别。直肠脱垂时肿块与肛门间无间隙,而肠套叠脱出的肿块与肛门间有间隙。

六、最终诊断

1. 肠套叠。
2. 轻度脱水。

七、治疗方案

(一)补液、抗休克治疗

肠套叠患儿因反复呕吐,就诊时常有少尿等脱水表现,严重的脱水、电解质紊乱可导致患儿死亡。接诊后须及时补液、抗休克治疗,维持体内水、电解质、酸碱平衡稳定。部分严重出血患儿可有血红蛋白降低,必要时须输注红细胞。通常患儿无明显腹膜炎征象,无须使用抗生素,除非患儿有肠管坏死表现、手术中切除肠管时。

(二)非手术治疗

1. 诊断性空气灌肠   患儿取仰卧位,经肛门插入 Foley 导管并在气囊内注入空气 5~10mL,连接空气压力灌肠机,压力控制在 60~90mmHg,使空气到达肠套头部,再逐渐增加压力,并在腹部行适当压力的按摩,直至肠套叠复位为止,压力最高不宜超过 120mmHg。

2. B 超定位水压灌肠   过程类似空气灌肠,一般须应用镇静剂。以温生理盐水灌肠,注水量不超过 100mL/kg,压力不超过 100mmHg,超声实时监测,肠套叠肿块逐渐消失、回盲瓣呈蟹足样摆动及小肠进水呈现蜂窝状影即提示复位成功。

(三)手术治疗

术前准备时,给患儿静脉补液、纠正脱水及休克,行胃肠减压。手术方式可选择经腹腔镜或开腹手术。如无明显肠管坏死征象,通常只须行肠套叠复位,从肿块远端向近端推挤,将套入肠管复位。当有肠管缺血坏死时,应行坏死肠管切除吻合术。部分继发性肠套叠须切除病变部位,以免肠套叠复发。反复发作的肠套叠,保守治疗效果不佳者,也可行肠管固定术。

八、注意事项

1. 部分肠套叠患儿症状并不典型,仅有呕吐或腹痛,不能明确呕吐的病因时,可行腹部 B 超排除肠套叠,尽早发现,尽早处理。

2. 少部分患儿肠套叠短时间内反复发作,可予禁食、抗感染、补液等对症治疗,必要时应用小剂量激素可减轻肠管水肿,减少复发。

（舒　强　江米足）

第六章

呼吸系统疾病

病例一 幼儿发热、咳嗽

一、主要病史

患儿,女,1岁10个月,以"发热3天,咳嗽2天"入院。患儿3天前无明显诱因出现发热,体温波动在38.5~40℃,口服退热药物后能下降,热峰6~7次/d,伴畏寒、寒战。2天前出现咳嗽,初不剧,渐加重,呈阵发性连咳,有痰不易咳出。无犬吠样咳嗽,无鸡鸣样回声,无发绀,无抽搐,无呕吐、腹泻。曾于当地医院就诊,考虑"急性上呼吸道感染",予以"头孢克洛干混悬剂"口服,发热、咳嗽无明显好转,1天前就诊于我院门诊,胸部X线检查提示"右肺炎症、右侧胸腔积液",予以"头孢曲松"静脉滴注抗感染,今为进一步诊治收治入院。病程中患儿精神稍软,胃纳欠佳,睡眠可,二便正常,体重无明显增减。否认异物呛咳史和结核接触史。患儿系 G_1P_1 足月顺产,出生体重3 750g,否认出生窒息史。否认家族类似疾病史,否认食物、药物过敏,否认湿疹和反复喘息史。卡介苗已接种,其他均按卡接种。否认家族过敏性疾病、遗传病、传染病等病史。

二、体格检查

体温37.9℃,脉搏180次/min,呼吸42次/min,血压94/56mmHg,大气吸入下SPO₂ 90%。神志清,精神软,颈软,咽充血,气稍促,未见三凹征;右肺呼吸音偏低,可闻及湿啰音,心律齐,未闻及病理性杂音;腹部平软,肝脾肋下未触及肿大;全身未见皮疹,神经系统检查未见阳性体征。

三、实验室和辅助检查

1. 血液检查

(1)血常规和C反应蛋白:白细胞 15.4×10^9/L,中性粒细胞64.8%,淋巴细胞23.7%,血红蛋白110g/L,血小板 214×10^9/L,C反应蛋白204mg/L。

(2)血PCT:16.4ng/mL。

(3)动脉血气分析 + 电解质:pH 7.357,PaO₂ 92.6mmHg,PaCO₂ 43.0mmHg,血钾4.7mmol/L,血钠142mmol/L,碳酸氢根23.5mmol/L。

(4)血生化五类:白蛋白31.8g/L,丙氨酸转氨酶16U/L,天冬氨酸转氨酶33U/L,肌酐52μmol/L,尿素4.54mmol/L,肌酸激酶83U/L,肌酸激酶同工酶14U/L。

(5)血细胞因子:IL-6 1 233.8pg/mL,IL-10 8.5pg/mL,IFN-γ 32.2pg/mL。

2. 胸腔积液检查

(1)胸腔积液常规检查:淡黄、混浊,有核细胞 $47\ 000 \times 10^6$/L,多形核细胞75%,单个核细胞 25%。

（2）胸腔积液生化检查：总蛋白 43.2g/L，腺苷脱氨酶 228.3U/L，乳酸脱氢酶 10 033U/L，葡萄糖 0.2mmol/L，甘油三酯 0.54mmol/L，胆固醇 1.55mmol/L。

（3）胸腔积液 DNA 测定（PCR）：病原体 DNA 测定（革兰氏阳性细菌）阳性。

（4）胸腔积液培养 + 药敏试验：肺炎链球菌阳性；万古霉素、头孢噻肟（非脑膜炎）敏感，青霉素、红霉素耐药。

3. 呼吸道分泌物检查

（1）痰呼吸道病毒免疫荧光检测（呼吸道合胞病毒、腺病毒、流行性感冒病毒、副流感病毒）：阴性。

（2）痰沙眼衣原体核酸检测和肺炎支原体核酸检测（PCR）均阴性。

（3）痰细菌培养：正常菌群生长。

4. 便常规和尿常规 正常。

5. 影像学检查

（1）胸部 X 线检查：两肺纹理增多、模糊，可见斑片状密度增高影，右肺野外缘可见大片状高密度影，右膈模糊，右侧肋膈角变钝（图 6-1）。

（2）胸部 CT 检查：肺纹理增浓、模糊，肺野内散在斑片状密度增高影，右肺为著，气管及支气管通畅，右侧胸腔见积液影（图 6-2）。

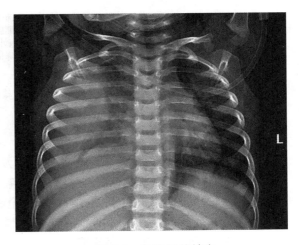

图 6-1 胸部 X 线检查
肺炎伴右侧胸腔积液。

四、诊断思路

（一）呼吸道感染的诊断

患儿系幼儿，急性起病，以发热、咳嗽为主要症状，查体右肺呼吸音偏低，可闻及湿啰音，首先考虑呼吸道感染。

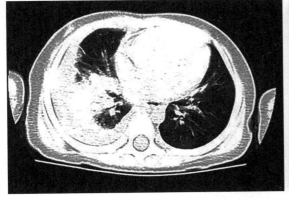

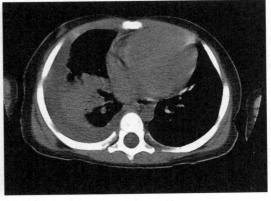

图 6-2 肺部 CT 检查
肺炎伴右侧胸腔积液。

(二)呼吸道感染部位的诊断

患儿有发热、咳嗽,查体右肺呼吸音偏低,可闻及湿啰音,考虑感染累及肺部,胸部 X 线检查提示右肺炎症、右侧胸腔积液,证实为肺部病变。

(三)呼吸道感染的病原学诊断

根据病史特点、实验室及辅助检查结果进行诊断(图 6-3)。

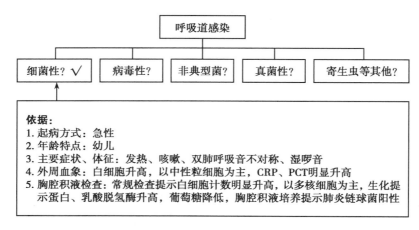

图 6-3　呼吸道感染的病原学诊断思路

(四)肺炎严重度评估

肺炎患儿可由于严重缺氧、二氧化碳潴留及毒血症等发生呼吸系统和其他系统并发症,除有呼吸功能不全外,可发生心血管系统、神经系统、消化系统功能障碍和酸碱失衡。该患儿从症状、体征及辅助检查来看,虽无呼吸功能不全和酸碱失衡,但存在明显的胸腔积液,属于重症肺炎。

(五)有无重症肺炎的高危因素

重症肺炎的高危因素包括:①有基础疾病史,如先天性心脏病、支气管肺发育不良、呼吸道畸形、遗传代谢疾病、脑发育不良、神经和肌肉疾病、免疫缺陷病、贫血等;②<3 个月婴儿;③经积极治疗,病情无好转,病程超过1周。存在上述情况的患儿,病情变化快,可在短时间内进展为重症肺炎,合并基础疾病者病死率高。该患儿目前无明确的基础疾病史,暂无以上高危因素,可行免疫功能检测评估有无免疫缺陷,同时在治疗过程中须密切观察病情变化。

五、鉴别诊断

(一)与其他病原体导致的肺炎鉴别

1. 金黄色葡萄球菌肺炎　婴儿多见,起病急,高热、中毒症状重,可有黄脓痰或脓血痰。肺部体征出现早,听诊可闻及湿啰音。病情进展迅速,可发生肺脓肿、脓胸或脓气胸。本例患儿起病急,有脓胸表现,但胸腔积液培养等检查不支持金黄色葡萄球菌肺炎诊断。

2. 肺炎支原体肺炎　可见于各个年龄段儿童,但以年长儿高发。可有高热,咳嗽剧烈,多为干咳,可伴发多系统、多器官损害,白细胞多数正常,C 反应蛋白可升高,X 线检查可表现为大叶性肺炎、支气管肺炎、间质性肺炎或肺门阴影增浓,可有胸腔积液等。本例患儿虽有高热、咳嗽、胸腔积液表现,但血常规、C反应蛋白、肺炎支原体检测及胸腔积液检测结果均不支持肺炎支原体肺炎诊断。

3. 腺病毒肺炎 腺病毒肺炎多见于6个月至2岁儿童,起病急,多有高热,可有嗜睡、精神萎靡,X线检查可出现融合病灶,少数有胸腔积液,但与大叶性肺炎不同的是病变不局限于某个肺叶,白细胞总数大多减少或正常,继发细菌感染时可升高。本例患儿年龄较符合,有高热、精神软,但血常规、C反应蛋白、呼吸道病毒检测及胸腔积液检测结果均不支持腺病毒肺炎诊断。

4. 肺结核 多有结核接触史,支气管结核合并肺段病变或干酪性肺炎的体征与X线表现可与大叶性肺炎相似,但起病相对缓慢,结核菌素试验阳性。本例患儿起病急,否认结核接触史,卡介苗已接种,血常规、C反应蛋白及PCT明显升高,故不支持肺结核诊断。

(二) 与支气管异物鉴别

常见于幼儿,多有异物吸入或突然呛咳史,可有肺不张或肺气肿,肺部听诊呼吸音可不对称,若病程迁延继发感染,可有类似肺炎表现。本例患儿虽有双肺呼吸音不对称,但起病急,以发热为首发症状,否认异物呛咳史,影像学表现为肺实变及胸腔积液,故不支持该诊断。

六、最终诊断

1. 急性细菌性肺炎(肺炎链球菌)。
2. 右侧胸腔积液。

七、治疗方案

根据中华医学会儿科学分会呼吸学组制订的《儿童社区获得性肺炎管理指南》(2013年修订),及国家卫生健康委员会制订的《儿童社区获得性肺炎诊疗规范》(2019年版)制订治疗方案。

(一) 一般对症治疗

1. 氧疗 有低氧血症者给予氧疗,该患儿大气吸入下SPO_2 90%,予以鼻导管吸氧。

2. 气道管理 保持呼吸道通畅,及时清除鼻腔和气道分泌物。

3. 其他 高热时给予药物降温,口服对乙酰氨基酚或布洛芬。保证营养及水分摄入,维持水、电解质和酸碱平衡。经常变换体位,以减少肺部淤血,促进炎症吸收。

(二) 抗菌药物治疗

明确细菌感染或病毒继发细菌感染者应使用抗菌药物。在抗菌药物应用前,应行病原学检查以指导目标治疗。

1. 抗菌药物种类 存在大叶肺实变合并胸腔积液,推荐使用头孢曲松或头孢噻肟,若提示侵袭性肺炎链球菌对头孢曲松或头孢噻肟耐药或疗效不佳时推荐使用糖肽类抗生素或利奈唑胺。患儿病情进展快,入院后予以头孢曲松[80mg/(kg·d),每日1次]联合万古霉素[40mg/(kg·d),每8小时1次]静脉滴注,疗效欠佳后,改为利奈唑胺[每次10mg/kg,每8小时1次]治疗,出院后继续口服利奈唑胺完成疗程。

2. 抗菌药物疗程 抗菌药物一般用至热退且平稳、全身症状明显改善、呼吸道症状改善后3~5天。一般肺炎链球菌肺炎疗程7~10天,有肺部并发症者疗程至少4~6周。该患儿存在胸腔积液,总疗程4周。

（三）肾上腺皮质激素的应用

肾上腺皮质激素可减少炎症渗出,予以甲泼尼龙 1~2mg/(kg·d),每 12 小时一次,静脉滴注,用 3~5 天。

（四）并发症的治疗

并发脓胸时应积极进行穿刺引流,若脓液黏稠,经反复穿刺抽脓不畅或发生张力性气胸时,宜行胸腔闭式引流。若保守治疗无效,可考虑外科手术治疗。本例患儿予以胸腔穿刺和闭式引流 5 天后好转。

八、注意事项

1. 有无重症肺炎的高危因素是细菌性肺炎患儿住院治疗的重要依据。如果患儿初诊时未提供明确的基础疾病史,仍需详细询问病史和进行体格检查,注意营养状况、体格发育情况及神经系统有无异常等,以判断有无基础疾病。

2. 在病原体未明确前,应根据患儿年龄、病情严重程度、有无并发症、有无基础疾病等经验性选择合理的抗菌药物、给药方式和剂量。病原体明确后应根据药敏结果和临床疗效指导目标治疗。

3. 在细菌性肺炎诊治过程中应警惕并发症的出现,尤其在治疗不顺利时,要注意评估有无肺内外并发症的发生。早期、规范地应用抗菌药物是控制肺脓肿、脓胸、脓气胸等肺部并发症进展的关键。

（张园园　求伟玲）

病例二　儿童发热、咳嗽 6 天

一、主要病史

患儿,女,7 岁 3 个月,因"发热、咳嗽 6 天"入院。患儿 6 天前因"接触感冒同学"后出现发热,体温最高 39.3℃,每天 3~4 个热峰,口服退热药后体温能降至正常;同时有咳嗽,初不剧,渐加重,呈阵发性连声咳,无明显咳痰。病程中患儿无畏寒、寒战,无抽搐,无气喘气促,无发绀,无犬吠样咳嗽,无鸡鸣样回声,无呕吐、腹泻。于当地医院就诊,考虑"急性支气管炎",予以"头孢克肟"口服 5 天,未见好转,为进一步诊治转来我院。病程中患儿精神尚可,胃纳欠佳,大小便无特殊,睡眠可,体重无明显增减。否认异物呛咳史和结核接触史。患儿系 G_1P_1 足月顺产,出生体重 3 300g,否认出生窒息史。否认食物、药物过敏史,否认湿疹和反复喘息史。卡介苗已接种,其他均按卡接种。否认家族过敏性疾病、遗传病、传染病等病史。

二、体格检查

体温 38.9℃,脉搏 122 次/min,呼吸 30 次/min,血压 106/69mmHg,大气吸入下血氧饱和度 96%。神志清,精神可,呼吸平稳,未见三凹征,咽充血,左肺呼吸音减低,双肺未闻及明显干、湿啰音,心音有力,心律齐,未闻及病理性杂音,腹软,肝脾肋下未触及,神经系统检查未见阳性体征,全身未见皮疹。

三、实验室和辅助检查

1. 血液检查

（1）血常规和 C 反应蛋白：白细胞 $10.8 \times 10^9/L$，中性粒细胞 76.7%，淋巴细胞 19.8%，血红蛋白 128g/L，血小板 $302 \times 10^9/L$，C 反应蛋白 18mg/L。

（2）血肺炎支原体抗体检测：肺炎支原体 IgG≥1∶320，IgM 2.41。

（3）血气分析、电解质、血 PCT、血生化五类检查结果基本正常。

2. 呼吸道分泌物检查

（1）咽拭子呼吸道病毒荧光检测（呼吸道合胞病毒、腺病毒、流行性感冒病毒、副流感病毒）：阴性。

（2）鼻咽分泌物肺炎支原体 RNA 检测：阳性。

（3）咽拭子培养：正常菌群生长。

3. 便常规和尿常规　正常。

4. PPD 试验　阴性。

5. 影像学检查

（1）胸部 X 线检查：两肺纹理增多，两肺可见模糊斑片状密度增高影，左下肺明显，心影未见明显增大，两膈光整（图 6-4）。

（2）胸部 CT 检查：肺纹理增浓、模糊，左肺下叶见大片状高密度影，边缘毛糙，密度欠均匀，气管及支气管畅通（图 6-5）。

四、诊断思路

（一）呼吸道感染的诊断

患儿系学龄期儿童，急性起病，以发热、咳嗽为主要症状，查体左肺呼吸音减低，首先考虑呼吸道感染。

（二）呼吸道感染部位的诊断

患儿有发热、咳嗽，查体左肺呼吸音减低，

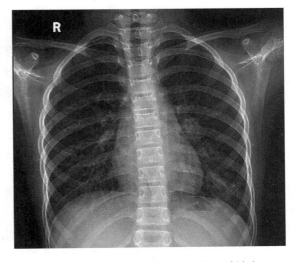

图 6-4　胸部 X 线检查——左肺下叶肺炎

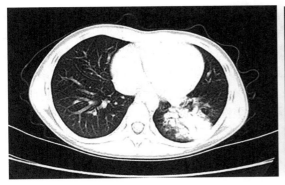
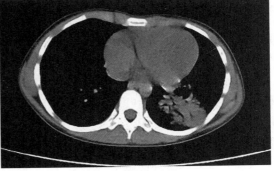

图 6-5　肺部 CT 检查——左肺下叶肺炎

考虑感染累及肺部,胸部 CT 检查提示左肺下叶肺炎,证实为肺部病变。

(三)呼吸道感染的病原学诊断

根据病史特点、实验室和辅助检查结果进行诊断(图 6-6)。

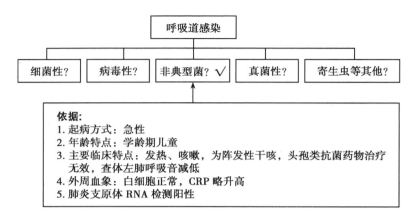

图 6-6　呼吸道感染的病原学诊断思路

(四)肺炎严重度与并发症评估

该患儿从症状、体征及辅助检查来看,不存在呼吸功能不全、胸腔积液及其他系统并发症,不属于重症肺炎。大约 25% 的肺炎支原体肺炎患儿会有其他系统的表现(肺外表现),如皮疹、血管栓塞、溶血性贫血、脑膜炎、心肌炎、肝大和肝功能障碍、肾炎、吉兰-巴雷综合征等。目前本例患儿不存在肺外表现。

(五)有无重症肺炎的高危因素

目前该患儿无明确的基础疾病史,暂无高危因素。

五、鉴别诊断

(一)与其他病原体导致的肺炎鉴别

1. 肺炎链球菌肺炎　肺炎链球菌是引起儿童肺炎最常见的病原菌之一,起病多急骤,表现为高热、寒战,呼吸急促,咳嗽,可有铁锈色痰,白细胞及 C 反应蛋白升高,X 线检查可见斑片状阴影或大片均匀致密影。本例患儿有发热、咳嗽,胸部 CT 检查呈左肺下叶肺炎表现,但白细胞和 C 反应蛋白未见明显升高,头孢类抗菌药物治疗效果欠佳,不支持肺炎链球菌肺炎诊断。

2. 流感病毒肺炎　本病冬春季多发,多有流行病接触史,最常见的表现为发热、咳嗽、流涕,婴幼儿呼吸道症状显著。本例患儿在接触感冒同学后起病,且血常规白细胞正常,须警惕流感病毒肺炎,但患儿 C 反应蛋白升高,且呼吸道病毒检测阴性,不支持流感病毒肺炎诊断。

3. 肺结核　本病起病较缓,多有结核接触史,支气管结核合并肺段病变或干酪性肺炎的体征与 X 线表现可与大叶性肺炎相似,结核菌素试验阳性。本例患儿急性起病,有卡介苗接种史,否认结核接触史,无盗汗、乏力、体重减轻等感染中毒症状,胸部 X 线检查未见明显肺结核征象,PPD 阴性,目前不支持肺结核诊断。

(二)与支气管异物鉴别

常见于幼儿,多有异物吸入或突然呛咳史,可有肺不张或肺气肿,肺部听诊呼吸音可不对称,若病程迁延继发感染,可有类似肺炎表现。本例患儿虽有双肺呼吸音不对称,但以发热、咳嗽为首发症状,否认异物呛咳史,影像学检查仅提示肺炎征象,不支持支气管异物诊断,必要时行软式支气管镜检查以明确。

六、最终诊断

急性左侧肺炎(肺炎支原体)。

七、治疗方案

根据中华医学会儿科学分会呼吸学组制订的《儿童社区获得性肺炎管理指南》(2013年修订),及国家卫生健康委员会制订的《儿童社区获得性肺炎诊疗规范》(2019年版)制订治疗方案。

(一)一般对症治疗

1. 监测生命体征　维持正常的血氧饱和度,若有低氧血症者予以吸氧治疗。

2. 气道管理　保持呼吸道通畅,及时清除鼻腔和气道分泌物。

3. 其他　高热时给予药物降温,口服对乙酰氨基酚或布洛芬。保证营养及水分摄入,维持水、电解质和酸碱平衡。经常变换体位,以减少肺部淤血,促进炎症吸收。

(二)抗感染治疗

1. 抗菌药物种类　肺炎支原体肺炎首选大环内酯类抗菌药物,如红霉素、阿奇霉素、克拉霉素、罗红霉素等。本例患儿予以阿奇霉素10mg/(kg·d),每日一次。

2. 抗菌药物疗程　肺炎支原体肺炎的疗程为10~14天,严重者可适当延长。该患儿选用阿奇霉素,使用7天后停用4天,之后继续口服3天。

(三)肾上腺皮质激素的应用

不推荐常规使用,若存在重症难治性肺炎支原体肺炎时可考虑短期应用。

(四)支气管镜检查和治疗

不推荐常规使用。若因气道分泌物阻塞导致肺不张、内科治疗无效或出现明显痰堵和呼吸困难时可考虑应用支气管镜检查及支气管肺泡灌洗及时清除分泌物。

八、注意事项

1. 肺炎支原体是儿童社区获得性肺炎的常见病原体,需根据患儿年龄、发热及咳嗽特点、肺部体征、前期治疗反馈及辅助检查结果综合评估。

2. 肺炎支原体肺炎影像学及临床表现各异,可结合辅助检查明确诊断,从而制订治疗方案,主要包括改善通气、控制炎症、对症治疗、防止和治疗并发症等。要注意识别重症及难治性肺炎支原体肺炎,并及时予以干预。

3. 肺炎支原体肺炎可引起其他系统表现(肺外表现),如皮疹、血管栓塞、溶血性贫血、脑膜炎、心肌炎等,应注意识别。

(张园园　求伟玲)

病例三　婴儿咳嗽喘息

一、主要病史

患儿,男,3个月15天,因"咳嗽4天,加重伴喘息2天"入院。患儿4天前无明显诱因出现咳嗽,初不剧,为单声轻咳,同时有鼻塞、流涕,家长未予重视。2天前患儿咳嗽加重,呈阵发性连声咳,每次2~5声不等,同时伴有明显喘息,哭闹和吃奶后喘息明显。病程中患儿无发热,无犬吠样咳嗽,无鸡鸣样回声,无发绀,无呕吐、腹泻。家长自行给患儿口服"肺热咳喘口服液"1天,未见好转,现为进一步诊治入住我院。病程中患儿精神可,吃奶可,睡眠欠安,大小便无殊,体重无明显增减。否认奶汁吸入史。患儿系 G_1P_1 足月顺产,出生体重3 500g,否认出生窒息史。否认食物、药物过敏史,否认湿疹和反复喘息史。卡介苗已接种,其他均按卡接种。否认家族过敏性疾病、遗传病、传染病等病史。

二、体格检查

体温36.8℃,脉搏160次/min,呼吸58次/min,大气吸入下血氧饱和度90%。神志清,精神可,气促,可见轻度三凹征,咽充血,两肺呼吸音粗,呼气相延长,可闻及广泛的哮鸣音,心律齐,心音有力,未闻及病理性杂音,腹软,肝肋下1.5cm,质软,脾未触及肿大,神经系统检查未见阳性体征,全身未见皮疹。

三、实验室和辅助检查

1. 血液检查

（1）血常规和C反应蛋白:白细胞 5.5×10^9/L,中性粒细胞20.6%,淋巴细胞77.2%,血红蛋白102g/L,血小板 352×10^9/L,C反应蛋白<1mg/L。

（2）动脉血气分析:pH 7.352,PaO_2 47.0mmHg,$PaCO_2$ 40.0mmHg,钾3.7mmol/L,钠142mmol/L,碳酸氢根21.8mmol/L。

（3）血生化五类、血PCT检查:基本正常。

2. 呼吸道分泌物检查

（1）痰呼吸道病毒免疫荧光检测(呼吸道合胞病毒、腺病毒、流行性感冒病毒、副流感病毒):呼吸道合胞病毒阳性。

（2）痰沙眼衣原体核酸检测和肺炎支原体核酸检测:均阴性。

（3）痰细菌培养:正常菌群生长。

3. 便常规和尿常规　正常。

4. 心电图　正常。

四、诊断思路

(一)喘息的定性诊断

患儿系婴儿,急性起病,咳嗽后出现喘息,且有鼻塞、流涕等上呼吸道感染表现,否认吸入和呛咳病史,既往无咳嗽喘息史,查体有气促、三凹征,肺部可闻及哮鸣音,结合呼吸道病原体检测结果,考虑呼吸道感染引起喘息(图6-7)。

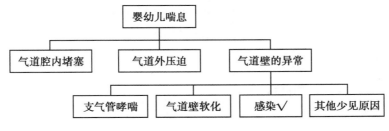

图 6-7　婴幼儿喘息的诊断流程

（二）呼吸道感染部位的诊断

患儿有咳嗽喘息,为第一次发作,查体呼气相延长,可闻及广泛哮鸣音,存在下气道阻塞的表现,结合患儿年龄及发病特点,考虑存在毛细支气管炎。

（三）呼吸道感染的病原学诊断

根据病史特点、实验室及辅助检查结果进行诊断（图 6-8）。

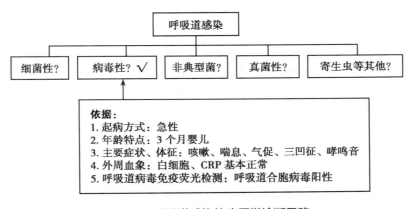

图 6-8　呼吸道感染的病原学诊断思路

（四）呼吸道感染的并发症诊断

结合症状、体征（有气促、三凹征）,大气吸入下 SPO_2 90%,动脉血气分析、电解质检查结果（$PaO_2 < 60mmHg$ 和 $PaCO_2 < 50mmHg$）,诊断 I 型呼吸衰竭。

五、鉴别诊断

（一）与其他气道炎症性疾病鉴别

1. 支气管哮喘　患儿有咳嗽气喘,双肺呼气相延长,闻及广泛哮鸣音,须警惕支气管哮喘,但患儿为 3 月龄婴儿,既往无反复咳喘史,无湿疹史等过敏体质表现,无过敏性疾病家族史,目前不考虑该诊断,但需密切随诊有无咳喘反复发作。

2. 原发综合征　本病有时表现为发作性喘息,可闻及哮鸣音,但该患儿已接种卡介苗,否认结核接触史,无低热、盗汗、体重减轻等感染中毒症状,目前不考虑该诊断,必要时可行 PPD 试验、胸部影像学等检查以鉴别。

（二）与气道结构异常性疾病鉴别

先天性气管支气管畸形、肺部血管畸形或纵隔肿块压迫导致气道狭窄等均可引起喘息,但该患儿咳喘病程较短,以呼吸道感染表现起病,无上述疾病相关病史和体征,目前不考虑该诊断,必要时可行胸部 CT 和气道重建等检查以鉴别诊断。

六、最终诊断

1. 毛细支气管炎(呼吸道合胞病毒)。
2. Ⅰ型呼吸衰竭。

七、治疗方案

(一) 一般支持治疗

1. 氧疗　给予鼻导管吸氧,使血氧饱和度保持在 94% 以上。

2. 气道管理　保持呼吸道通畅,加强吸痰处理,及时清除鼻腔和气道分泌物。

3. 维持液体平衡　保证足够碳水化合物供应,维持水、电解质、酸碱平衡,对于口服不能维持液体平衡的患儿应给予鼻饲喂养或静脉输液。

(二) 抗感染治疗

不推荐常规应用抗病毒药物;不应使用抗菌药物,除非高度怀疑或已经合并细菌感染。

(三) 控制喘息

不推荐常规应用全身型糖皮质激素;可选用雾化吸入糖皮质激素治疗,试用支气管舒张剂雾化吸入治疗,尤其是有过敏性疾病(如哮喘、过敏性鼻炎等)家族史时。住院患儿在严密监测下,可试用 3% 高渗盐水雾化吸入,但应注意吸痰、保持气道通畅,使用过程中若患儿咳喘加重需立即停用。

八、注意事项

1. 注意有无严重毛细支气管炎的高危因素,包括年龄<12 周、有早产史、既往有喘息史、有明显血流动力学改变的先天性心脏病、免疫缺陷、慢性肺疾病(支气管肺发育不良)、先天性发育异常等。病史采集及体格检查过程中应详细评估。

2. 注意评估患儿病情,体格检查时应关注患儿精神状态,评估有无烦躁不安、易激惹、嗜睡、昏迷,有无喂养量下降或拒食,有无呼吸频率增快,有无三凹征,有无鼻翼扇动或呻吟以及血氧饱和度等情况。

3. 主要依据病史和体格检查诊断毛细支气管炎,一般不需常规采用 X 线检查。治疗以维持氧饱和度、保持呼吸道通畅及维持水、电解质平衡为主,不推荐常规使用抗病毒药物、肾上腺素及全身型糖皮质激素。

4. 鼓励母乳喂养至少 6 个月,以减少婴幼儿呼吸道感染的发生;护理人员须注意手卫生。若有条件,推荐患有显著血流动力学改变的先天性心脏病及慢性肺疾病等基础疾病的早产儿在 1 岁内使用帕丽珠单克隆抗体。

(张园园　求伟玲)

病例四　反复咳嗽喘息2年

一、主要病史

患儿，男，7岁6个月，因"反复咳嗽喘息2年，再发4天，加重1天"入院。患儿2年前在"感冒"后出现咳嗽喘息发作，表现为阵发性干咳，夜间及清晨为主，伴有喘息，运动后加重，每年发作4~5次，均予以"布地奈德+异丙托溴铵+沙丁胺醇"雾化及静脉滴注抗菌药物治疗后好转，但平时长期不规范用药。4天前无明显诱因咳喘症状再次发作，症状同前，自行口服"氨溴特罗口服液"治疗，未见好转。1天前咳嗽喘息加重，伴明显气促，同时有低热，体温最高38℃，伴有鼻塞、流涕，无寒战、抽搐，无发绀，为进一步诊治收治入院。病程中患儿精神稍软，胃纳可，睡眠可，二便正常，体重无明显减轻。否认异物呛咳史及结核接触史。患儿系 G_1P_1 足月剖宫产，出生体重3 200g，否认出生窒息史。否认食物、药物过敏史，有湿疹史。卡介苗已接种，其他均按卡接种。母亲有过敏性鼻炎史。

二、体格检查

体温36.8℃，脉搏124次/min，呼吸40次/min，血压104/67mmHg，大气吸入下 SPO_2 88%。神志清，精神软，呼吸促，可见明显三凹征，咽充血，两肺呼吸音粗，呼气相延长，可闻及明显哮鸣音，心律齐，未闻及明显杂音，腹软，肝脾肋下未触及，神经系统检查未见阳性体征。

三、实验室和辅助检查

1. 血液检查

（1）血常规和C反应蛋白：白细胞 8.0×10^9/L，中性粒细胞62.8%，淋巴细胞28.6%，嗜酸性粒细胞6.8%，血红蛋白144g/L，血小板 220×10^9/L，C反应蛋白<1mg/L。

（2）血气分析+电解质（鼻导管吸氧下）：pH 7.402，$PaCO_2$ 40.9mmHg，PaO_2 85.0mmHg，血钾4.1mmol/L，血钠135mmol/L，碳酸氢根24.9mmol/L。

（3）血PCT、生化五类检查：基本正常。

（4）血变应原+免疫球蛋白测定：屋尘螨/粉尘螨56.81U/L，IgG 11.84g/L，IgA 1.11g/L，IgM 1.31g/L，IgE 216U/mL。

2. 呼吸道分泌物检查

（1）咽拭子呼吸道病毒免疫荧光检测（呼吸道合胞病毒、腺病毒、流行性感冒病毒、副流感病毒）：阴性。

（2）咽拭子肺炎支原体核酸检测：阴性。

（3）咽拭子细菌培养：正常菌群生长。

3. 便常规和尿常规　正常。

4. 肺功能检查　轻度阻塞性通气功能障碍，支气管舒张试验阳性。

5. 影像学检查　胸部X线检查示两肺纹理增浓、模糊，未见明显斑片影，心影未见明显增大，两膈光整，肋膈角锐利（图6-9）。

四、诊断思路

（一）喘息的定性诊断

患儿呈反复咳嗽喘息过程,咳嗽为阵发性干咳,伴喘息,运动后加重,予以平喘雾化治疗好转,结合其湿疹史、母亲过敏性鼻炎史,变应原检测尘螨过敏,肺功能检测提示支气管舒张试验阳性,临床考虑喘息原因为支气管哮喘（图 6-10）。

（二）支气管哮喘的分期和病情评估

支气管哮喘的分期和病情评估见图 6-11。

（三）支气管哮喘的诱发因素和并存症的评价

诱发哮喘的常见危险因素:①吸入变应原,包括尘螨、动物皮屑、花粉等;②食入变应原,包括牛奶、鱼、鸡蛋等;③呼吸道感染,尤

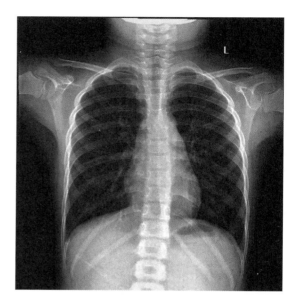

图 6-9　胸部 X 线检查

其是病毒及肺炎支原体感染;④强烈情绪变化;⑤运动和过度通气;⑥冷空气;⑦药物,如阿司匹林等。该患儿本次哮喘急性发作前伴有发热、咳嗽等呼吸道感染表现,为其急性发作的诱发因素。根据临床表现与胸部 X 线检查结果,诊断为急性支气管炎。

支气管哮喘常合并变应性鼻炎或鼻窦病变、GER、肥胖等,但患儿目前无明显相关并存症的表现,若经治疗效果不佳,须进一步排查并存症情况。

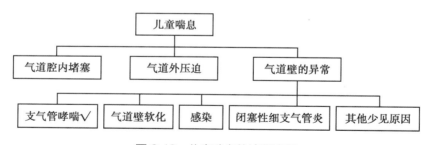

图 6-10　儿童喘息的诊断流程

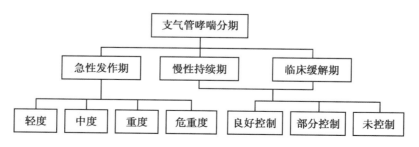

图 6-11　儿童支气管哮喘的分期和病情评估

（四）支气管哮喘诊断框架及步骤

支气管哮喘诊断框架及步骤见图 6-12。

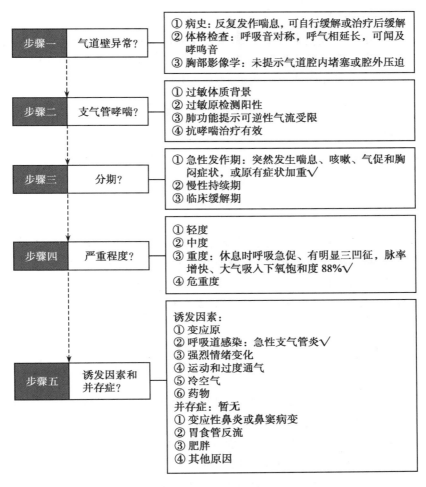

图 6-12　儿童支气管哮喘诊断框架及步骤

五、鉴别诊断

（一）与气道腔内堵塞相关疾病鉴别

1. 支气管内膜结核　支气管内膜结核可压迫气道,出现咳嗽、喘息表现,但该病多有结核接触史,有低热、盗汗、乏力、体重减轻等感染中毒症状。本例患儿咳喘反复发作,已接种卡介苗,否认结核接触史,无结核中毒症状,胸部 X 线检查未提示结核病灶,目前不支持该诊断,必要时可行 PPD 试验等鉴别。

2. 支气管异物　常见于幼儿,多有异物吸入或呛咳史,异物停留于气道可致局部管腔狭窄,出现咳嗽、喘息症状,肺部听诊呼吸音可不对称。本例患儿为学龄期儿童,否认异物呛咳史,咳嗽气喘反复发作,且抗哮喘治疗有效,目前不支持该诊断。

（二）与其他气道壁异常相关疾病鉴别

其他气道壁异常,如闭塞性细支气管炎,多在重症腺病毒肺炎、麻疹病毒肺炎或肺炎支原体肺炎后发生,可表现为气促、喘息和咳嗽,运动耐受性差,肺部湿啰音可持续存在,严重者症状持续,抗哮喘治疗效果欠佳。该患儿既往无重症肺炎病史,每次咳喘发作予雾化治疗均能明显好转,目前不支持该诊断。

(三) 与胃食管反流鉴别

胃食管反流时,由于反流物刺激食管黏膜感受器反射性地引起支气管痉挛或通过微量吸入而引起喘息,消化道外症状有慢性咳嗽、反复喘息等,但多有反酸、胸痛、呕吐、进食困难等症状,抗哮喘治疗无效。该患儿无明显消化道症状,平喘治疗有效,目前不支持该诊断,必要时可行 24 小时食管 pH 监测鉴别。

六、最终诊断

1. 支气管哮喘,急性发作(重度)。
2. 急性支气管炎。

七、治疗方案

根据中华医学会儿科学分会呼吸学组制订的《儿童支气管哮喘诊断和防治指南》(2016版)、《儿童支气管哮喘规范化诊治建议》(2020 年版)制订治疗方案。

(一) 急性发作期的治疗

1. 氧疗　有低氧血症者需氧疗,给予持续低流量鼻导管吸氧,维持血氧饱和度>94%,必要时机械通气。

2. 吸入 β_2 受体激动剂　吸入型速效 β_2 受体激动剂(SABA)是儿童哮喘急性发作的首选药物,予以沙丁胺醇每次 5mg,第 1 小时每 20~30 分钟 1 次,连用 3 次,以后根据病情每 1~4 小时可重复吸入。

3. 吸入短效抗胆碱能药物　为急性发作时联合治疗药物。与 SABA 联用可增强支气管舒张效应,予以异丙托溴铵每次 500μg,与沙丁胺醇联用。

4. 糖皮质激素　全身型糖皮质激素是哮喘重度发作的一线治疗药物,根据病情选择口服或静脉途径给药。早期应用大剂量吸入型糖皮质激素有助于急性发作的控制,可短期应用,但病情严重时不能替代全身型糖皮质激素治疗。该患儿哮喘急性重度发作,予以甲泼尼龙每次1mg/kg,每 8 小时 1 次静脉滴注,布地奈德每次 1mg,每 8 小时 1 次,与异丙托溴铵和沙丁胺醇联合雾化吸入。

(二) 抗感染治疗

患儿本次哮喘急性发作有呼吸道感染诱因,考虑存在急性支气管炎,但病毒性感染可能性大,故不使用抗菌药物。

(三) 哮喘长期控制治疗

1. 药物治疗　≥6 岁儿童哮喘长期治疗方案分为 5 级,通过对儿童哮喘症状控制水平及急性发作次数和严重度进行综合评估。该患儿出院后予以沙美特罗氟替卡松吸入剂50μg/100μg,每次 1 吸,每日 2 次。

2. 尽量避免接触变应原　患儿对尘螨过敏,建议清洗暴晒被褥,清洁空调、沙发、床垫等。

3. 随访　出院 1 个月门诊随访,复查肺功能,根据病情调整治疗方案。

八、注意事项

1. 咳嗽、喘息是儿童常见的呼吸道症状,在做出儿童哮喘的诊断之前,须排除其他可能引起反复咳嗽、喘息的疾病。

2. 在儿童哮喘的诊断过程中,要注意共存疾病的识别,如过敏性鼻炎、鼻窦炎,部分难治性哮喘可能合并有原发性纤毛运动障碍、囊性纤维化等。

3. 要遵循哮喘的治疗原则,哮喘治疗应尽早开始,并坚持长期、持续、规范、个体化治疗。早期诊断、规范化管理和早期干预是提高儿童哮喘控制水平和改善预后的重要手段。

（张园园　求伟玲）

病例五　发热咳嗽 3 天,声嘶伴呼吸困难半天

一、主要病史

患儿,女,7 个月 22 天,因"发热咳嗽 3 天,声嘶伴呼吸困难半天"入院。患儿 3 天前接触发热家长后出现发热,体温最高 39.5℃,口服退热药后降至 38℃左右,4~6 小时体温复升,伴有少许干咳,呈阵发性(2~3 声咳),无寒战、抽搐,无呕吐、腹泻,无皮疹,家长自行在家对症处理。半天前患儿出现声嘶,伴有气促,同时咳嗽较前频繁,呈犬吠样,就诊于我院,诊断"急性喉炎",予以"喉炎雾化"及"甲泼尼龙"静脉滴注后收住入院。病程中患儿精神稍软,胃纳欠佳,睡眠欠安,大小便正常,体重无明显增减。否认奶汁吸入和异物呛咳史,否认结核接触史。患儿系 G_1P_1 足月顺产,出生体重 3 450g,否认出生窒息史。否认食物、药物过敏史,否认湿疹史。卡介苗已接种,其他均按卡接种。近期家人陆续有发热病史。

二、体格检查

体温 37.8℃,脉搏 132 次/min,呼吸 46 次/min,大气吸入下 SPO_2 90%。神志清,精神稍软,呼吸稍费力,吸气时可见轻度三凹征,两肺呼吸音粗,可闻及喉鸣音及痰鸣音,心律齐,心音有力,未闻及明显杂音,腹软,肝脾肋下未触及肿大,神经系统检查无阳性体征,全身未见皮疹。

三、实验室和辅助检查

1. 血液检查

（1）血常规和 C 反应蛋白:白细胞 5.3×10^9/L,中性粒细胞 16.3%,淋巴细胞 74.4%,血红蛋白 123g/L,血小板 316×10^9/L,C 反应蛋白 2.73mg/L。

（2）动脉血气分析(鼻导管吸氧下):pH 7.357,PaO_2 92.6mmHg,$PaCO_2$ 43.0mmHg,钾 4.7mmol/L,钠 142mmol/L,碳酸氢根 23.5mmol/L。

（3）血生化五类、血 PCT 基本正常。

2. 呼吸道分泌物检查

（1）痰呼吸道病毒免疫荧光检测(呼吸道合胞病毒、腺病毒、流行性感冒病毒、副流感病毒):阴性。

（2）痰细菌培养、沙眼衣原体核酸检测、肺炎支原体核酸检测：均阴性。

（3）鼻咽分泌物新型冠状病毒核酸检测：阳性。

3. 便常规和尿常规　正常。

4. 影像学检查　胸部 X 线检查示两肺纹理增多，未见明显斑片影，心影未见明显增大，两膈光整，肋膈角锐利（图 6-13）。

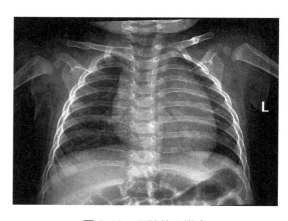

图 6-13　两肺纹理增多

四、诊断思路

（一）呼吸道感染的诊断

患儿系婴幼儿，急性起病，以发热咳嗽、声嘶伴气促为主要症状，查体有三凹征，可闻及喉鸣音及痰鸣音，首先考虑呼吸道感染。

（二）呼吸道感染部位的诊断

患儿有声嘶、气促，有吸气性呼吸困难表现，考虑感染累及喉部，肺部听诊有喉鸣音及痰鸣音，胸部 X 线检查提示两肺纹理增多，考虑感染同时累及气管、支气管。

（三）呼吸道感染的病原学诊断

根据病史特点、实验室和辅助检查结果进行诊断（图 6-14）。

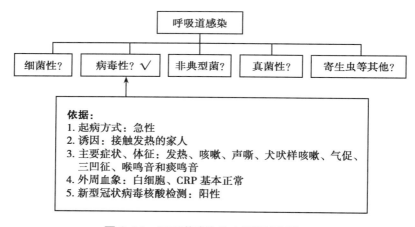

图 6-14　呼吸道感染的病原学诊断流程

（四）呼吸道感染的并发症诊断

患儿有咳嗽、声嘶、犬吠样咳，精神稍软，SPO_2 90%，安静情况下呼吸费力，有三凹征，可闻及喉鸣音，但无烦躁不安等，根据喉梗阻分度，考虑存在Ⅱ度喉梗阻。

五、鉴别诊断

（一）与新型冠状病毒肺炎鉴别

在新型冠状病毒感染的基础上，如肺部出现符合肺炎的新发影像学异常可诊断为新型冠状病毒肺炎。本例患儿有发热、咳嗽、气促，新冠病毒核酸阳性，须警惕新型冠状病毒肺炎，但患儿胸部 X 线检查提示两肺纹理增多,目前不支持该诊断,需观察病情变化及治疗疗效,必要时行胸部 CT 检查助诊。

(二) 与急性会厌炎鉴别

急性会厌炎进展迅速,可突然出现休克或窒息,突发起病有喉梗阻表现的患儿须警惕该病,但该病常见于年龄较大儿童,流感嗜血杆菌 B 型为常见致病菌,患儿声音多不嘶哑,可有颈后仰表现,本例患儿虽有喉梗阻表现,但无急性会厌炎体征,且病原学检查不支持该诊断,必要时可行喉部 X 线或喉镜等检查助诊。

(三) 与喉气管支气管异物鉴别

喉气管支气管异物多发生于学龄期儿童和幼儿,为儿科急症,可造成小儿突然窒息死亡。本例患儿急性起病,有声嘶、犬吠样咳嗽及气促等表现,须注意鉴别。本例患儿为较小的婴儿,否认异物呛咳史,且发病前有发热等感染表现,目前不支持该诊断,必要时可行喉镜检查助诊。

六、最终诊断

1. 急性喉气管支气管炎(新型冠状病毒)。

2. Ⅱ度喉梗阻。

七、治疗方案

(一) 一般治疗

1. 隔离　按呼吸道传染病要求隔离治疗,注意防护,避免交叉感染。

2. 氧疗　对高危人群进行生命体征监测,有低氧血症者给予氧疗,以维持正常的血氧饱和度,患儿大气吸入下 SPO_2 90% 伴呼吸费力,予以鼻导管吸氧。

3. 其他　高热时可进行物理降温,同时给予药物降温,如口服对乙酰氨基酚或布洛芬。补液,维持水、电解质平衡。尽量避免患儿烦躁和哭闹。

(二) 抗炎,减轻喉梗阻

1. 糖皮质激素　可口服地塞米松 0.16~0.6mg/kg,最大剂量为 16mg,或泼尼松龙 1mg/kg 口服抗炎治疗。

2. 雾化吸入　予以布地奈德混悬液 2mg 雾化吸入,促进黏膜水肿消退。

(三) 抗感染治疗

新型冠状病毒感染目前在婴幼儿无特效抗病毒药物,若继发细菌感染,可适当给予抗菌药物。

(四) 气道管理

关注病情变化,若症状不改善或有严重缺氧征象,予以气管插管和呼吸机辅助通气治疗,必要时行气管切开。

八、注意事项

1. 新型冠状病毒感染属传染病,注意家庭或集体聚集发病等流行病史,需隔离及防护,避免交叉感染。

2. 须注意评估有无儿童新冠病毒感染重症和危重症的高危因素:早产儿、新生儿;年龄小于 3 岁未接种疫苗的幼儿;有先天性心脏病、慢性支气管肺疾病等基础疾病者;免疫抑制人群,如原发免疫缺陷、肿瘤放化疗、激素或免疫抑制剂使用者等;肥胖或者营养不良者。

3. 对急性喉气管支气管炎患儿,在病史问诊及查体中要评估病情严重程度,有无喉梗阻表现,若有Ⅱ度及以上喉梗阻,需积极处理,以防出现窒息或休克。

4. 采用糖皮质激素及雾化等治疗后要评估疗效,若症状不改善或喉梗阻加重至Ⅲ度以上,需给予呼吸支持,如气管插管、气管切开。

（张园园　求伟玲）

第七章

心血管系统疾病

病例一　婴儿心脏杂音伴气急

一、主要病史

患儿,男,6个月。以"发现心脏杂音5个月,吃奶费力伴气急2个月"入院。患儿出生后1个月于当地诊所查体时发现心脏杂音,未予特殊处理,嘱其随访观察。2个月前患儿出现吃奶费力,吃奶时停顿,伴有呼吸增快,出汗多。近2个月来情况逐渐加重,奶量完成差,体重几乎无增长,而且哭闹时口唇发绀,遂来我院就诊。患儿出生后无发热,无咳嗽咳痰,吃奶后偶伴呕吐,无腹胀、腹泻,尿量尚可。

患儿系 G_3P_3,孕 38^{+5} 周顺产,出生体重 3 750g,否认出生时窒息缺氧病史。出生后人工喂养,无异物呛入史及其他病史。父亲35岁,自由职业,母亲35岁,无业,有一哥哥17岁,姐姐15岁,均体健。否认父母近亲结婚,否认家族性遗传病、代谢疾病等病史。

二、体格检查

体温36.6℃,脉搏140次/min,呼吸45次/min,血压78/45mmHg,右上肢经皮氧饱和度95%,体重6kg。神志清,精神反应一般,面色、口周较苍白,安静状态下无明显发绀,哭吵时可见口唇发绀,无杵状指(趾);全身无皮疹,眼睑及双下肢无水肿;前囟平软;气较促,三凹征(+),双肺呼吸音粗,未闻及啰音;心前区饱满,心率140次/min,心律齐,心音有力,胸骨左缘第3、4肋间可闻及Ⅲ/Ⅵ级收缩期杂音,向四周传导,P_2亢进;腹部平软,肝脏肋下2cm,质地软,脾肋下未触及;四肢肌张力可,四肢动脉搏动对称有力。

三、实验室和辅助检查

1. 血液检查

(1)血常规和C反应蛋白:白细胞 8.3×10^9/L,中性粒细胞34.9%,淋巴细胞54.1%,血红蛋白104g/L,C反应蛋白<0.5mg/L。

(2)血气分析:pH 7.368,PaO_2 67.6mmHg,$PaCO_2$ 48.7mmHg,碳酸氢根32.5mmol/L,碱剩余6.8,乳酸0.6mmol/L。

2. 辅助检查

(1)胸部X线检查:两肺充血,未见明显渗出影;心影增大,心胸比例约0.71,全心增大,肺动脉段凸出,主动脉结不大(图7-1)。

(2)心电图:窦性心律;左心房增大,左、右心室增大;ST-T改变,心肌劳损(图7-2)。

(3)超声心动图:左心房、左心室增大,室间隔于膜周部回声失落11mm,探及左向右分流,

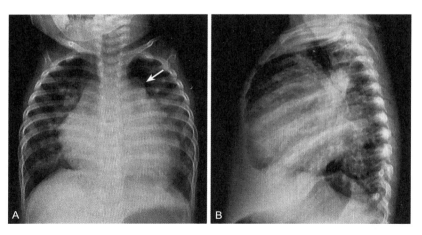

图 7-1　胸部 X 线检查
A.胸部正位片;B.胸部侧位片,箭头所指为肺动脉段凸出。

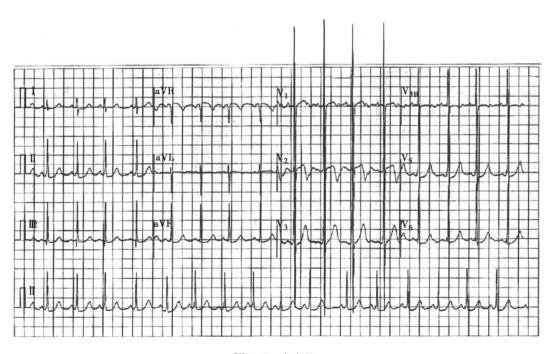

图 7-2　心电图
Ⅱ导联 P 波增宽,提示左心房增大;V₁ 导联呈 RS 型,R≈4mV,S≈3.8mV,V₅ 导联 R≈3.5mV,V₃ 导联呈
RS 型,R+S≈7mV,提示左、右心室增大;V₅、V₆ 导联 ST 段压低,V₁、V₃ᵣ 导联 T 波双向,提示心肌劳损。

收缩期跨隔压差 19mmHg,肺动脉内径增宽,二尖瓣轻度反流、三尖瓣轻度反流。结论为:室间
隔缺损(膜周部),二、三尖瓣反流,肺动脉高压(图 7-3)。

四、诊断思路

(一)先天性心脏病的诊断

患儿首先表现为心脏杂音,可从心脏杂音的性质进行鉴别。查体发现胸骨左缘第 3、4 肋

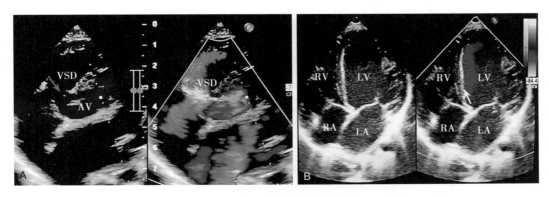

图 7-3 超声心动图

A. 大动脉短轴切面,箭头所指为室间隔缺损及缺损处左向右分流(红色血流);B. 四腔心切面,可见左心房、左心室增大,二尖瓣关闭时可见轻微反流(蓝色血流)。

VSD:室间隔缺损;AV:主动脉瓣;LA:左心房;LV:左心室;RA:右心房;RV:右心室。

间Ⅲ/Ⅵ级收缩期杂音,伴有 P_2 亢进;2 个月前出现喂养困难,伴呼吸急促、多汗,体重不增;再结合胸部 X 线检查、心电图均有异常,考虑心脏杂音不是单纯的生理性杂音,而是器质性心脏病导致的病理性杂音。患儿出生后 1 个月查体即发现了心脏杂音,出生后无其他疾病史,考虑为先天性心脏病(图 7-4)。

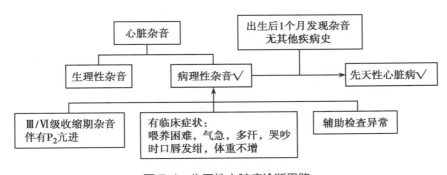

图 7-4 先天性心脏病诊断思路

(二) 先天性心脏病的类型诊断

根据临床症状、心脏体征和辅助检查结果进行诊断(图 7-5)。本患儿诊断为室间隔缺损。

五、鉴别诊断

(一) 与其他先天性心脏病的鉴别

1. 房间隔缺损 该病为常见的左向右分流型先心病,可导致心功能不全、肺动脉高压、潜在发绀等临床表现,与室间隔缺损相似。但房间隔缺损的临床症状出现较晚,婴儿期出现明显症状的情况少见。房间隔缺损的血流动力学变化是心室舒张期房间隔水平发生左向右分流,使得右心容量负荷增加,右心房、右心室增大,左心不大;由于左、右心房之间压力阶差很低,故房间隔缺损分流处不产生心脏杂音,仅在胸骨左缘 2~3 肋间闻及肺动脉瓣相对性狭窄性的柔和的收缩期杂音,伴有 P_2 固定分裂。心脏大小的变化及心脏听诊均与该患儿不符合。结合超

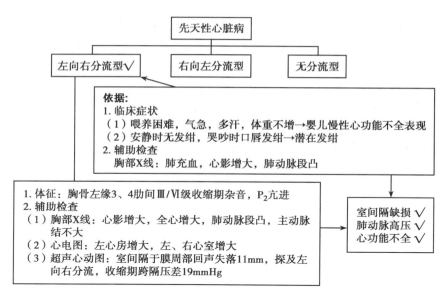

图 7-5　先天性心脏病类型诊断

声心动图结果,不支持房间隔缺损的诊断。

2. 动脉导管未闭　该病为常见的左向右分流型先心病,与室间隔缺损相似,如分流量较大,也可较早发生心功能不全、肺动脉高压等。动脉导管未闭的血流动力学变化是在动脉导管水平发生收缩期至舒张期的连续性左向右分流,致肺血流增多、左心房和左心室增大,当发生严重肺动脉高压时,再出现右心室肥大,此时左心增大反而不明显;当病情进展到晚期发生右向左分流时,可导致上、下肢差异性发绀,而非全身性发绀;听诊时,通常在胸骨左缘第 2 肋间闻及隆隆样(或机器样)连续性杂音。对于分流量较大的动脉导管未闭,胸部 X 线检查的改变除了肺充血、肺动脉段凸出、心影增大以外,还可见主动脉结增宽。因此,从心脏大小的变化规律、心脏听诊结果及胸部 X 线检查改变看,与该患儿不完全符合。结合超声心动图结果,不支持动脉导管未闭的诊断。

3. 法洛四联症　该病为常见的右向左分流型先心病,主要临床症状为发绀,几乎不发生心功能不全和肺动脉高压,胸部 X 线检查示肺血流减少、肺动脉段凹陷、右心室肥大,与该患儿的情况明显不符合,超声心动图可进一步明确。

(二) 与其他系统疾病的鉴别

患儿 2 个月前开始出现吃奶费力,吃奶时停顿,伴有呼吸增快,并逐渐加重,哭闹时可见口唇发绀,除心脏疾病外,还需排除呼吸系统的问题。但患儿出生后无发热、咳嗽、咳痰等呼吸道疾病常见症状,查体双肺未闻及明显干、湿啰音,胸部 X 线检查主要为肺充血表现,未见明显渗出、肺不张等改变,故呼吸系统疾病依据不足。

六、最终诊断

1. 室间隔缺损(膜周部,大型)。
2. 肺动脉高压。
3. 心功能不全。

七、治疗方案

(一) 一般治疗

1. 监测生命体征　监测心率、呼吸、尿量等,记录每日出入液量。

2. 限制入液量　每天总入液量不超过 100~120mL/kg。

3. 喂养方式指导　少量多次喂奶,及时拍嗝、避免呛奶,如患儿自主喂养无法完成,可予鼻饲奶喂养。

(二) 改善心功能治疗

患儿目前有心功能不全的表现,给予改善心功能药物治疗,维持患儿一般情况稳定,增加围手术期安全性。

1. 正性肌力治疗　予洋地黄类药物增强心脏收缩力,去乙酰毛花苷静脉注射或地高辛口服。患儿为慢性心功能不全,可予慢饱和方案给药(去乙酰毛花苷每次 0.002 5mg/kg,每 12 小时一次,缓慢静脉注射;或地高辛每次 0.003~0.004mg/kg,每 12 小时一次,口服)。

2. 减轻心脏负荷治疗　予利尿剂,呋塞米和螺内酯口服(均为每次 0.5~1mg/kg,每 12 小时一次)。如患儿心功能不全症状无改善,呋塞米可改为静脉注射(每次 0.5~1mg/kg,每 12 小时一次)。

(三) 外科手术治疗

1. 手术指征　患儿为大型室间隔缺损,已导致肺动脉高压,临床上有明显心功能不全表现,手术干预指征明确。患儿仅 6 个月大,安静时无发绀,胸部 X 线检查、心电图及超声心动图综合显示室间隔缺损处为左向右分流,左心房、左心室增大为主,肺充血,故目前肺动脉高压考虑为动力型,非阻力型,符合手术适应证。

2. 手术方式　患儿为 6 月龄婴儿,仅 6kg,无法行介入治疗,只能行外科手术治疗室间隔缺损。

3. 手术方法　全麻、体外循环下行室间隔缺损修补术,术中用自体心包补片修补缺损。

八、注意事项

1. 应用洋地黄类药物期间须注意有无不良反应,常见的有恶心、呕吐、新出现的心律失常(室性期前收缩最常见)。用药 5~7 天后须查血药浓度(正常浓度范围为 0.8~2.0ng/mL),并根据浓度调整药物剂量,避免洋地黄中毒。

2. 利尿剂可导致电解质紊乱,尤其是低钾血症,应用时须注意监测血电解质,如有紊乱应及时纠正。

3. 患儿为大型室间隔缺损,左向右分流量大,肺血流明显增多,发生呼吸道感染的概率高,且一旦发生,治疗时间长,心功能状况会进一步恶化,影响手术治疗的时机。因此需避免患儿发生感染,在经短期药物治疗改善患儿症状、患儿一般情况稳定后,尽早予手术治疗。目前室间隔缺损的外科治疗技术已达到无年龄和体重限制。

4. 中、小型膜周部室间隔或肌部缺损,如无明显症状,且缺损的位置和形态适合介入治疗时,可随访观察,至 2 岁后仍未自然愈合可择期行经导管堵闭法治疗。

(桂永浩　储　晨)

病例二　婴儿青紫2个月

一、主要病史

患儿，男，4个月。以"发现口唇青紫2个月，加重1个月"入院，患儿在2个月前被家长发现口唇轻度青紫，哭闹和喂奶后明显，因不伴有其他症状而未重视。近1个月家长发现患儿青紫程度有所加重，范围延及面颊、肢端和耳廓，哭闹后出现3次青紫加重同时伴有呼吸急促、烦躁不安的表现，持续2~3分钟缓解。遂来我院就诊。病程中患儿无发热、咳嗽、晕厥和抽搐等不适，奶量正常，生长发育与同龄儿童相仿。患儿系 G_1P_1，孕 38^{+3} 周顺产，出生体重3 600g，否认窒息缺氧病史。否认家族性遗传病、心脏病史。

二、体格检查

体温36.8℃，脉搏110次/min，呼吸30次/min，血压85/40mmHg，$TcSO_2$ 86%。身高64cm，体重6.8kg。神志清，精神可，口唇和手指甲床略青紫；呼吸平稳，无三凹征；咽部无充血，双肺未闻及明显干、湿啰音；心前区无隆起，剑突下隐约可见弥散性搏动；胸骨左缘可触及心脏抬举性搏动，胸骨左缘中上方可触及收缩期震颤；心音有力，心律齐，胸骨左缘2~4肋间可闻及Ⅳ级喷射性收缩期杂音，P_2 减弱；腹部平软，肝脾肋下未触及。躯干和四肢无水肿，四肢肌力和肌张力正常。外周血管征阴性。

三、实验室和辅助检查

1. 血液检查

（1）血常规：白细胞 $6.1 \times 10^9/L$，血红蛋白141g/L，血小板 $163 \times 10^9/L$，中性粒细胞27.4%，淋巴细胞59.1%。

（2）动脉血气分析：pH 7.39，PaO_2 46mmHg，氧饱和度83.5%，乳酸1.9mmol/L。

（3）肝肾功能、心肌酶谱和电解质：丙氨酸转氨酶21U/L、天冬氨酸转氨酶27U/L、肌酐20μmol/L、尿素1.5mmol/L、白蛋白43.9g/L、肌酸激酶225U/L、肌酸激酶同工酶40.2U/L、血钠140mmol/L、血钾4.5mmol/L、血钙2.7mmol/L、血氯107mmol/L、血糖6.2mmol/L。

（4）凝血功能：PT 12.4秒，国际标准化比值0.92，活化部分凝血活酶时间37.1秒，纤维蛋白原2.21g/L，纤维蛋白原降解产物4μg/mL，D-二聚体0.61mg/L。

（5）肌钙蛋白：17ng/L。

（6）N端-B型钠尿肽前体（NT-proBNP）：325.6pg/mL。

2. 粪、尿常规　正常。

3. 影像学检查

（1）胸部X线检查：心影增大，靴形心，双肺纹理减少伴透亮度增加（图7-6）。

（2）心电图：右心室肥大，电轴右偏。

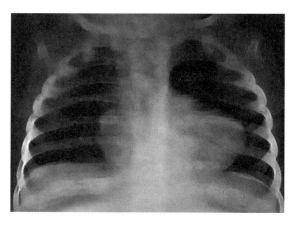

图7-6　胸部X线检查（前后位）

（3）超声心动图：右心增大，右室壁增厚，主动脉骑跨于室间隔上，右室流出道和肺动脉狭窄，室间隔水平右向左为主的双向分流，提示法洛四联症（图7-7）。

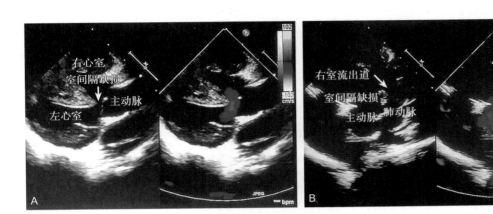

图7-7 超声心动图

A.蓝色血流代表室间隔水平右向左分流；B.彩色血流代表右室流出道和肺动脉狭窄导致的血流速度增快。

（4）心脏增强CT：提示法洛四联症，室间隔缺损内径12mm，右室流出道最窄处内径约4mm，主肺动脉和左右肺动脉内径分别为8mm、7mm和5mm。降主动脉横膈处内径8mm。纵隔内可见细小体肺侧支形成。

四、诊断思路

（一）青紫型先天性心脏病的诊断

患儿呈慢性病程，青紫分布全身，血氧饱和度降低，考虑中央性青紫。患儿呼吸节律、频率和呼吸运动度正常，胸部X线检查未见明显肺部病变，鼻导管吸氧不能提高血氧饱和度，可除外中枢神经系统抑制和肺部疾病。体格检查时可触及震颤，并闻及明显杂音，因此考虑青紫型先天性心脏病（图7-8）。

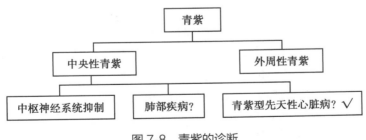

图7-8 青紫的诊断

（二）青紫型先天性心脏病的病种诊断

根据病史特点、体格检查和辅助检查结果进行诊断（图7-9）。本患儿诊断为法洛四联症。

（三）法洛四联症的并发症诊断

患儿在哭闹时有呼吸急促、青紫加重和烦躁不安表现，持续2~3分钟缓解，结合2~4个月为法洛四联症缺氧发作的高发年龄，故存在法洛四联症缺氧发作的并发症。

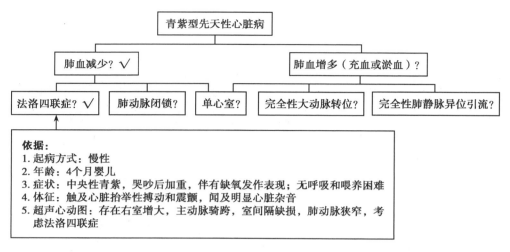

图 7-9　法洛四联症的诊断依据

五、鉴别诊断

与其他可能导致青紫的先天性心脏病鉴别。

1. 完全性大动脉转位　通常出生后即出现青紫,新生儿期就有充血性心衰表现,如呼吸和喂养困难。典型的胸部 X 线表现为肺血流增多,"蛋形"心。本例患儿出生后 2 个月才被注意到有口唇青紫表现,无心衰表现,胸部 X 线检查示肺血流减少,"靴形"心,结合超声心动图结果,可排除该病。

2. 肺动脉闭锁　通常出生后即出现青紫,且程度逐渐加重,严重者新生儿期就会出现心衰和循环衰竭。体格检查时通常不能触及心脏震颤和听到杂音。但胸部 X 线检查也可表现为肺血流减少和"靴形"心。本例患儿出现症状时间晚,青紫程度不重,无心衰表现,体格检查存在明显心脏杂音,结合超声心动图结果,可排除该病。

3. 肺静脉异位引流　通常出生后不久即出现青紫,合并房间交通限制或肺静脉回流梗阻患儿可出现充血性心衰表现,如呼吸和喂养困难。体格检查通常无杂音,胸部 X 线检查表现为肺淤血,"雪人"心。本例患儿无心衰表现,胸部 X 线检查示肺血流减少,"靴形"心,结合超声心动图结果,可排除该病。

4. 单心室　该病存在不同疾病类型,共同特点是只有一个功能心室,同时承担体循环和肺循环,单一心腔内为动静脉混合血液。通常出生后就有不同程度青紫,婴儿早期可能出现充血性心衰和生长发育迟缓。但若合并肺动脉狭窄,胸部 X 线检查和体格检查结果类似于法洛四联症。但该病发病率远低于法洛四联症,结合超声心动图结果,可排除该病。

5. 肺动脉瓣狭窄　重度肺动脉瓣狭窄同时合并心内水平右向左分流时也可出现青紫。通常在出生后就可出现不同程度青紫,且程度逐渐加重,严重者新生儿期会出现心衰和循环衰竭。症状、胸部 X 线检查结果和体格检查结果可类似于法洛四联症,结合超声心动图结果,可排除该病。

六、最终诊断

1. 法洛四联症。
2. 缺氧发作。

七、治疗方案

法洛四联症的治疗包括内科治疗和外科治疗。其中,外科治疗方案根据国家心血管病专家委员会先天性心脏病专业委员会 2020 年发表的《先天性心脏病外科治疗中国专家共识(十):法洛四联症》制订。

(一)内科治疗

该患儿无心衰表现,因此内科治疗主要针对缺氧发作来展开。

1. 缺氧发作的治疗 将患儿置于胸膝位,缺氧发作轻者即可缓解。重者应立即吸氧并建立静脉通道,同时皮下或静脉注射吗啡(每剂 0.1mg/kg),并用 10~20mL/kg 生理盐水扩容以增加右室充盈和肺血流量。若上述手段均无效,可静脉注射 β 受体阻滞剂(普萘洛尔或艾司洛尔均为每剂 0.1mg/kg)缓解右室流出道痉挛,或静脉注射去氧肾上腺素(每剂 0.05~0.2mg/kg)增加体循环阻力。对于存在严重酸中毒者,给予碳酸氢钠静脉注射。

2. 缺氧发作的预防 应避免和纠正缺氧发作的诱因,如感染、贫血,尽量使患儿保持安静。如无法及时手术纠治,可口服普萘洛尔 1~2mg/(kg·d),分 2~3 次,预防缺氧发作,服药期间需定期监测心率、心脏大小和收缩力。

(二)外科治疗

法洛四联症一旦确诊,均应考虑手术治疗。根据肺动脉发育程度选择一期或分期矫治的手术方案。一期矫治手术的基本条件是肺动脉发育能够承载接近全部的心排血量,肺动脉发育指标为 McGoon 比值(左右肺动脉直径之和除以降主动脉横膈水平直径)>1.2、肺动脉指数(Nakata 指数,即左右肺动脉的截面积之和除以体表面积)>150mm^2/m^2;不伴有影响手术过程的冠状动脉畸形(如冠脉起源异常并横跨右室流出道)。对于无明显症状的患者,满足一期矫治条件,出生后 6 个月至 1 岁可进行手术,但对于伴有缺氧症状的新生儿或较小的婴儿患者应及时手术。不满足一期矫治条件但患儿发绀严重,需进行体-肺动脉分流术(Blalock-Taussig 分流术)。

根据超声和 CT 结果,该患儿肺动脉发育可(McGoon 比值 =1.5,Nakata 指数 =167mm^2/m^2),因此应进行一期矫治手术。此外,患儿曾多次发生缺氧发作,因此建议其手术治疗,主要包括解除右心室流出道狭窄和修补室间隔缺损。

八、注意事项

1. 法洛四联症患儿的临床表现取决于肺动脉狭窄的严重程度。轻度肺动脉狭窄伴心室水平左向右分流,此时肺血流增多,患儿无发绀,也叫"粉红法四",但可能合并反复呼吸道感染和心功能不全。

2. 法洛四联症患儿除了可能发生缺氧发作,也可能有蹲踞现象。若未及时手术矫治还可能因为长期缺氧发生红细胞增多症、惊厥、凝血功能障碍、肺栓塞、脑脓肿、感染性心内膜炎等并发症。

(刘 芳 赵趣鸣)

病例三   婴儿纳差、烦躁1天

一、主要病史

患儿,男,6个月,以"纳差、烦躁1天"入院。患儿在1天前无明显诱因出现喂养困难和烦躁不安,无发热、咳嗽、抽搐、腹泻,因症状持续1天不缓解来我院就诊。病程中患儿奶量下降,睡眠欠佳,尿量减少。患儿生长发育与同龄儿童相仿,系 G_1P_1,孕 39^{+3} 周顺产,出生体重3 900g,否认窒息缺氧病史,否认特殊药物服用史。否认家族性遗传病、代谢病和心脏病史。

二、体格检查

体温36.8℃,脉搏220次/min,呼吸35次/min,血压95/50mmHg,$TcSO_2$ 97%。身高71cm,体重8.7kg。神志清,较烦躁,口唇稍苍白;呼吸平稳,无三凹征;咽充血,双肺未闻及明显干、湿啰音;心音有力,心律齐,220次/min,未闻及杂音;腹部平软,肝脾肋下未触及。躯干和四肢无水肿,四肢肌力和肌张力正常。

三、实验室和辅助检查

1. 血液检查

(1)血常规:白细胞 8.5×10^9/L,血红蛋白146g/L,血小板 201×10^9/L,中性粒细胞32.6%,淋巴细胞56.2%。

(2)动脉血气分析:pH 7.36,PaO_2 85mmHg,氧饱和度97.3%,乳酸3.5mmol/L。

(3)肝肾功能、心肌酶谱和电解质:丙氨酸转氨酶28U/L、天冬氨酸转氨酶32U/L、肌酐19μmol/L、尿素3.6mmol/L、白蛋白44.1g/L、肌酸激酶445U/L、肌酸激酶同工酶113.2U/L、血钠145mmol/L、血钾3.5mmol/L、血钙2.2mmol/L、血氯100mmol/L、血糖4.2mmol/L。

(4)甲状腺功能:T_4 110.96nmol/L,FT_4 12.32pmol/L,TSH 0.88mU/L,FT_3 5.74pmol/L。

(5)肌钙蛋白:25ng/L。

(6)N端-B型钠尿肽前体(NT-proBNP):217.3pg/mL。

2. 影像学检查

(1)胸部X线检查:心肺未见明显异常。

(2)超声心动图:心脏结构和收缩功能未见明显异常。

3. 心电图   复律前为窄QRS波心动过速,节律规整,心率260次/min,未见明确P波(图7-10)。复律后为窦性心律,PR间期缩短,QRS波前可见 δ 波,提示心室预激(图7-11)。

四、诊断思路

(一)室上性心动过速的诊断

患儿为急性病程,查体和心电图显示心率增快(260次/min),节律规整,呈窄QRS波心动过速。患儿心率显著快于该年龄段儿童安静状态心率范围(100~180次/min),心动过速频率固定,存在等电位线,心电图未看到明显P波和锯齿波,因此可排除窦性心动过速,房性心动过速和心房扑动的可能性也小。结合患儿年龄,高度考虑室上性心动过速。复律后心电图存在

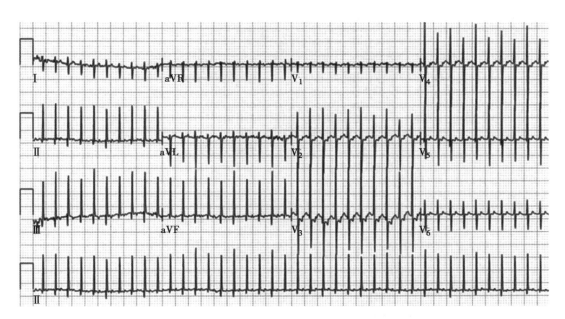

图 7-10　心动过速发作时的心电图

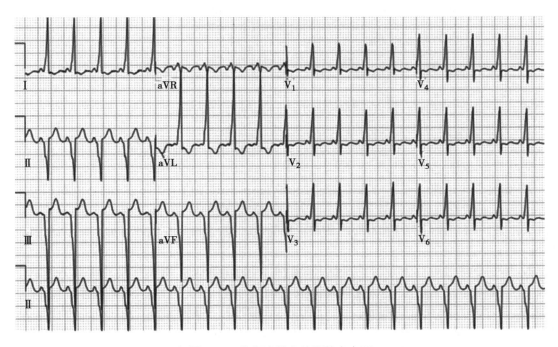

图 7-11　恢复窦性心律后的心电图

心室预激进一步明确了诊断(图 7-12)。

（二）室上性心动过速类型的诊断

根据心动过速发作和窦性心律时的心电图可明确诊断(图 7-13)。

（三）室上性心动过速的并发症诊断

若室上性心动过速持续 24 小时以上,有可能导致患儿心脏扩大、心功能不全。该患儿循

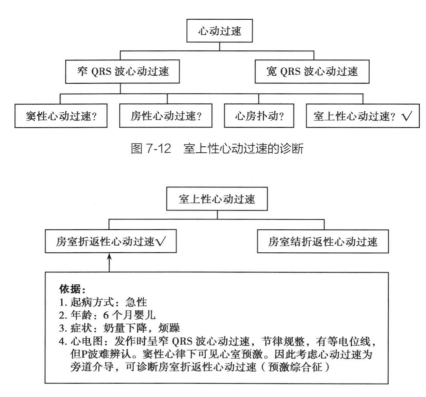

图 7-12　室上性心动过速的诊断

图 7-13　预激综合征的诊断

环稳定,超声心动图提示心脏大小和收缩功能正常,因此没有室上性心动过速的并发症。

五、鉴别诊断

应与其他心动过速鉴别。

1. 窦性心动过速　心率通常不超过 220 次/min,且频率会有上下波动,心电图可见明显窦性 P 波。一般存在继发因素,如发热、低容量、低氧、肺部疾病、休克、心衰和甲亢等。本例患儿无上述诱因,心率显著增快,心电图未看到明显 P 波,复律后心电图可见心室预激,可排除该病。

2. 房性心动过速　通常可见房性(非窦性)P 波,但在没有明显 P 波的情况下与室上性心动过速较难鉴别。房性心动过速的 P 波有时可以不下传心室,出现 P 波多于 QRS 波的现象,有助于诊断。当心房心室 1∶1 下传时,静脉推注三磷酸腺苷(adenosine triphosphate, ATP)阻断房室结,出现 P 波多于 QRS 波,但不能终止心动过速,这有助于与室上性心动过速鉴别。本例患儿静脉推注 ATP 可终止心动过速,复律后心电图可见心室预激,可排除该病。

3. 心房扑动　通常可见锯齿波,且心房波多于心室波。但当锯齿波不明显时,通过静脉推注 ATP 也可与室上性心动过速鉴别。

4. 室性心动过速　通常呈宽 QRS 波心动过速,易导致循环不稳定,发生心功能不全,甚至心搏骤停。本例患儿呈窄 QRS 波心动过速,循环稳定,复律后心电图可见心室预激,可排除该病。

六、最终诊断

室上性心动过速（预激综合征）。

七、治疗方案

治疗包括急性期治疗、预防治疗和射频消融治疗。治疗方案参考欧洲心律学会等发布的《儿童心律失常药物与非药物治疗专家共识》（2013）和中华医学会心电生理和起搏分会小儿心律学工作委员会等发表的《中国儿童心律失常导管消融专家共识》（2017）。

（一）急性期治疗

1. 刺激迷走神经 包括冰袋敷面、胃管刺激咽喉。年长儿童可尝试改良 Valsalva 动作、压迫单侧眼球或按压单侧颈动脉窦。该患儿先选用冰袋敷面，心动过速频率有一过性降低，但很快再次上升。

2. 静脉推注三磷酸腺苷（ATP） 国外首选腺苷，国内多用 ATP 代替，用法相近。静脉弹丸式推注，起始剂量 0.1mg/kg，无效加倍直到 0.3mg/kg，首次不超过 6mg，最大不超过 12mg。该患儿首次 0.1mg/kg 静脉推注时心动过速终止，恢复窦性心律。

3. 若以上方法无效时，可选用以下药物

（1）钠通道阻滞剂：如普罗帕酮，静脉推注，每次剂量 1~2mg/kg，静脉推注 10 分钟以上。无效者可重复，总量不超过 6mg/kg。注意心功能不全者慎用。

（2）钾通道阻滞剂：如胺碘酮，静脉推注，负荷量 5mg/kg，缓慢静脉推注 30 分钟或以上。若心动过速不恢复或反复发作，可静脉维持使用，剂量 5~15μg/（kg·min）。无效者可重复负荷量，但每天总量不超过 15mg/kg。注意低血压患儿，尤其是新生儿，肝功能不全、房室传导阻滞患儿慎用。

（3）洋地黄类药物：如去乙酰毛花苷，在室上性心动过速急性期治疗中的地位有所下降，但在合并心功能不全时也可考虑使用。

（4）其他：β 受体阻滞剂（如艾司洛尔）和钙通道阻滞剂（如维拉帕米），前者在哮喘和心衰患者中慎用，后者禁用于 1 岁内儿童。

4. 同步直流电复律 在药物无效，且合并血流动力学障碍时选用。起始能量为 0.5~1J/kg，无效者可加大能量，一般不超过 3 次。

（二）预防治疗

较小婴儿室上性心动过速在诊断的前几个月容易反复发作，且不易被发现，因此需要口服药物维持治疗至 1 岁左右。多选用 β 受体阻滞剂口服，该患儿选用美托洛尔，剂量为每日 1~2mg/kg，分 2~3 次口服。其他可选用的药物包括心律平、胺碘酮、索他洛尔。需要注意的是地高辛禁用于预激综合征患儿。

（三）射频消融治疗

患儿存在以下情况时可考虑射频消融治疗。

1. 反复或持续性发作伴心功能不全，且药物治疗无效，而无年龄和体重限制。

2. 体重≥15kg，仍有反复发作的室上性心动过速。

3. 体重<15kg，无心功能不全，但药物治疗无效或出现难以忍受的不良反应。

八、注意事项

1. ATP 半衰期短,需在接近心脏的上半身静脉推注。该药禁用于二度以上房室传导阻滞和哮喘患儿。

2. 口服胺碘酮的心脏外副作用发生率高,包括甲状腺、肺、肝、皮肤、眼球和神经系统毒性,儿童需每 6 个月查甲状腺功能、肝功能、肺和神经系统状态。因此一般不作为一线预防用药。

3. 抗心律失常治疗的同时也要排查或纠正导致心动过速的其他诱因,如感染、酸碱失衡和电解质紊乱等。

（刘　芳　赵趣鸣）

病例四　乏力、纳差 2 个月,水肿 2 天

一、主要病史

患儿,女,12 岁。以"乏力、纳差 2 个月,水肿、发现心脏扩大 2 天"入院。患儿约 2 个月前出现活动耐力下降,爬楼梯后易劳累,伴胸闷、气喘,休息后可缓解,短时平地走路尚可,伴有胃纳减少,偶有恶心、呕吐,无腹泻。近一周患儿出现咳嗽,干咳为主,无发热,胃纳进一步减少,尿量减少,近 2 天出现眼睑、双下肢水肿,去当地医院就诊,胸部 X 线检查显示"心影增大,两肺纹理增多、模糊",遂来我院就诊。患儿发病前无发热、呼吸道感染病史,发病以来精神尚可,近一周尿量减少,大便正常,体重未测。

患儿既往无各系统疾病史,无特殊药物、毒物接触史。系 G_1P_1,足月顺产,出生史无异常,出生体重 2 800g。出生后喂养及饮食正常。既往生长发育同正常同龄儿,按计划预防接种。父亲 42 岁,母亲 39 岁,均为工人,有一妹妹 5 岁,均体健。父母非近亲结婚,否认家族性遗传病、心脏病、代谢病等病史。

二、体格检查

体温 36.5℃,脉搏 112 次/min,呼吸 21 次/min,血压 105/68mmHg,经皮氧饱和度 98%,体重 42kg。神志清,精神一般,反应可,面色尚红润,无发绀,全身无皮疹,无黄染,双侧眼睑、双下肢可见轻度水肿,呼吸平稳,双肺呼吸音粗,未闻及明显干、湿啰音;心前区隆起,心尖搏动位于胸骨左缘第 6 肋间左锁骨中线外 1.5cm,心率 112 次/min,心律齐,心音低钝,可闻及奔马律,心尖部闻及Ⅰ~Ⅱ级收缩期杂音;腹部平软,肝脏肋下 4cm,剑突下 5cm,质地中,脾肋下未触及,腹水征（－）;四肢肌力、肌张力正常,四肢端稍凉,四肢动脉搏动对称有力,毛细血管充盈时间 2 秒。

三、实验室和辅助检查

1. 实验室检查

（1）血常规和 C 反应蛋白:白细胞 8.5×10^9/L,中性粒细胞 69%,血红蛋白 134g/L,C 反应蛋白<8mg/L。

（2）血气分析：pH 7.345，PaO_2 65.9mmHg，$PaCO_2$ 43.8mmHg，乳酸 2.3mmol/L

（3）血生化检查：丙氨酸转氨酶 39U/L、天冬氨酸转氨酶 40U/L、肌酐 81μmol/L、尿素 9mmol/L、白蛋白 30g/L、血钠 137mmol/L、血钾 4.8mmol/L、磷酸肌酸激酶 109U/L、肌酸激酶同工酶 34.7U/L。

（4）尿便常规：正常。

（5）心肌标志物：血清肌钙蛋白 I <0.01μg/L，NT-proBNP 11 388pg/mL。

（6）感染指标：PCT 0.11ng/mL，呼吸道常见病原、抗链球菌溶血素 O、柯萨奇病毒抗体、EB病毒抗体、巨细胞病毒抗体均阴性。

（7）风湿炎症指标：红细胞沉降率 2mm/h，IL-6 6.8pg/mL，自身抗体（－），抗心肌抗体（－）。

（8）营养、代谢指标：维生素水平、甲状腺功能、血尿串联质谱均正常。

（9）基因检测：入院后抽血留取，一个月后回报"未检测到明确致病变异"。

2. 辅助检查

（1）胸部 X 线检查：两肺渗出伴间质性改变，心影明显增大（图 7-14）。

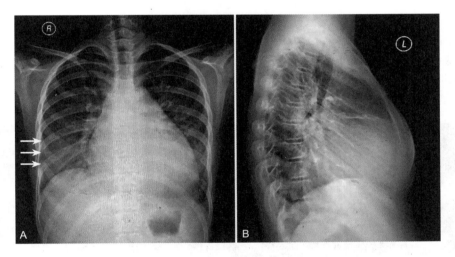

图 7-14　胸部 X 线

A. 胸部正位片；B. 胸部侧位片。可见心影明显增大，正位片显示左心室明显增大（膈面左心缘明显拉长），箭头所指为 Kerley B 线（与胸膜表面垂直的短细水平线），提示间质性肺水肿；侧位片显示左、右心室均明显增大（心前间隙及心后三角均消失）。

（2）心电图：窦性心律，提示左心房增大，左心室增大，T 波改变（图 7-15）。

（3）超声心动图：左房、左室增大，心脏搏动减弱，左室射血分数为 37%，提示心功能不全，轻度二、三尖瓣反流，左、右冠状动脉起源未见异常，少量心包积液，下腔静脉扩张（图 7-16）。

（4）心脏增强核磁共振：左房、左室扩张，冠状动脉起源及主动脉弓未见异常，左室壁广泛延迟强化异常信号，心功能不全，心包积液。

四、诊断思路

（一）扩张型心肌病的诊断

患儿表现为缓慢起病，乏力伴纳差，近一周出现咳嗽，近 2 天出现水肿，胸部 X 线检查发现

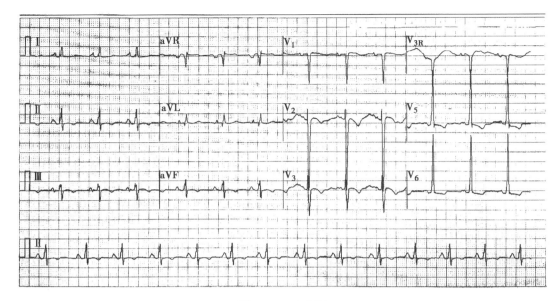

图 7-15　心电图

Ⅱ导联 P 波增宽,V_1 导联 P 波呈双向,$Ptf_{v1}<-0.04mm\cdot s$,提示左心房增大;V_1 导联 S 波 ≈1.6mV,V_5 导联 R 波 ≈3mV,$R_{V5}+S_{V1}>4.5mV$,提示左心室增大;Ⅱ、Ⅲ、aVF、V_5、V_6 导联 T 波倒置,Ⅰ、aVL 导联 T 波低平,提示广泛心肌损害。

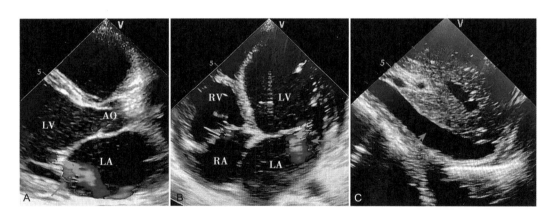

图 7-16　超声心动图

A 和 B 分别为左室长轴切面和四腔心切面,均可见左心房、左心室重度增大及轻度二尖瓣反流(箭头);C 为剑突下切面,箭头所指为扩张的下腔静脉。

AO:主动脉;LA:左心房;LV:左心室;RA:右心房;RV:右心室。

心影明显增大,查体发现心率偏快、心音低钝、肝大,结合临床表现、查体阳性发现和心影增大的改变,考虑为心脏方面的问题。患儿已 12 岁,既往未发现心脏方面异常表现,先天性结构异常心脏病可能性小,结合超声心动图及心脏核磁共振均未显示心内结构异常、冠脉起源异常或主动脉弓异常,考虑后天性心脏病。患儿发病前无发热、感染病史,感染指标、血肌钙蛋白、炎症指标均正常,查体及辅助检查未提示高血压、心脏节律异常和冠脉异常,故心肌炎、川崎病、异位心动过速、高血压、风湿热等可导致继发性心脏改变的后天性心脏病均依据不足,考虑心肌病可能性大。超声心动图显示为左房、左室增大,伴有左室收缩功能明显下降,符合扩张型心肌病的改变(图7-17)。

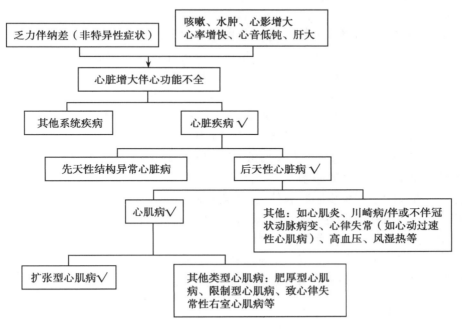

图 7-17 扩张型心肌病诊断思路

(二)扩张型心肌病的病因诊断

根据既往病史、有无其他系统疾病史、起病情况、临床表现、实验室和辅助检查结果进行病因诊断。

五、鉴别诊断

(一)与其他心脏疾病的鉴别

1. 左冠状动脉异常起源于肺动脉 为冠状动脉先天性发育异常,左冠状动脉不是起源于主动脉根部,而是起源于肺动脉。由于肺动脉为低压腔血管,且血流为不饱和血,左冠状动脉的血是由右冠状动脉通过侧支血管供应的,因此可导致心肌梗死、心脏发生缺血性改变,临床上可出现心脏扩大和心力衰竭,与扩张型心肌病的表现相同,这是首先需要排除的疾病。该病可通过超声心动图进行鉴别,超声心动图显示主动脉根部未发出左冠状动脉或左冠状动脉内为反向血流,以及心脏表面冠脉侧支血流、二尖瓣明显反流和乳头肌回声增强等间接征象。如怀疑可通过心脏核磁共振或冠状动脉 CTA 甚至造影检查进一步明确。该患儿超声心动图及心脏核磁共振均未发现冠状动脉起源异常,心电图无异常 Q 波及 ST-T 改变等心肌缺血表现,可排除该病。

2. 病毒性心肌炎 为病毒感染后侵犯心脏所致,发病前有前驱感染史,严重病例临床上可出现心力衰竭甚至心源性休克,心脏增大,心音低钝,心电图可有 ST-T 的改变并呈动态变化,血清肌钙蛋白显著升高伴动态变化,心脏磁共振成像显示心肌水肿等炎症改变。该病多为急性起病,尤其是重症病例,但也有部分为隐匿起病,还有一部分病例可逐渐进展为心肌炎后心肌病。该患儿既往无相关病史,2个月前开始起病,起病前无感染病史,入院后查感染指标、血肌钙蛋白、抗心肌抗体均为阴性,心脏磁共振检查显示延迟强化异常信号,提示心肌损伤、纤维化改变,而未见心肌水肿等炎症改变,因此目前急性心肌炎可排除,心肌炎后心肌病诊断依据亦不足。

3. 二尖瓣病变　可由先天性二尖瓣发育畸形或后天性心脏病(如风湿热)累及二尖瓣导致。轻度二尖瓣反流对心脏影响很小,中、重度反流可导致左心容量负荷增加,左房、左室增大,临床上可出现充血性心衰的症状,但通常心脏听诊心音有力、在心尖区可闻及响亮的收缩期杂音,超声心动图可见显著的二尖瓣反流,测得的左室射血分数正常甚至偏高。该患儿仅有轻度二尖瓣反流,左心增大的程度、心室收缩功能的严重下降及心脏听诊的发现均无法用轻度反流解释,因此不考虑为二尖瓣病变导致的继发心脏改变。该患儿的轻度二尖瓣反流为左室增大导致二尖瓣瓣环扩大引起关闭不全所致,为扩张型心肌病的常见表现。

(二) 与其他类型心肌病的鉴别

儿童期心肌病除了扩张型心肌病外,还有肥厚型心肌病、限制型心肌病、致心律失常性右室心肌病等类型。其中,肥厚型心肌病和限制型心肌病的心脏改变与该患儿明显不符,可排除。致心律失常性右室心肌病有部分病例以左室受累为主,类似扩张型心肌病的改变,但往往同时伴有右室增大、室壁薄、频发室性期前收缩、室性心动过速等表现,该患儿与之均不符合,基因检测如有阳性发现,也可协助鉴别诊断。

六、最终诊断

1. 扩张型心肌病。
2. 心力衰竭(心功能Ⅳ级)。
3. 肺炎(轻度)。

七、治疗方案

治疗方案参考中华医学会儿科学分会心血管学组等制订的《儿童心力衰竭诊断和治疗建议(2020年修订版)》。

(一) 一般治疗

1. Ⅰ级护理,鼻导管吸氧,半卧位休息,保持安静。
2. 心电监护,监测生命体征,如心率、呼吸、经皮氧饱和度、尿量、血压等,每日称体重,记录出入液量。
3. 限制液体和钠盐的摄入量,按生理需要量的80%摄入(液体量不超过1 600mL/d)。

(二) 心力衰竭治疗

1. 正性肌力药

(1) 磷酸二酯酶抑制剂:患儿心功能状况差,给予静脉正性肌力药物,以尽快改善心功能。磷酸二酯酶抑制剂通过抑制磷酸酯酶产生强心和舒张血管作用,为常用的静脉正性肌力药,常用米力农0.25~0.75μg/(kg·min)或奥普力农0.1~0.3μg/(kg·min),静脉泵持续输注。磷酸二酯酶抑制剂需在血压正常情况下应用。

(2) 肾上腺素能受体激动剂:如血压偏低或不稳定,应首选起效快的肾上腺素能受体激动剂,可予多巴胺5~10μg/(kg·min),或多巴酚丁胺2.5~10μg/(kg·min),静脉泵持续输注,一般从小剂量开始,根据血压和心率调整速度。

（3）洋地黄类药:采用去乙酰毛花苷快饱和方案给药,以尽快达到洋地黄化。去乙酰毛花苷饱和剂量为 0.02~0.03mg/kg,缓慢静脉注射,首剂予饱和量的 1/2,其余量分 2 次给予,每次间隔 8 小时。24 小时后开始给予地高辛维持量口服,每次 0.002~0.003mg/kg,每 12 小时一次,或每次 0.125mg,每日一次。

2. 减轻心脏前负荷　给予利尿剂,呋塞米静脉注射和螺内酯口服,均为每次 0.5~1mg/kg,每 12 小时一次,可根据水肿、尿量、体重情况加到每 8 小时一次。待患儿情况改善后,呋塞米可改为口服(剂量同静脉注射)。

3. 肾素-血管紧张素-醛固酮系统抑制剂　该类药可减轻心脏的前后负荷,减少心肌细胞凋亡,改善心肌重构。监测患儿血压稳定时可加用儿童常用的血管紧张素转化酶抑制剂(ACEI),如依那普利每天 0.05~0.1mg/kg,分 1~2 次口服,或卡托普利每天 0.3~0.5mg/kg 开始,分 2~3 次口服,渐加量至 2mg/kg,根据临床疗效可增至最大剂量(每天 6mg/kg)。

4. β 受体阻滞剂　可阻断慢性心衰时交感神经过度激活,抑制心肌肥厚、细胞凋亡及氧化应激反应。但由于其有负性肌力作用,在心衰症状改善、病情稳定后方可加用,且需从小剂量开始,根据患儿情况逐渐加量。可给予卡维地洛每天 0.1mg/kg 开始,分 2 次口服,渐加量至 0.3~1.0mg/kg;或美托洛尔每天 0.1~0.25mg/kg 开始,分 2 次口服,渐加量,最大剂量每天 2mg/kg。

5. 其他　沙库巴曲缬沙坦属双效血管紧张素受体与脑啡肽酶抑制剂,能够同时抑制脑啡肽酶和阻断血管紧张素Ⅱ受体,可代替 ACEI 用于射血分数明显减低(≤40%)的慢性心衰患儿。

（三）抗心律失常治疗

心律失常为扩张型心肌病常见的合并症之一,包括期前收缩、异位心动过速等,入院后完善动态心电图、持续心电监护,如发现存在频发心律失常,须给予相应抗心律失常治疗,在明显心功能不全情况下多选择胺碘酮,慎用具有负性肌力作用的抗心律失常药(如普罗帕酮)。

（四）预防血栓治疗

心腔内血栓形成也是扩张型心肌病常见的合并症之一。对于心脏明显扩大、左室射血分数小于 35% 的患儿可予小剂量阿司匹林,每次 3~5mg/kg,每天一次,口服,不超过 100mg/d。

（五）肺炎治疗

患儿以干咳为主,听诊两肺未闻及明显干、湿啰音,胸部 X 线检查提示少许渗出,故肺炎不重,可予适当止咳、雾化对症治疗。患儿经抗心衰治疗后,咳嗽症状往往可同时改善。

八、注意事项

1. 扩张型心肌病为儿童期心血管疾病中预后较差的疾病之一。据国外统计,原发性扩张型心肌病患儿在诊断后的 5 年内仍存活或不需要心脏移植的比例仅占 50%~60%。死亡原因包括心源性休克、心律失常导致的猝死等。心力衰竭是扩张型心肌病最常见的临床表现,也是儿科临床中常见的危重症之一。在该患儿治疗过程中,须密切监测各项生命体征,维持水、电解质、酸碱平衡稳定,密切监测患儿的病情变化,警惕心源性休克的发生。一旦发现病情进展,须及时采取措施,并转入重症监护病房进行治疗。

2. 应用洋地黄类药物期间须注意有无不良反应,常见的有恶心、呕吐、新出现的心律失常(室性期前收缩最常见)。用药 5~7 天后须查血药浓度(心力衰竭患儿的地高辛浓度范围为 0.5~1.0ng/mL),并根据浓度调整药物剂量,避免洋地黄中毒。

3. 利尿剂可导致电解质紊乱,尤其是静脉用药时,须注意监测血电解质,如有紊乱需及时纠正。在心功能不全时低钾可诱发恶性室性心律失常,引起猝死。

4. 经药物治疗仍不能控制症状或进行性发展的终末期心衰患儿,可考虑进行心脏移植。心室辅助装置(VAD)可用于心脏移植前的辅助治疗。

（桂永浩　储　晨）

第八章

泌尿系统疾病

病例一 呕吐、腹痛 3 天，水肿伴少尿 1 天

一、主要病史

患儿，女，13 岁，以"呕吐、腹痛 3 天，水肿伴少尿 1 天"入院。患儿 3 年前确诊糖尿病，使用胰岛素控制血糖，未规律治疗和监测。3 天前饮入大量含糖饮料后，出现恶心、呕吐，每日约 10 余次，非喷射性，为胃内容物，无血丝及咖啡样物。随后出现腹痛、深大呼吸、精神萎靡、烦躁。于当地医院检查血糖、尿酮体明显升高，肾功能正常，诊断为：①糖尿病酮症酸中毒；②休克。给予补液、纠酸及降血糖等对症治疗，患儿上述症状均有所好转。1 天前患儿出现少尿及眼睑水肿，水肿逐渐发展至全身，并有发热、咳嗽及呼吸困难，发现肾功能明显异常，转入我院继续诊治。患儿精神状态差，食欲缺乏，嗜睡，烦躁，今日尿量减少，约 300mL，大便正常。

二、体格检查

体温 38.6℃，脉搏 122 次/min，呼吸 26 次/min，血压 135/87mmHg。患儿精神萎靡，中流量吸氧中。心电监护示：心率 122 次/min，末梢血氧饱和度 96%。双眼睑水肿，双侧瞳孔等大正圆，直径 2.5mm，对光反射灵敏。口唇无发绀，颈静脉无怒张，双肺可闻及湿啰音，心脏各瓣膜区未闻及病理性杂音。腹部平坦，触诊无压痛、反跳痛、肌紧张。双下肢水肿，胫前指压痕阳性，活动自如，皮温、皮色正常。

三、实验室和辅助检查

1. 血液检查

（1）血常规：白细胞 4.9×10^9/L，中性粒细胞 4.2×10^9/L，血红蛋白 117g/L，血小板 109×10^9/L。

（2）C 反应蛋白、PCT、抗链球菌溶血素 O（ASO）：C 反应蛋白 33mg/L，PCT 1.66ng/mL，ASO 正常。

（3）肝、肾功能及电解质：丙氨酸转氨酶 20U/L，天冬氨酸转氨酶 31U/L，白蛋白 27.12g/L；肌酐 304μmol/L，尿素 28.5mmol/L，肾小球滤过率 19.6mL/（min·1.73m²）；血钠 127mmol/L，血钾 5.88mmol/L，血钙 2.0mmol/L，血氯 96mmol/L，碳酸氢盐 13.5mmol/L，血糖 15.6mmol/L。

（4）血气分析：pH 7.29，$PaCO_2$ 45mmHg，PaO_2 65mmHg，碳酸氢盐 13mmol/L，碱剩余 −9.7mmol/L。

（5）补体 C3、补体 C4：均正常。

（6）自身抗体：阴性。

2. 尿常规检查 蛋白质（2+），葡萄糖（3+），酮体（2+），红细胞 40/HPF，白细胞 3/HPF，比重 1.012。

3. 影像学检查

（1）肺CT检查：双肺透过度降低，可见多发片状磨玻璃样密度影，远端小支气管欠通畅。纵隔居中，可见液性密度影，心脏大小正常，心包可见液性密度影，双侧胸腔积液（图8-1）。

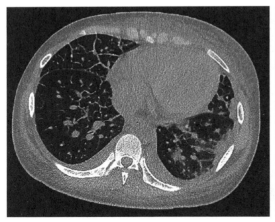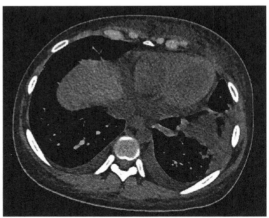

图8-1　肺CT表现

双肺炎症改变，肺水肿，纵隔积液，心包积液，双侧胸腔积液。

（2）双肾超声检查：右肾大小13.5cm×6.2cm×6.6cm，左肾大小14.2cm×6.0cm×6.9cm。双肾体积增大，皮质回声增强，皮髓质界限不清晰。

（3）肾动态显像+GFR：双肾血流灌注量、双肾小球滤过功能降低，双肾显像剂排泄延缓。

4. 肾活检检查

可见18个肾小球，其中1个肾小球硬化，其余肾小球大致正常，无明显系膜细胞和基质增生，肾小球基底膜无明显增厚，未见钉突样结构，未见系膜插入及双轨形成，壁层上皮无增生，未见新月体形成。肾小管上皮细胞颗粒变性，可见少量蛋白管型，多数肾小管管腔扩张，可见上皮脱落及再生，部分可见空泡变性，间质明显水肿，小灶状炎症细胞受损。免疫荧光显示肾小球少许IgA沉积，符合肾小管-间质损伤（图8-2）。

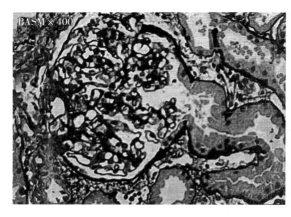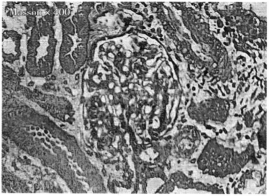

图8-2　肾小管-间质损伤肾活检病理表现

肾小管上皮细胞颗粒变性，肾小管管腔扩张，间质明显水肿。

四、诊断思路

(一)急性肾损伤的诊断

患儿因糖尿病酮症酸中毒出现明显休克,在休克纠正2天时,出现眼睑水肿、少尿、循环充血及血肌酐快速上升等肾损伤表现。总结患儿病例资料:①既往无类似肾损伤症状,病初在当地医院化验血肌酐水平正常;②48小时血肌酐升高,绝对值>26.5μmol/L,尿量减少至0.2mL/(kg·h),时间超过8小时;③双肾超声提示双肾体积增大,皮质回声增强;④肾动态显像+GFR提示双肾血流灌注量、肾小球滤过功能降低。因此该患儿可明确诊断为急性肾损伤。根据急性肾损伤分期,肾小球滤过率19.6mL/(min·1.73m²)时,符合急性肾衰竭(图8-3)。

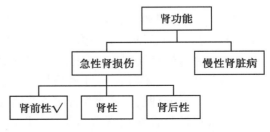

图8-3　急性肾损伤的诊断思路

(二)急性肾损伤的病因

糖尿病酮症酸中毒患儿因有效循环血量减少,导致肾脏血流灌注不足,肾小球滤过率(GFR)急剧下降,从而发生肾前性急性肾损伤(图8-4)。

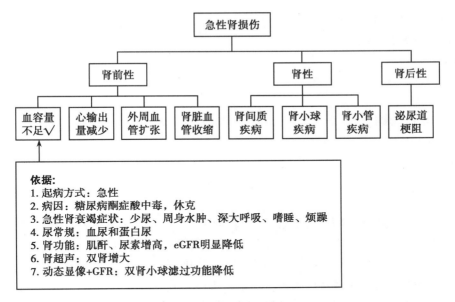

图8-4　急性肾损伤的病因

(三)急性肾损伤诊断框架

1. 是否存在急性肾损伤的其他病因

(1)糖尿病肾病:患儿有3年糖尿病病史,此次疾病初期患儿肾功能正常,故而考虑患儿既往无因糖尿病导致的肾功能损伤。另外,该患儿肾活检结果提示肾小球病变轻微,主要为肾小管病变及肾间质水肿,也不符合糖尿病肾病的病理改变。

(2)自身免疫病合并肾脏损伤:患儿既往无发热、皮疹、口腔溃疡、脱发或者肉眼血尿等自身免疫病相关症状,肾活检结果未见大量免疫复合物沉积,肾小球病变轻微,主要为肾小管病变及肾间质水肿,也不符合自身免疫病导致的肾脏损伤。

2. 是否存在急性肾损伤的并发症 急性肾损伤患儿极易合并脏器损伤,如水潴留、电解质紊乱、代谢性酸中毒、感染、营养和代谢异常等并发症。该患儿有轻度贫血、高钾血症、代谢性酸中毒、肺炎、胸腔积液等并发症。

五、鉴别诊断

当存在诱发急性肾损伤的原发疾病,肾功能急剧恶化、尿量持续减少时,结合临床表现、辅助检查,一般不难诊断。鉴别诊断主要是对病因的鉴别。

1. 肾性急性肾损伤 患儿既往无肾病史或肾毒性物质接触史,也无肾实质(如肾小球、肾小管等)疾病史,病初无高血压、水肿或循环充血症状。肾活检结果提示肾小球改变轻微,无大量免疫复合物沉积,病理改变主要为肾小管变性及肾间质水肿。以上均不支持肾性急性肾损伤诊断。

2. 肾后性急性肾损伤 肾后性急性肾损伤多由尿路梗阻引起,其主要临床特点有:①有导致尿路梗阻的器质性或功能性疾病;②常有突发少尿、无尿与多尿交替出现等与梗阻发生或解除相平行的尿量变化;③影像学检查发现尿路梗阻积水征象。本例患儿双肾超声及肾动态显像+GFR均无尿路梗阻表现,故不支持肾后性急性肾损伤诊断。

六、最终诊断

1. 急性肾衰竭(肾前性)。
2. 糖尿病酮症酸中毒。
3. 肺炎。
4. 肺水肿。
5. 轻度贫血。
6. 高钾血症,低钠血症。
7. 代谢性酸中毒。
8. 胸腔积液。

七、治疗方案

1. 去除病因,治疗原发病 肾前性急性肾损伤时应及时纠正肾前性致病因素,包括补液、维持血流动力学稳定、改善低蛋白血症、降低后负荷以改善心排血量、控制感染等。避免接触肾毒性物质,严格掌握肾毒性抗生素的用药指征,密切监测尿量和肾功能变化。

2. 营养支持治疗 选择高糖、低蛋白及富含维生素食物,尽量选择优质动物蛋白。

3. 控制水钠摄入,量出为入 严格限制水、钠摄入,有透析支持时可适当放宽。透析前每日液体量控制在:尿量+显性失水+不显性失水−食物代谢和组织分解所产生的内生水。其中,不显性失水按每日 $300mL/m^2$ 计算,体温每升高 1℃增加 $75mL/m^2$;内生水在非高分解代谢状态下约为 $100mL/m^2$。

因此,根据患儿病情,在肾功能衰竭阶段,计算每日入液量以 900~1 000mL 为宜,若有透析治疗,入液量可适当放宽。

4. 纠正代谢性酸中毒 轻、中度代谢性酸中毒通常无须特殊处理,但当血浆碳酸氢根<12mmol/L 或动脉血 pH<7.2 时应给予碳酸氢钠,5% 碳酸氢钠 1mL/kg 可提高碳酸氢根 1mmol/L。该患儿属于中度代谢性酸中毒,未给予碳酸氢钠纠正治疗。

5. 纠正电解质紊乱　需处理高钾血症、低钠血症等。

（1）高钾血症：①减少钾摄入：停用一切含钾药物和/或食物；②给予 10% 葡萄糖酸钙 20mL 加入 10% 葡萄糖注射液 20mL，缓慢静脉注射；也可采用葡萄糖加胰岛素治疗等方案。如为药物不能控制的严重高钾血症应及时行透析治疗。

（2）低钠血症：多属稀释性，对真性缺钠、血钠<120mmol/L 或出现低钠症状者，应补充 3% 氯化钠。

6. 抗感染治疗　患儿合并有肺炎、肺水肿、胸腔积液，需在治疗原发病的基础上积极控制感染，肺水肿及胸腔积液可随着肾功能恢复而自愈。

7. 肾脏替代治疗　急性肾损伤经保守治疗无效，出现以下症状时应尽早进行透析：①严重容量负荷，有肺水肿、脑水肿倾向；②血钾≥6.5mmol/L 或心电图有高钾表现；③严重酸中毒，血浆碳酸氢根<12mmol/L 或动脉血 pH<7.2；④严重氮质血症，特别是高分解代谢的患儿；⑤外源性毒物或药物中毒，可经透析去除。近年来透析指征趋于放宽。本病例患儿经以上保守治疗无效，并且合并有肺水肿，有进行透析治疗的适应证，所以采取血液透析治疗。经过 6 次血液透析治疗后，患儿肾功能逐渐恢复。

八、注意事项

1. 及早评估急性肾损伤的风险，密切监测尿量和血肌酐水平。

2. 及时停用肾毒性药物或选用肾毒性低的药物。此外，随着肾小球滤过功能降低，应避免使用在体内累积的药物或者调整剂量。

3. 急性肾损伤个体差异性大、病情多样、多器官可受累，因此需进行多系统评估。

4. 当有肾脏替代治疗适应证时，要尽早采用肾脏替代治疗。

（姜红堃　周洁清）

病例二　恶心、乏力 20 天，发现肾功能异常 3 天

一、主要病史

患儿，男，15 岁，以"恶心、呕吐 20 天，发现肾功能异常 3 天"为主诉入院。患儿 3 年前因"肉眼血尿"于我科住院治疗，经肾活检诊断为"新月体性 IgA 肾病"，先后给予环磷酰胺、甲泼尼龙冲击治疗及他克莫司口服治疗 1 年半，尿蛋白转阴，尿红细胞数量降至正常，停药后未再复查。20 天前患儿出现恶心、乏力，多于早晨出现，伴有呕吐，非喷射性，为胃内容物，并且出现颜面水肿，逐渐扩散至下肢，就诊于我科门诊，化验血肌酐 1 705μmol/L，遂为求进一步诊治入院。患儿发病以来偶有头痛，无发热，无咳喘，无胸闷、胸痛，无心悸，无表情淡漠，近半年来体重减轻 8kg，饭量较前明显减少，偶有手足搐搦。每日尿量约 500mL，尿色深黄，泡沫较多，大便正常，精神可，睡眠可。否认肝炎、结核病史及接触史。足月剖宫产，出生无窒息，生后母乳喂养，按时添加辅食，按时接种疫苗，生长发育同正常同龄儿。否认家族性遗传病、代谢病史。

二、体格检查

体温 37℃，脉搏 122 次/min，呼吸 28 次/min，血压 168/102mmHg。神志清，精神萎靡，呼

吸急促,呈深大呼吸。面色及睑结膜苍白,贫血貌,双眼睑水肿。未见皮疹及出血点,双瞳孔等大正圆,直径 2.5mm,双侧光反射灵敏,无鼻翼扇动,口唇无发绀,咽无充血,双侧扁桃体 I 度大,无分泌物。无颈项强直,三凹征阴性,双肺叩诊呈清音,听诊双肺呼吸音清,未闻及干、湿啰音。心音有力,律齐,各瓣膜听诊区未闻及杂音,腹平软,全腹无压痛,肝脾肋下未触及,四肢末梢温暖,毛细血管充盈时间<3 秒,活动自如,胫前指压痕阳性,四肢肌力、肌张力正常。双膝腱反射正常,双侧巴宾斯基征阴性。

三、实验室和辅助检查

(一)尿液检查

1. 尿常规　蛋白(4+),红细胞 15.96/HPF,畸形红细胞 90%,白细胞 5.80/HPF,尿比重 1.007,无管型。

2. 24 小时尿蛋白定量　7.099g/24h(141mg/kg)。

(二)血液检查

1. 血常规　白细胞 12.8×10^9/L,中性粒细胞 10.66×10^9/L,淋巴细胞 1.28×10^9/L,血红蛋白 59g/L,血小板 145×10^9/L。

2. 肝功能、肾功能、电解质和血脂分析　天冬氨酸转氨酶 10U/L,丙氨酸转氨酶 4U/L,碱性磷酸酶 219U/L,白蛋白 24.4g/L;尿素 52.48mmol/L,血肌酐 1 705μmol/L,GFR 7.8mL/(min·1.73m²);血钠 128mmol/L,血钾 5.8mmol/L,血钙 1.05mmol/L,血磷 3.02mmol/L,血清碳酸氢盐 11.6mmol/L,阴离子间隙 23.04mmol/L;甘油三酯 1.81mmol/L,总胆固醇 6.0mmol/L,余指标正常。

3. 促红细胞生成素测定　3.5mU/mL。

4. 血清铁蛋白　35μg/L。

5. PTH　87.7pmol/L。

6. 补体、抗链球菌溶血素 O 测定　正常。

7. 抗中性粒细胞胞质抗体测定 + 风湿抗体系列 + 抗心磷脂抗体筛查 +Coombs 试验　均正常。

(三)影像学检查

1. 双肾超声　双肾体积缩小,右肾大小约 8.60cm × 4.0cm × 4.05cm。左肾大小约 8.91cm × 3.95cm × 3.4cm。

2. 肾动态显像 +GFR　双肾显影不良,呈无功能肾改变。

3. 心脏超声　心内结构及血流未见异常,静息状态下左室整体收缩功能正常。

四、诊断思路

(一)慢性肾脏病的诊断

根据美国肾脏病协会公布的《美国肾脏病与透析患者生存质量指导指南》诊断,该患儿符合以下标准:①患有新月体性 IgA 肾病 3 年;②起病缓慢,以恶心、呕吐、乏力、少尿和水肿等非特异性症状为主;③有高血压;④血液检查有重度贫血、酸中毒、低血钙、高血钾和高血磷等,且有明显的氮质血症、血肌酐升高、GFR 下降;⑤尿检异常,出现蛋白尿、血尿、低比重尿;⑥双肾超声提示双肾体积缩小,肾动态显像 +GFR 提示双肾显影不良,呈无功能肾改变。因此可诊断为慢性肾脏病,因患儿 GFR 已降至 7.8mL/(min·1.73m²),符合慢性肾脏病 5 期,故而诊断为慢性肾衰竭。

慢性肾脏病的诊断框架如图 8-5 所示。

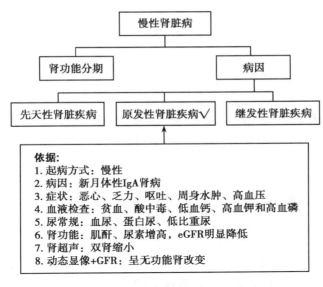

图 8-5 慢性肾脏病的诊断框架

（二）慢性肾脏病的病因分析

患儿 3 年前诊断为"新月体性 IgA 肾病"，因此，患儿慢性肾脏病的基础病因是 IgA 肾病。

（三）是否存在慢性肾脏病的并发症

应全面评估慢性肾脏病导致的并发症。该患儿存在的并发症及诊断依据：①电解质紊乱（低钠血症、高钾血症、低钙血症、高磷血症）：血钠 128mmol/L，血钾 5.8mmol/L，血钙 1.05mmol/L，血磷 3.02mmol/L。②代谢性酸中毒：血清碳酸氢盐 11.6mmol/L，阴离子间隙 23.04mmol/L。③重度贫血（肾性贫血）：血红蛋白 59g/L，促红细胞生成素水平降低，可诊断为重度贫血、肾性贫血。④肾性高血压：患儿高血压继发于慢性肾衰竭。⑤肾性骨病：患儿有低钙血症、高磷血症、代谢性酸中毒，PTH 水平增高。⑥继发性甲状旁腺功能亢进症：患儿有低钙血症，刺激甲状旁腺分泌过多的 PTH。

五、鉴别诊断

1. 急性肾损伤 患儿有 3 年 IgA 肾病病史，此次起病缓慢，并发高血压、贫血、低钙血症、高磷血症、血 PTH 升高等，超声提示肾脏缩小，均可提示该患儿为慢性肾脏病。

2. 肝功能衰竭 肝功能衰竭患儿也可表现为恶心、乏力、呕吐和皮肤瘙痒等非特异性症状。故而对因该症状来诊的患儿，应完善肝功能检查以鉴别。

六、最终诊断

1. 慢性肾功能衰竭（CKD5 期）。

2. IgA 肾病（新月体性肾病）。

3. 重度贫血（肾性贫血）。

4. 肾性高血压。

5. 肾性骨病。

6. 继发性甲状旁腺功能亢进症。

7. 电解质紊乱（低钠血症，高钾血症，低钙血症，高磷血症）。

8. 代谢性酸中毒。

七、治疗方案

1. 营养及饮食　饮食应符合低蛋白、低磷、高热量、高生物价蛋白、适当矿物质及适当微量元素、限制植物蛋白等要求。

2. 延缓肾功能恶化进程　为控制血压、减少尿蛋白,可酌情加用福辛普利口服。

3. 透析和肾移植　患儿 GFR 降低至终末期肾病水平并且有诸多并发症,给予透析治疗,并且进行肾移植准备。

4. 并发症的预防和治疗

（1）重度贫血:给予输注红细胞治疗,加用铁剂及叶酸口服,必要时可加用红细胞生成素治疗。

（2）高血压:血压控制目标应在第 90 百分位以下或低于 120/80mmHg(两者取较低值),可选用福辛普利、硝苯地平等药物。

（3）钙磷代谢紊乱及肾性骨病:限制饮食中磷摄入,碳酸钙每日 600~1 200mg 口服,1,25-(OH)$_2$D$_3$ 0.25~0.5μg/d 口服,注意监测血钙和血磷等水平。

（4）高钾及代谢性酸中毒:详见本章病例一相关内容。

八、注意事项

1. 慢性肾脏病往往起病隐匿,患儿早期处于无症状阶段,或者以非特异性症状为主,因此容易漏诊。慢性肾脏病如果能早发现,早治疗,病情得到良好的控制,可以极大地避免慢性肾衰竭的发生。因此体检筛查很有必要。

2. 对于慢性肾脏病高风险人群,如有肾脏病家族史、长期服用肾毒性药物等,均应定期监测肾功能。

3. 对于慢性肾脏病患者,若短期内出现症状加重,肾功能急剧下降,应积极寻找病情恶化的病因,并施以有效治疗,能够有效防止慢性肾衰竭的发生。

（姜红堃　周洁清）

病例三　水肿伴血尿、少尿 4 天

一、主要病史

患儿,男,8 岁。以"咳嗽半个月,水肿、肉眼血尿、少尿 4 天"入院。入院前半个月患儿无明显诱因出现咳嗽,每次 2~3 声,10$^+$ 次/d,伴痰响,无发热。入院前 4 天,患儿出现水肿,初为双侧眼睑水肿,晨轻暮重,后逐渐发展至双下肢水肿,伴少尿(200~300mL/d),伴全程血尿,为洗肉水样。病程中,患儿无发热,无尿频、尿急、尿痛,无腰痛、腹痛,无呕吐、头痛,无视物模糊,无抽搐、惊厥发作,无心悸、胸闷,无气促、呼吸困难、大汗淋漓,无皮疹,无口腔溃疡、脱发,无关节肿痛。病后于当地诊所就诊,予以抗生素(具体不详)静脉输注,3 天后咳嗽有好转,水肿、少尿、血尿无明显缓解。病后精神、食欲稍差,小便如上述,隔 1~2 日大便 1 次,黄软。否认外伤史、肾脏疾病家族史、长期补钙史,否认心脏病、肝病病史。

二、体格检查

体温 36.7℃,脉搏 80 次/min,呼吸 18 次/min,血压 158/114mmHg,体重 34kg。发育正常,营养良好。神志清楚,精神稍差。轻度贫血貌,双侧眼睑、颜面部水肿,无皮肤、巩膜黄染,全身无皮疹,皮肤无化脓病灶。唇红,湿润,唇周无发绀,口腔黏膜光滑,双侧扁桃体 I 度,无分泌物。双肺呼吸音对称、粗糙,双肺未闻及干、湿啰音。心音有力,节律整齐,各瓣膜区未闻及杂音。腹部平软,无腹胀,肝、脾肋下未扪及。全腹无压痛、反跳痛及肌紧张。双肾区无叩痛。双下肢非凹陷性水肿,四肢肢端温暖。毛细血管充盈时间<1 秒。

三、实验室和辅助检查

(一) 血液检查

1. **血常规** 白细胞 8.03×10^9/L,红细胞 3.9×10^{12}/L,血红蛋白 101g/L,平均红细胞体积 82.8 fL,中性粒细胞 73.0%,淋巴细胞 21.0%。

2. **肾功能** 肌酐 121μmol/L(正常范围 14~60μmol/L)、尿素 5.1mmol/L(正常范围 2.2~7.14mmol/L)。

3. **肝功能** 总蛋白、白蛋白、血脂及电解质正常。

4. **血沉** 40mm/24h(0~15mm/24h)。

5. **抗链球菌溶血素 O** 751U/mL(<250U/mL)。

6. **免疫学检查** 补体 C3 0.18g/L(0.7~2.05g/L),补体 C4、IgG、IgA、IgM、IgE 正常。

7. **自身抗体** 抗核抗体、抗双链 DNA 抗体、抗单链 DNA 抗体、抗 Sm 抗体未见异常。

8. **其他** 抗中性粒细胞胞质抗体阴性,抗肾小球基底膜抗体、蛋白酶 3、髓过氧化物酶未见异常。

(二) 尿液检查

1. **尿常规** 蛋白质 3+,红细胞 6 091 个/μL(0~17 个/μL),白细胞 203 个/μL(0~28 个/μL)。

2. **尿平均红细胞体积** 71.1fL(相较于血平均红细胞体积减小>10fL)。

3. **尿微量蛋白** 尿 $β_2$ 微球蛋白 210.3μg/h(<0.2μg/h),尿 THP 7.9mg/24h(9.5~35.5mg/24h),尿 IgG 34.6mg/L(<8.6mg/L),尿白蛋白>50mg/L(<8.9mg/L)。

4. **24 小时尿蛋白定量** 1.19g/24h。

5. **尿细菌培养** 阴性。

(三) 影像学检查

1. **泌尿系统超声** 双肾未见明显肿大,皮质回声增强,血供未见明显异常;双侧输尿管未见明显扩张。

2. **心脏超声** 心脏大小及室壁动度未见异常;心内未见明显分流;三尖瓣及肺动脉瓣轻度反流;未见明显心包积液;左心功能测值未见明显异常。

3. **腹部超声** 肝、胆、胰、脾声像图未见明显异常,少量腹腔积液。

四、诊断思路

根据病史特点、实验室和辅助检查结果进行诊断。

(一) 肾小球源性疾病诊断

患儿起病急、病程短,以水肿、少尿、肉眼血尿为主要表现,既往无心脏病、肝病病史,此次起病过程亦无心脏、肝脏疾病表现,故除外肾外疾病所致,考虑为泌尿系统疾病。患儿有水肿、少尿表现,且为全程血尿,故考虑肾脏,尤其以肾小球源性疾病为最大可能(图8-6)。

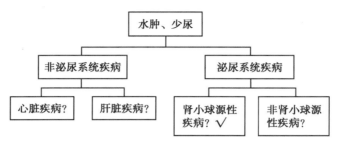

图8-6   水肿、少尿诊断思路

(二)急性肾炎综合征诊断

患儿为学龄期儿童,起病急、病程短,有前驱感染,以水肿、少尿、肉眼血尿为主要临床表现。查体血压高,双侧眼睑、颜面、双下肢水肿。入院后完善相关检查提示以血尿为主,有蛋白尿,但为非肾病水平蛋白尿。入院经抗生素治疗后尿量有所增多,故诊断为急性肾炎综合征(图8-7)。

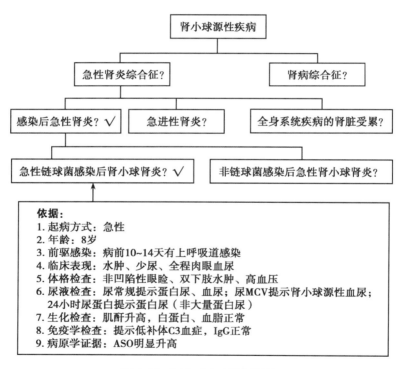

图8-7   肾小球疾病诊断思路

(三)急性链球菌感染后肾小球肾炎诊断框架

1. 是否存在急性链球菌感染后肾炎易感因素   患儿血ASO明显升高,提示患儿有链球菌感染,链球菌感染尤其是A组乙型溶血性链球菌感染为急性链球菌感染后肾炎的诱发因素。

2. 是否存在急性链球菌感染后肾炎严重并发症

(1)严重循环充血:常发生于起病后第一周内,由于水、钠潴留,血浆容量增加而出现循环充血,可表现为气促、呼吸困难、端坐呼吸、颈静脉怒张、频繁咳嗽、咳粉红色泡沫痰、双肺布满湿啰音、心脏扩大甚至出现奔马律、肝脾肿大、水肿加重。该病例患儿在住院后尿量逐渐增多,无以上表现。

（2）高血压脑病:由于脑血管痉挛,导致缺血、缺氧、脑血管渗透性增高而发生脑水肿。该患儿入院时血压升高,但无头痛、呕吐,无视物模糊,无抽搐、惊厥发作,无意识障碍等。因此,目前该患儿无高血压脑病的并发症。

（3）急性肾功能不全:常发生于疾病初期,由于肾小球内皮细胞和系膜细胞增生,肾小球毛细血管管腔变窄,肾小球血流量减少,滤过率减低所致。该患儿疾病初期肌酐有明显升高,因此存在此严重并发症。

五、鉴别诊断

（一）非链球菌感染后急性肾小球肾炎

患儿起病急、病程短,有水肿、少尿、全程肉眼血尿的表现,尿检提示为肾小球源性血尿,除外链球菌感染后肾小球肾炎,仍须警惕非链球菌感染后肾小球肾炎可能。但非链球菌感染后肾小球肾炎临床表现较轻,可有轻微水肿、肉眼血尿,少有高血压、急性肾功能不全,且患儿ASO明显升高,故不支持非链球菌感染后肾小球肾炎诊断。

（二）肾病综合征（肾炎型）

患儿起病急、病程短,除外血尿、水肿、少尿,查体血压有升高,辅助检查提示低补体C3血症,患儿还合并蛋白尿,需考虑肾病综合征(肾炎型),但患儿蛋白尿水平为非大量蛋白尿,且辅助检查提示无低白蛋白血症、高脂血症,故不支持该诊断。

（三）C3肾病

患儿有血尿、水肿、少尿的表现,辅助检查提示补体C3明显下降,须警惕C3肾病。此病需长期随访补体C3水平(可持续性下降)。肾脏病理学检测可有C3沉积,检测补体因子H、I或抗补体因子自身抗体等有助于鉴别。

（四）急进性肾炎

患儿有水肿、少尿、肉眼血尿表现,且有肾功能不全表现,须警惕急进性肾炎。但急进性肾炎主要表现为肾功能不全的快速、进行性加重,以及肾脏病理学检测可见新月体形成,故必要时可行肾活检助诊。

（五）全身系统性疾病的肾脏受累

例如,狼疮性肾炎、紫癜性肾炎、ANCA血管炎相关性肾炎等,可呈现急性肾炎综合征表现,根据临床表现及实验室检查可鉴别。

六、最终诊断

1. 急性链球菌感染后肾炎(重型)。
2. 急性肾功能不全。
3. 急性支气管炎。

七、治疗方案

（一）一般治疗

1. **休息** 卧床休息,肉眼血尿消失、水肿减退、血压正常后方可下地轻微活动。

2. 饮食 保证充足热量,适当补充优质蛋白质。对于有氮质血症的患儿应适当限制蛋白质、钾的摄入;对于高度水肿的患儿,需限制水和盐的摄入。

(二) 抗生素治疗

一般主张应用青霉素或其他敏感抗生素。对于细菌培养阴性的患儿,主张采用青霉素类抗生素。细菌培养阳性则根据培养结果调整抗生素,建议应用抗生素疗程为 10~14 天。该患儿采用阿莫西林克拉维酸钾静脉滴注 14 天好转后予以停用,阿莫西林克拉维酸钾剂量为每次 30mg/kg,每 8 小时 1 次,每次不超过 1.2g。

(三) 对症治疗

1. 利尿 呋塞米 1mg/kg 静脉推注,每次总共为 20~40mg,1~3 次/d。

2. 降血压 卡托普利每次 0.3~0.5mg,每 8 小时 1 次,每天总量不超过 6mg/kg。必要时应用硝苯地平每次 0.2~0.5mg/kg,每次不超过 10mg。

(四) 并发症治疗

若血压持续增高,出现高血压脑病,需采用硝普钠持续静脉泵入[初始剂量 0.5~1μg/(kg·min)],根据血压进行调整。若有高度水肿、严重电解质紊乱(如高钾血症)、肌酐持续升高需行血液净化治疗。

八、注意事项

1. 急性链球菌感染后肾小球肾炎治疗过程中应警惕并发症的出现,需密切监测患儿尿量、尿色、血压、心率等情况,须随访肝肾功能、电解质等,尽早对并发症进行评估,尽早处理,必要时行血液净化治疗。

2. 一般情况下,儿童急性链球菌感染后肾小球肾炎不进行肾活检检查,但在治疗困难,病情有变化并进展快的情况下建议行肾活检助诊。

3. 长期随访至关重要,一般情况下补体 C3 可在病后 6~8 周恢复正常。若补体 C3 持续下降,须警惕 C3 肾病,需行补体因子抗体、相关基因、肾活检等检查。

(李 秋 王 墨)

病例四 水肿 5 天伴少尿 2 天

一、主要病史

患儿,男,3 岁 1 个月,以"水肿 5 天,加重伴尿量减少 2 天"入院。患儿于 5 天前无明显诱因出现双眼睑及双下肢水肿,2 天前患儿水肿加重,延至颜面部、腹部及会阴部,伴尿量减少,比平素减少约 1/2。于当地医院予利尿(呋塞米静脉推注)等治疗后水肿无明显好转,为进一步诊治入我院。病程中患儿无发热、咳嗽、呕吐、腹泻,无尿痛、血尿,无头痛、头晕、视物模糊、惊厥发作,无皮疹、光过敏、关节肿痛、脱发等。小便为黄色、含泡沫,大便未见明显异常。患儿系 G_1P_1,孕 38^{+2} 周顺产,出生体重 3 000g,否认既往肾脏疾病病史及肾脏疾病家族史。病前 4 周无发热、皮肤感染病史。

二、体格检查

体温 36.7℃,脉搏 105 次/min,呼吸 27 次/min,血压 90/54mmHg,体重 16kg,身高 98cm。

神志清楚,精神、反应好,面色红润,双侧眼睑、颜面部水肿,无皮肤、巩膜黄染,全身无皮疹。唇红,唇周无发绀,口腔黏膜光滑,双侧扁桃体I度,无分泌物。双侧呼吸音对称,双肺呼吸音清,未闻及干、湿啰音。心音有力,节律整齐,各瓣膜区未闻及杂音;腹部膨隆,腹壁水肿,肝、脾肋下未触及,全腹无压痛、反跳痛及肌紧张,移动性浊音阳性,过脐腹围 68cm,最大腹围 70cm。双肾区无叩痛。双侧阴囊透光试验阳性,尿道口无发红及分泌物。双下肢凹陷性水肿,四肢肢端温暖。毛细血管充盈时间 1 秒。

三、实验室和辅助检查

(一)血液检查

1. 血常规　白细胞 $9.45 \times 10^9/L$,血红蛋白 120g/L,血小板 $402 \times 10^9/L$,中性粒细胞绝对值 $4.25 \times 10^9/L$。

2. C 反应蛋白　<8mg/L。

3. 肝功能、肾功能及电解质　丙氨酸转氨酶 30U/L、天冬氨酸转氨酶 35U/L、肌酐 40μmol/L、尿素 5.1mmol/L、白蛋白 15.4g/L、血钠 135mmol/L、血钾 4.5mmol/L、血钙 2.1mmol/L、血氯 107mmol/L。

4. 血脂　总胆固醇 13.7mmol/L,甘油三酯 3.31mmol/L,高密度脂蛋白 1.15mmol/L,低密度脂蛋白 10.66mmol/L。

5. 凝血四项　纤维蛋白原 9.39g/L,D-二聚体 2.46mg/L,PT 10 秒,APTT 28.9 秒。

6. 免疫球蛋白　IgG 1.24g/L,IgA 0.69g/L,IgM 2.72g/L,IgE 372g/L。

7. 补体　C3 1.21g/L,C4 0.3g/L。

8. 自身抗体(抗核抗体、抗 Sm 抗体、抗单链 DNA 抗体、抗双链 DNA 抗体)　均阴性。

9. 抗中性粒细胞胞质抗体　阴性。

10. 乙肝标志物　乙肝表面抗原阴性、核心抗原阴性、乙肝表面抗体阳性。

11. 心肌标志物+BNP　正常。

(二)尿液检查

1. 尿常规　黄色、混浊,pH 7.0,比重 1.023,蛋白(3+),红细胞 4 个/μL,白细胞 2 个/μL。

2. 24 小时尿蛋白定量　24 小时尿量 400mL,尿蛋白 3 675mg/24h。

(三)便常规

正常。

(四)影像学检查

腹部彩超提示肝、胆、胰、脾声像图未见明显异常,大量腹腔积液,双肾实质回声稍增强。

四、诊断思路

(一)水肿、蛋白尿诊断

患儿急性起病,以水肿伴尿量减少为主要症状,查体见双下肢水肿呈凹陷性,心界无扩大,未闻及杂音,皮肤无黄疸,肝脏无明显肿大,辅助检查提示丙氨酸转氨酶、天冬氨酸转氨酶及心肌标志物、BNP 正常,无确切肝脏、心脏等其他系统异常证据。血生化检查提示低白蛋白血症,24 小时尿蛋白定量提示大量蛋白尿,故考虑肾源性水肿可能性大(图 8-8)。

(二)肾病综合征诊断

根据病史特点、实验室和辅助检查结果进行诊断(图 8-9)。

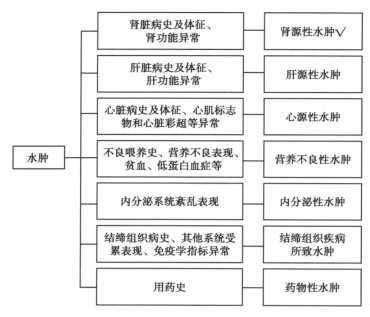

图 8-8   水肿诊断思路

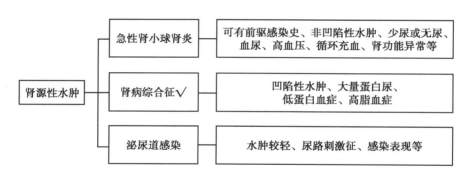

图 8-9   肾源性水肿诊断思路

1. 大量蛋白尿   24 小时尿蛋白定量≥50mg/kg 或晨尿蛋白/肌酐（mg/mg）≥2.0,1 周内 3 次晨尿蛋白定性（3+）~（4+）。

2. 低蛋白血症   血清白蛋白低于 25g/L。

3. 高脂血症   血清胆固醇高于 5.7mmol/L。

（三）原发性肾病综合征诊断框架

1. 是否存在先天及继发因素   见图 8-10。

2. 是否存在肾炎型肾病综合征表现   患儿无肉眼血尿表现,入院后查体血压正常,辅助检查提示尿常规无红细胞增高,肾功能正常,补体水平正常,无肾炎型肾病综合征表现。故本例患儿考虑为单纯型肾病综合征,见图 8-11。

3. 是否存在肾病综合征并发症   儿童原发性肾病综合征最常见的并发症为感染,经评估患儿无呼吸道、泌尿道、消化道感染的表现,故不考虑并发感染,但仍须警惕感染的发生。本例患儿入院后辅助检查提示纤维蛋白原及 D-二聚体明显升高,IgG 水平明显下降,故考虑存在继发性高凝状态及继发性低 IgG 血症等并发症。

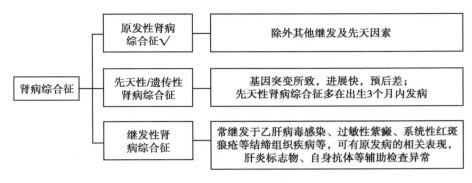

图 8-10　肾病综合征鉴别诊断

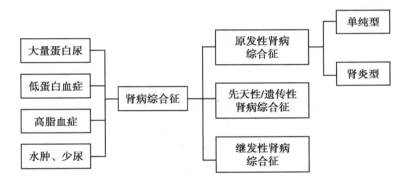

图 8-11　原发性肾病综合征诊断思路

五、鉴别诊断

(一) 与其他原因导致的水肿鉴别

1. **肝源性水肿**　水肿常首发于下肢,后逐渐加重至全身。患儿有肝脏疾病病史,查体有肝脏肿大、黄疸等肝脏疾病相应体征,辅助检查可见肝功能损害等。该患儿查体无黄疸及肝脏肿大,入院后肝功能正常,不支持该诊断。

2. **心源性水肿**　水肿常首发于下肢,呈非凹陷性,缩窄性心包炎时可出现全身水肿,但以下肢明显。患儿有心脏疾病病史,查体可有心界扩大、肝脏肿大、颈静脉怒张、奇脉、脉压减小等心脏疾病相应体征,辅助检查可见心功能下降、心肌损害等。本例患儿既往无心脏疾病病史,查体无心界扩大、肝脏肿大,入院后心肌标志物正常,不支持该诊断。

3. **营养不良性水肿**　水肿常首发于下肢,呈凹陷性。患儿通常有喂养不良或消耗性疾病等病史,查体可见营养不良、生长发育迟滞等表现,辅助检查可见贫血、低蛋白血症等。本例患儿生长发育可,血常规提示血红蛋白正常,不支持该诊断。

4. **内分泌性水肿**　原发性醛固酮增多症时可出现面部及四肢水肿,常伴多饮、多尿、高血压等表现,辅助检查可发现低血钾、尿比重降低、尿醛固酮水平升高等。皮质醇增多症时可出现面部及下肢水肿,常伴向心性肥胖、库欣貌、高血压等表现,辅助检查可发现皮质醇升高。甲状腺功能减退症时可出现颜面部、眼睑及四肢黏液性水肿,常伴神情淡漠、反应迟钝、智力低下等表现,辅助检查可发现甲状腺功能异常。本例患儿血压正常,精神反应可,不支持该诊断。

5. **结缔组织疾病所致水肿**　过敏性紫癜时可出现血管神经性水肿,常伴皮疹、腹痛、关节肿痛及肾脏损害等。川崎病时可出现手足硬肿,常伴发热、皮疹、淋巴结肿大、冠脉损害等。本例患儿无皮疹、关节肿痛、发热等表现,不支持该诊断。

6. 药物性水肿　有相应药物用药史,如皮质激素、胰岛素、雌激素等,用药后水肿出现,停药后逐渐消退。本例患儿病前无用药史,不支持该诊断。

(二)与其他继发因素导致的肾病综合征鉴别

1. 紫癜性肾炎　有过敏性紫癜病史,可表现为皮肤紫癜、关节肿痛、腹痛、血便等。本例患儿无皮疹、关节肿痛、腹痛等过敏性紫癜表现,不支持该诊断。

2. 狼疮性肾炎　系统性红斑狼疮以多系统损害为临床特点,可有发热、皮疹、黄疸、关节肿痛、头痛、咳嗽、出血、贫血等多脏器受累表现,自身抗体如抗核抗体、抗单链 DNA 抗体、抗 ds-DNA 抗体、抗 Sm 抗体等阳性,免疫学检查提示有补体 C3 和/或 C4 下降。本例患儿无发热、贫血、出血、咳嗽等多脏器受累表现,入院后自身抗体、补体检查结果正常,不支持该诊断。

3. 乙肝病毒感染相关性肾炎　可有皮肤黄疸、出血、乏力等肝功能受损表现,乙肝标志物检查提示乙肝病毒表面抗原阳性,血乙肝病毒 DNA 检测提示拷贝数增高,肾活检乙肝病毒特异性染色阳性。本例患儿无出血、黄疸等肝功能不全表现,入院后乙肝标志物检查结果正常,不支持该诊断。

4. 急性链球菌感染后肾小球肾炎　多见于 5~14 岁儿童,以血尿、少尿、水肿、高血压为主要表现,发病前常有呼吸道感染或皮肤感染的表现,实验室检查可见 ASO 升高、补体下降。本例患儿为幼儿期起病,无血尿、高血压表现,无前驱感染病史,入院后 ASO、补体正常,不支持该诊断。

六、最终诊断

1. 原发性肾病综合征(单纯型)。
2. 继发性高凝状态。
3. 继发性低 IgG 血症。

七、治疗方案

根据中华医学会儿科学分会肾脏学组制订的《儿童激素敏感、复发/依赖肾病综合征诊治循证指南(2016)》制订治疗方案。

(一)一般治疗

1. 休息　不需卧床,适当活动,促进血液循环,预防血栓。

2. 饮食　低脂饮食,进食优质蛋白质 1.5~2g/(kg·d);除显著水肿、严重高血压时短期限制水、钠摄入,一般不限制盐摄入。

3. 控制感染　合并感染时积极抗感染治疗。

4. 对症治疗　维持水、电解质平衡,必要时使用白蛋白、利尿剂利尿消肿。

(二)糖皮质激素

1. 国内目前仍以中长程疗法为主,建议足量、足疗程使用

(1)诱导缓解阶段:足量泼尼松 2mg/(kg·d)(按身高的标准体重计算)或 60mg/(m²·d),最大剂量 60mg/d,先分次口服,尿蛋白转阴后改为晨起顿服,共 4~6 周。

(2)巩固维持阶段:泼尼松 2mg/kg(按身高的标准体重计算),最大剂量 60mg/d,隔日晨起顿服,维持 4~6 周,然后逐渐减量,总疗程 9~12 个月。

2. 激素疗效的判断

（1）激素敏感型：以泼尼松足量，≤4周尿蛋白（−）。

（2）激素耐药型：以泼尼松足量，≥4周尿蛋白仍阳性。

（3）激素依赖型：对激素敏感，但减量或停药1个月内复发，重复2次以上者。

（4）频繁复发：6个月内有≥2次的复发，或在12个月内有≥3次的复发。

（三）免疫抑制剂及生物制剂

频繁复发、激素依赖型及激素耐药型肾病综合征，或出现严重的激素相关副作用时，可加用免疫抑制剂（如他克莫司、吗替麦考酚酯、环磷酰胺）或生物制剂（如利妥昔单抗等）。必要时可完善肾活检及基因检测指导治疗方案制订。

（四）其他药物

血管紧张素转化酶抑制剂，可减少蛋白尿，延缓肾硬化，常用药物有卡托普利、依那普利、贝那普利等；对合并有高凝状态的患儿可加用抗凝剂，如双嘧达莫等；因使用激素时间长，可加用钙剂、维生素D等减轻或避免骨质代谢异常。

本例患儿明确诊断后，加用醋酸泼尼松每次10mg，每日3次，同时予碳酸钙颗粒每次3g，每日1次；卡托普利每次6.25mg，每12小时1次；服用激素5天，患儿尿量开始增加，水肿逐渐消退，服用激素第7天、第8天晨尿尿常规提示尿蛋白阴性，复查24小时尿蛋白定量正常，考虑为激素敏感型肾病综合征。泼尼松改为30mg晨起顿服，服用3周后改为隔日晨起顿服，4周后逐渐减量，每月减5~10mg，总疗程9~12个月。如治疗过程中出现频繁复发或激素依赖，可加用免疫抑制剂，可选择吗替麦考酚酯、他克莫司、环磷酰胺等，如加用免疫抑制剂后仍存在频繁复发或激素依赖，可加用生物制剂，如利妥昔单抗。

八、注意事项

1. 在原发性肾病综合征治疗过程中应警惕感染、高凝状态等并发症的出现，尤其在尿量增加后须警惕高血压、可逆性后部白质脑病等，需积极处理。

2. 在糖皮质激素使用过程中，需密切监测药物可能导致的不良反应，如库欣貌、肌肉萎缩无力、高血糖、高血压、消化性溃疡、激素性白内障、股骨头坏死、感染等，必要时积极干预。

3. 应对患儿及其家属进行健康教育，告知其尽量避免感染，食用低脂、优质蛋白食物，遵医嘱服药并定期随访。

（李　秋　王　墨）

病例五　发热伴排尿哭吵3天

一、主要病史

患儿，女，6个月10天，因"发热伴排尿哭吵3天"入院。患儿于入院前3天无明显诱因出现发热，中高热为主，热峰至39.5℃，不伴寒战，口服退热药物后体温可下降至正常，但易反复，每次间隔4~6小时，发热时精神欠佳，热退后精神尚可，伴有排尿哭吵，无血尿，奶量下降，较平时减少约1/3，无咳嗽、咳痰，无气促及喘息，无吐奶、呛奶及腹泻，无口唇皲裂，无肢端脱屑，皮肤无瘀斑、瘀点，皮肤无黄染，无惊厥发作、烦躁不安及意识障碍等表现。入院前 2 天患儿到当地医院门诊就诊,血常规提示白细胞升高,C 反应蛋白升高,未完善尿常规检查,诊断"上呼吸道感染",予以头孢克洛口服抗感染治疗 2 天,患儿体温无明显好转,为进一步就诊遂来我院,完善尿常规提示白细胞明显升高,血常规提示白细胞及 C 反应蛋白明显升高,考虑"急性泌尿道感染",收住院。患儿系 G_1P_1,孕 38^{+2} 周顺产,出生体重 3 250g,会翻身及独坐,混合喂养,已添加米粉,按卡接种疫苗,既往 4 月龄、5 月龄均有类似发热病史,当地医院完善血常规后,提示白细胞及 C 反应蛋白升高,未检测尿常规,考虑诊断"上呼吸道感染",予以口服头孢类抗生素 2~3 天后,体温可恢复正常。否认结核接触史。

二、体格检查

体温 38.5℃,呼吸 35 次/min,脉搏 134 次/min,体重 7.5kg,身长 70cm,神志清楚,精神欠佳,前囟平软,张力不高,面色红润,唇红,稍干燥,无皲裂,咽部充血,双侧扁桃体未见肿大。双肺呼吸音粗,双肺未闻及啰音,心音有力,节律整齐,心底部及心前区未扪及明显杂音,腹部平软,肝脏肋下 2cm,质软,边缘锐,脾脏肋下未触及,肢端暖。外阴发红,可见少许白色分泌物。双侧巴宾斯基征对称,阴性。骶尾部未见包块及潜毛窦。

三、实验室和辅助检查

(一) 血液检查

1. 血常规和 C 反应蛋白　白细胞 $26.4 \times 10^9/L$,中性粒细胞 70.2%,淋巴细胞 20.3%,C 反应蛋白 64mg/L。

2. 肝功能、肾功能、电解质　均正常。

3. 凝血五项、PCT　凝血酶原时间 11 秒,纤维蛋白原 2.88g/L,凝血酶时间 17.3 秒,活化部分凝血活酶时间 36.8 秒,D-二聚体 1.24mg/L,PCT 1ng/mL。

4. 血培养　未见异常。

(二) 尿液检查

1. 尿常规　白细胞 514 个/μL,脓细胞团 10 个/μL,红细胞 59 个/μL,白细胞酶(+),亚硝酸盐(-),白细胞管型(-)。

2. 尿涂片　未见革兰氏阳性及阴性球菌和杆菌;未见真菌孢子及菌丝;未见抗酸杆菌。

3. 尿细菌培养　双份尿培养提示大肠埃希菌,菌落计数>10^5/mL,对阿莫西林克拉维酸钾、头孢呋辛、头孢曲松、哌拉西林他唑巴坦、头孢他啶、美罗培南等敏感。

4. 便常规　未见明显异常。

(三) 影像学检查

1. 泌尿系统超声检查　双肾形态结构及血供未见明显异常,膀胱声像图未见明显异常,双侧输尿管未见明显扩张。

2. 泌尿系统 CT 检查　左肾稍增大,伴片状低强化区,考虑感染性疾病,左肾盂、上段输尿管轻度积水扩张。CTU:左肾盂、上段输尿管扩张,下段及汇入膀胱处显示不清,右肾输尿管断续显影未见明显异常(图 8-12)。

3. 排泄性膀胱尿路造影　左侧膀胱输尿管反流Ⅲ级,左侧输尿管盆段稍迂曲,其腹段稍扩张(图 8-13)。

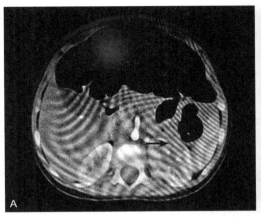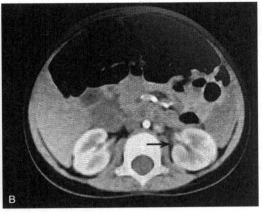

图 8-12 CT 检查显示左肾感染

A.箭头所指为肾实质感染区;B.箭头所指为左侧输尿管扩张区。

四、诊断思路

(一)泌尿道感染诊断

患儿有发热、纳差等全身感染中毒症状,有排尿哭吵等尿路刺激症状,查体见尿道口红,有白色分泌物,血常规提示白细胞、C 反应蛋白升高,尿常规提示有白细胞、脓细胞团、白细胞酶,双份尿培养提示大肠埃希菌,菌落计数>10^5/L,故考虑泌尿道感染。

(二)泌尿道感染的诊断框架

完整的泌尿道感染诊断应包含六大要素。

1. 根据病程时间是否超过 6 个月,分为急性尿路感染和慢性尿路感染。

2. 根据感染部位分为上尿路感染(肾盂肾炎)和下尿路感染(膀胱炎、尿道炎症)。

3. 根据感染病原体分为细菌性感染、真菌性感染及其他感染。

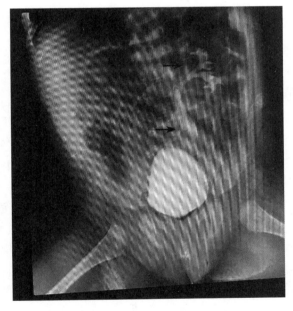

图 8-13 左侧膀胱输尿管反流

4. 根据有无尿路畸形(如膀胱输尿管反流、重复肾、肾积水、输尿管扩张等)分为复杂型感染和单纯型感染。

5. 根据有无感染中毒症状分为症状性泌尿道感染和无症状性菌尿。

6. 根据感染的次数分为初发和再发,其中再发又可根据感染菌种分为复发及再燃。

本病例诊断依据有:①为急性尿路感染,病程<6 个月。②为上尿路感染,CT 提示有肾脏实质受累。③为症状性泌尿道感染,患儿有发热、纳差等全身感染中毒症状,有排尿哭吵等尿路刺激症状。

(三)是否存在泌尿道感染复发相关的因素

该患儿为 6 月龄(小于 2.5 岁),合并有膀胱输尿管反流,是泌尿道感染复发相关的因素。

此外,泌尿道感染复发相关因素还包括特发性高钙尿症、排尿障碍、摄入减少、大便失禁等,因目前患儿年龄较小,部分症状不易观察,可对患儿进行长期随访。

五、鉴别诊断

1. 败血症　有发热、纳差等全身感染中毒症状,炎症指标升高明显,故须警惕,但败血症常伴有皮肤瘀斑瘀点、皮肤黄染、肝脾肿大等表现,且血培养多为阳性。该患儿病程中虽有发热、纳差等感染中毒症状,但无明显肝脾肿大等脏器受累表现,且血培养阴性,故不支持该诊断。

2. 泌尿系统结核　泌尿系统结核累及膀胱时可伴有尿路刺激症状、血尿等,多见于年长儿,起病隐匿,有结核接触史,常伴有消瘦、低热、盗汗等结核感染中毒症状,PPD试验阳性,尿抗酸涂片及尿培养结核分枝杆菌呈阳性,影像学检查多提示肾盂、肾盏等破坏。该患儿起病年龄小,尿培养提示有明确细菌感染,影像学检查未提示肾盂、肾盏破坏,且否认有结核接触史,故不支持该诊断。

六、最终诊断

1. 复杂型泌尿道感染(再发?)。
2. 左侧膀胱输尿管反流。

七、治疗方案

治疗目的是根除病原体,控制症状,去除诱因,预防再发。根据《泌尿道感染诊治循证指南》(2016年版)进行规范抗菌药物治疗。

(一)抗生素选择

选择血(上尿路感染)或尿(下尿路感染)中药物浓度高、肾功能损害小、根据药敏结果或结合临床疗效、抗菌谱广、抗菌能力强的药物。

患儿门诊尿常规提示白细胞升高,入院后暂无病原学检查结果,根据经验性用药选择哌拉西林他唑巴坦抗感染治疗3天,完善尿培养提示大肠埃希菌阳性,根据药敏结果,对哌拉西林他唑巴坦敏感,且患儿入院后体温正常,尿常规中白细胞较前有所下降,继续应用哌拉西林他唑巴坦抗感染治疗,共10天。

(二)抗生素疗程

1. 该患儿>3月龄,考虑上尿路感染,有明显症状时可静脉使用2~4天后,改为口服抗生素,总疗程10~14天(部分指南建议使用抗生素疗程为7~10天)。对该患儿,采用足疗程10天抗感染治疗。对于≤3月龄患儿的上尿路感染,推荐使用全程静脉抗生素,疗程10~14天,对于下尿路感染患儿,口服抗菌药物7~14天(标准疗程)或2~4天(短疗程)。

2. 治疗过程中效果评估。抗生素口服或静脉使用48小时后评估疗效,监测临床症状、尿检指标(尿常规及尿培养)。

(三)一般治疗

适当多饮水,清洁外阴,碱化尿液等。

(四)预防用药

患儿近期有可疑多次泌尿道感染病史,且合并有泌尿道畸形,建议急性症状控制后预防性使用复方磺胺甲噁唑或呋喃妥因(治疗剂量的1/3),睡前顿服。该患儿口服呋喃妥因每次

1mg/kg,每晚 1 次。若不能耐受上述药物者,可考虑使用阿莫西林克拉维酸钾或头孢克洛等药物。

（五）其他

合并泌尿道畸形者,需随访,必要时手术干预。该患儿膀胱输尿管反流程度为单侧Ⅲ级,考虑患儿没有明确的反复感染病史且年龄较小,建议长期动态随访,必要时手术干预。

八、注意事项

1. 较小婴儿尿液标本容易受污染,如接尿困难,可行导尿进行尿培养检查。尿袋所留尿标本,仅在培养结果为阴性时认为有临床价值。

2. 较小婴幼儿泌尿道感染症状不典型,针对不明原因发热者,建议常规完善尿常规检查,警惕泌尿道感染可能。

3. 排泄性膀胱尿路造影不应作为首次发热性泌尿道感染的常规检查项目,应在泌尿系超声提示异常或泌尿道感染复发等情况时完善,但如患儿既往存在不明原因发热且未行尿液检查,建议尽早完善。

4. 因尿培养受抗生素使用、饮水过多、尿频明显(尿液膀胱内储存时间过短)等多种因素影响,尿培养阳性率不高,因此尿培养阴性时不能除外泌尿道感染。

5. 长期反复泌尿道感染可形成肾瘢痕,造成慢性肾功能不全,有条件者可在急性期后完善核素肾静态扫描评估肾瘢痕情况。

（李　秋　王　墨）

第九章

造血系统疾病

病例一　面色苍白1个月

一、主要病史

患儿，男，9个月，因"发现面色苍白1个月"入院。患儿于1个月前无明显诱因出现面色苍白，无发热，无皮下出血，无皮疹。吃奶反应可，睡眠正常。小便色偏黄，无排酱油样小便或浓茶样小便。大便每天1次，无排白陶土样大便。患儿系 G_1P_1，足月顺产，否认窒息抢救史。生后一直予母乳喂养，未添加任何辅食。生长发育同同龄小儿，3个月会抬头，6个月会坐，按时行预防接种。否认家族贫血或肿瘤病史。

二、体格检查

体温36.5℃，呼吸30次/min，脉搏100次/min，血压85/55mmHg，体重8.5kg。发育正常，营养中等，面色中度苍白，精神稍疲乏，反应尚可。全身皮肤无黄疸，无出血点，浅表淋巴结无肿大。头颅无畸形，巩膜无黄染，双瞳孔等圆等大，对光反射正常，口唇苍白，咽稍充血。颈无抵抗，胸廓无畸形，呼吸平顺，双肺呼吸音清，未闻及啰音。心律整，心音有力，各瓣膜区均未闻及病理性杂音。腹平软，肝于右肋缘下1cm可触及，质软。脾于左肋缘下未触及。肠鸣音正常，四肢肌力、肌张力正常，肢端暖，膝反射正常，双侧巴宾斯基征阴性。

三、实验室和辅助检查

1. 血常规和C反应蛋白　C反应蛋白<5mg/L，白细胞 7.55×10^9/L，红细胞 5.04×10^{12}/L，血红蛋白81g/L，血小板 270×10^9/L，平均红细胞体积67.6fL，平均红细胞血红蛋白22.4pg，平均红细胞血红蛋白浓度292g/L，中性粒细胞25%，淋巴细胞60%，网织红细胞0.75%。

2. 外周血细胞形态检查　红细胞大小不等，中央浅染（+），偶见异形红细胞（图9-1）。

3. 生化检查　血清铁4.8μmol/L，不饱和铁结合力62.5μmol/L，总铁结合力67.3μmol/L，血清铁饱和度7.1，血清铁蛋白11.4μg/L，转铁蛋白3.27g/L。

四、诊断思路

1. 该患儿以面色苍白起病，考虑贫血诊断。需要进一步明确是否为生理性贫血、贫血程度、贫血病因等。贫血病因包括红细胞或血红蛋白生成不足、溶血性贫血和失血性贫血（图9-2）。

2. 根据病史特点，该患儿以面色苍白为主要表现。体格检查示贫血、皮肤黏膜苍白、肝大而脾不大，实验室检查结果显示小细胞低色素性贫血，血清铁及血清铁蛋白降低，不饱和铁结合力及总铁结合力升高，诊断考虑缺铁性贫血。结合该患儿生后一直予母乳喂养，未添加任何

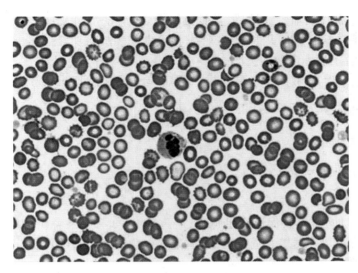

图 9-1 外周血细胞形态检查

红细胞大小不等,中央浅染(+),偶见异形红细胞。

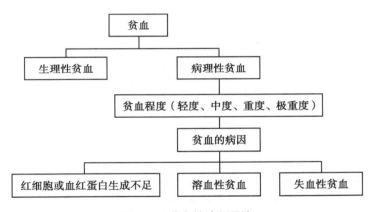

图 9-2 贫血的诊断思路

辅食,考虑为缺铁的病因。因此,该患儿诊断为营养性缺铁性贫血。

五、鉴别诊断

外周血象呈小细胞低色素性贫血者,除考虑营养性缺铁性贫血,尚需与以下疾病相鉴别。

1. 铁粒幼细胞贫血 是线粒体合成血红蛋白功能障碍,为铁利用障碍性贫血。可呈小细胞低色素性贫血,但血清铁及铁饱和度增高,总铁结合力不降低。骨髓铁粒幼细胞增多,并出现环状铁粒幼细胞,细胞外铁增多。该患儿实验室生化检查结果不支持,可排除该诊断。

2. 地中海贫血 常有家族史,有溶血表现,血涂片可见靶形红细胞,血红蛋白电泳异常,胎儿血红蛋白或血红蛋白 A2 增多,出现血红蛋白 H 包涵体等。血清铁及铁蛋白不降低,总铁结合力正常,骨髓细胞外铁及铁粒幼细胞数不降低。该患儿实验室生化检查结果不支持,暂不考虑该诊断,必要时行血红蛋白电泳检查。

3. 转铁蛋白缺乏症 系常染色体隐性遗传所致(先天性)或严重肝病、肿瘤继发(获得性)。

表现为小细胞低色素性贫血。血清铁、总铁结合力、血清铁蛋白及骨髓含铁血黄素均明显降低。先天性转铁蛋白缺乏症幼儿时发病,伴发育不良和多脏器功能受累。该患儿实验室生化检查结果不支持,暂不考虑该诊断。

此外,铅中毒、维生素 B_6 反应性贫血时,外周血象也呈小细胞低色素性贫血改变。

六、最终诊断

1. 营养性缺铁性贫血。
2. 中度贫血。

七、治疗方案

1. 一般治疗　加强护理,保证充足睡眠;避免感染,如有感染者积极控制感染;重度贫血者注意保护心脏功能。根据患儿消化能力,适当增加含铁质丰富的食物。注意饮食的合理搭配,以增加铁的吸收。

2. 去除病因　对饮食不当者应纠正不合理的饮食习惯,有偏食习惯者应予纠正。如有慢性失血性疾病(如钩虫病、肠道畸形等),应及时治疗。

3. 铁剂治疗　铁剂是治疗缺铁性贫血的特效药,应尽量采用口服法给药;婴幼儿则可用2.5% 硫酸亚铁合剂;口服铁剂的剂量为元素铁每日 4~6mg/kg,分 3 次口服,一次量不应超过元素铁 1.5~2mg/kg。

4. 输红细胞　其适应证是:①贫血严重,尤其是发生心力衰竭者;②合并感染者;③急需外科手术者。贫血愈严重,每次输红细胞的量应少些。血红蛋白在 30g/L 以下者,应采用等量换血方法;血红蛋白在 30~60g/L 者,每次可输注浓缩红细胞 5~10mL/kg;贫血为轻、中度者,不必输血或红细胞。

八、注意事项

1. 铁代谢检查指标符合缺铁性贫血诊断标准　下述 4 项中至少满足 2 项,但应注意血清铁和转铁蛋白饱和度易受感染和进食等因素影响,并存在一定程度的昼夜变化。①血清铁蛋白降低(<15μg/L),建议同时检测血清 C 反应蛋白,尽可能排除感染和炎症对血清铁蛋白水平的影响;②血清铁<10.7μmol/L;③总铁结合力>62.7μmol/L;④转铁蛋白饱和度<15%。

2. 注意寻找缺铁性贫血的病因　包括先天储铁不足、铁摄入量不足、生长发育因素、铁吸收障碍、铁丢失过多等病因。去除病因是治疗营养性缺铁性贫血的关键。

3. 铁剂治疗的反应及疗程　口服铁剂 12~24 小时后,细胞内含铁酶开始恢复,临床症状好转,烦躁等精神症状减轻,食欲增加。36~48 小时开始出现红系增生现象;网织红细胞于服药后 48~72 小时开始上升,5~7 日达高峰,以后逐渐下降,2~3 周后下降至正常。治疗 1~2 周后血红蛋白逐渐上升,1~3 周每天上升 1~3g/L,以后减慢,通常于治疗 3~4 周达到正常。如治疗反应满意,血红蛋白恢复正常后再继续服用铁剂 6~8 周,以增加铁储存。

(方建培　许吕宏)

病例二 发热2周伴双下肢疼痛1周

一、主要病史

患儿,男,10岁,因"发热2周,双下肢疼痛1周"入院。患儿于2周前无明显诱因出现发热,最高体温38℃,无咳嗽、咳痰,无鼻塞、流涕,无呕吐、腹泻。1周前出现双下肢疼痛,无红肿,无皮疹或出血点。于我院门诊就诊,血常规示白细胞 45×10^9/L,红细胞 3.84×10^{12}/L,血红蛋白 108g/L,血小板 60×10^9/L,中性粒细胞 25%,淋巴细胞 50%。现为进一步治疗而收入我科。起病以来,患儿无头痛、头晕,无视物模糊,无行走障碍,大小便均正常。个人史无特殊,否认输血和外伤史,否认家族肿瘤及其他遗传病史。

二、体格检查

体温 37.7℃,呼吸 35 次/min,脉搏 110 次/min,血压 100/60mmHg,体重 30kg。精神反应可,发育正常,营养中等。皮肤、黏膜稍苍白,无黄疸,无出血点,双侧颈部可扪及数个黄豆大小的淋巴结,质中,无压痛,可活动。双侧瞳孔等圆等大,对光反射正常,咽稍充血,双侧扁桃体不大。颈无抵抗,胸廓无畸形,胸骨压痛(+)。呼吸平顺,双肺呼吸音稍粗,未闻及干、湿啰音。心律整,心音有力,各瓣膜听诊区均未闻及病理性杂音。腹平软,肝于右肋缘下 3cm 可触及,质中,无压痛。脾于左肋缘下 5cm 可触及,质中,无压痛。肠鸣音正常,双侧睾丸无肿大。四肢肌力、肌张力正常,双下肢有轻压痛,无红肿。膝反射正常,巴宾斯基征未引出。

三、实验室和辅助检查

1. 血常规检查 白细胞 45×10^9/L,红细胞 3.84×10^{12}/L,血红蛋白 108g/L,血小板 60×10^9/L,中性粒细胞 25%,淋巴细胞 50%。

2. 外周血涂片检查 细胞形态示幼稚细胞占 5%。

3. 骨髓涂片检查 有核细胞增生尚活跃,粒系受抑,红系受抑,淋巴细胞占 93%,其中原始+幼稚淋巴细胞占 63%(图 9-3),全片巨核细胞 1 个。

四、诊断思路

1. 该患儿主要表现为发热、双下肢疼痛,诊断上需考虑感染性与非感染性疾病,非感染性疾病需考虑结缔组织病、恶性血液肿瘤,恶性血液肿瘤包括急性白血病和恶性淋巴瘤(图 9-4)。

2. 根据病史特点,该患儿有发热、骨痛表现,体格检查示轻度贫血、肝脾大、淋巴结肿大及双下肢疼痛等,实验室检查结果显示白细胞升高、血红蛋白及血小板降低,外周血

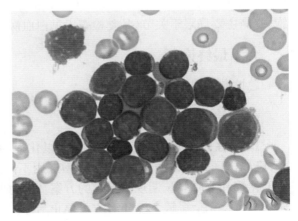

图 9-3 骨髓涂片检查
可见大量原始和幼稚淋巴细胞。

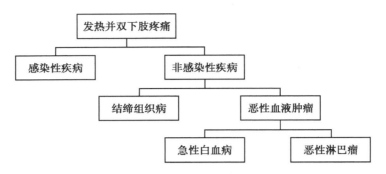

图 9-4   发热、双下肢疼痛的诊断思路

象发现幼稚淋巴细胞,骨髓涂片检查示原始 + 幼稚淋巴细胞占 63%。综合以上资料,临床诊断考虑急性淋巴细胞白血病。

五、鉴别诊断

1. 再生障碍性贫血(aplastic anemia,AA)   血象呈全血细胞减少;肝、脾、淋巴结不肿大;骨髓有核细胞增生低下,无幼稚白细胞增生,骨髓检查示造血细胞增生低下。

2. 恶性淋巴瘤   出现发热、淋巴结肿大表现,或合并盗汗、体重减轻等全身非特异性表现,高肿瘤负荷者可发生心、肝、肾等重要脏器的浸润。淋巴结病理活检有助于确诊,但通常骨髓检查示原始和幼稚淋巴细胞比例低于 20%。

3. 传染性单核细胞增多症   本病肝、脾、淋巴结常肿大;白细胞数增高并出现异型淋巴细胞,易与急性淋巴细胞白血病混淆。但本病病程经过一般良好,血象多于 1 个月左右恢复正常;血清嗜异性凝集反应阳性;骨髓无白血病改变。

4. 类白血病反应   为造血系统对感染、中毒和溶血等刺激因素的一种异常反应,以外周血出现幼稚白细胞或白细胞数增高为特征。当原发疾病被控制后,血象即恢复正常。此外,血小板数多正常,白细胞有中毒性改变(如中毒颗粒和空泡形成),中性粒细胞碱性磷酸酶积分显著增高等,这些特点可与白血病鉴别。

5. 风湿性关节炎   有发热、关节疼痛症状者易与风湿性关节炎混淆,须注意鉴别。风湿性关节炎的贫血程度轻,无出血,肝、脾、淋巴结明显肿大亦少见,周围血中亦不会出现幼稚细胞,疼痛主要局限于关节,骨髓检查未见白血病细胞。

六、最终诊断

急性淋巴细胞白血病。

七、治疗方案

1. 急性白血病的治疗   主要采用以化疗为主的综合疗法。其原则是:早期诊断、早期治疗;应严格区分白血病类型,按照类型选用不同的化疗方案和相应的药物剂量;采用早期连续适度化疗和分阶段长期规范治疗的方案。同时要注意早期防治中枢神经系统白血病和睾丸白血病。持续完全缓解 2~3 年者方可停止治疗。

2. 预防髓外白血病   由于大多数药物不能进入中枢神经系统、睾丸等部位,中枢神经系统白血病和睾丸白血病均会导致骨髓复发、治疗失败。因此,有效预防髓外白血病是急性淋巴细胞白血病患儿获得长期生存的关键措施之一。

3. 分子靶向治疗　在细胞分子水平上,针对已经明确的致癌位点设计相应的治疗药物,药物进入体内会特异地选择致癌位点来结合而发挥作用,使肿瘤细胞特异性死亡。如应用伊马替尼治疗 *BCR/ABL* 基因阳性的急性白血病,维 A 酸和砷剂治疗 *PML/RARA* 基因阳性的 M3 白血病等。目前还有其他新型药物包括 FLT3 抑制剂、法尼基转移酶抑制剂、γ-分泌酶抑制剂和针对表观遗传学改变的靶向药物。

4. 化疗桥接造血干细胞移植　是目前根治大多数急性淋巴细胞白血病(acute lymphoblastic leukemia,ALL)和部分急性髓系白血病(acute myeloid leukemia,AML 或 acute non-lymphoblastic leukemia,ANLL)的首选方法。造血干细胞移植治疗儿童急性白血病的适应证:①高危型(HR)ALL 第 1 次完全缓解(complete remission,CR1),中危型(IR)ALL 或标危型(SR)ALL 化疗期间 CR2。②HR-ANLL CR1;复发 ANLL CR2。③M3 白血病治疗 1 年后融合基因仍持续阳性者。

八、注意事项

1. 急性白血病典型临床表现包括发热、贫血、出血和白血病浸润等,根据临床表现、血象和骨髓象的改变即可做出诊断。骨和关节痛多见于急性淋巴细胞白血病。骨痛的原因主要与骨髓腔内白血病细胞大量增生、压迫和破坏邻近骨质及骨膜浸润有关。

2. 骨髓检查是确立诊断和评定疗效的重要依据。典型的骨髓象为该类型白血病的原始及幼稚细胞极度增生。儿童急性白血病诊断常采用形态学(M)、免疫学(I)、细胞遗传学(C)和分子生物学(M),即 MICM 综合分型,以指导治疗和提示预后。

3. 化疗及分子靶向治疗是治疗儿童急性白血病的重要措施。治疗目的是杀灭白血病细胞,消除白血病细胞浸润引起的症状,使病情得到缓解,并巩固治疗效果,减少耐药。对于部分高危或难治复发的急性白血病,需进行造血干细胞移植。

(方建培　许吕宏)

病例三　反复发热半个月

一、主要病史

患儿,男,4 岁 1 个月。因"反复发热半个月"就诊。入院前半个月起,患儿无明显诱因出现发热,体温最高达 38.7℃,伴早晚咳嗽,每次咳嗽 1~2 声,且体温波动。无畏寒、寒战,手足冰凉。在当地医院住院治疗,静脉滴注阿莫西林克拉维酸钾 3 天症状无好转,抗生素升级为头孢曲松 3 天,同时口服维生素 C、蒲地蓝等药物治疗后,发热控制不理想,发热频率和热峰均进行性加剧,体温最高达 40.6℃,每天 4~5 次,且发热时伴寒战、手足发凉,精神、食纳进行性变差,遂转至我院进一步治疗。患儿系 G_2P_2,足月剖宫产,出生体重 4 000g,否认窒息缺氧病史。父母体健,有一 14 岁哥哥,体健,外公因肝癌去世,姑姑有乳腺癌病史。

二、体格检查

体温 38.5℃,脉搏 120 次/min,呼吸 33 次/min,血压 92/60mmHg,体重 22kg,身高 106cm。

神志清,精神差,面色苍白,全身皮肤、黏膜无黄染及出血点,颌下及颈部、腹股沟淋巴结肿大,最大约蚕豆大小,质中,有触痛,咽无充血,扁桃体无肿大,未见异常分泌物附着,双肺呼吸音粗,未闻及干、湿啰音。心音有力,律齐,各瓣膜听诊区未闻及杂音。腹平软,无压痛及反跳痛,肝脏于肋下 3cm 可触及,质中,边缘钝,脾于肋下 2cm 可触及,质软,肠鸣音 4 次/min,腹壁反射正常存在,膝腱反射存在,病理反射未引出,四肢肌力、肌张力正常。

三、实验室和辅助检查

1. 血液检查

(1)血常规:白细胞 2.9×10^9/L,中性粒细胞 1.33×10^9/L,血红蛋白 75g/L,血小板 37×10^9/kg。

(2)血清铁蛋白:13 562μg/L(正常<500μg/L)。

(3)血生化:纤维蛋白原 1.29g/L(正常≥2.0g/L),甘油三酯 3.11mmol/L(正常≤2.5mmol/L),丙氨酸转氨酶 356U/L(正常≤40U/L),总胆红素 71.1μmol/L(正常≤34μmol/L),结合胆红素 56μmol/L(正常≤17.1μmol/L)。

(4)外周血涂片:红细胞形态异常。成熟红细胞形态大小不一,部分淡染区略扩大,可见红细胞,偶见靶形红细胞、球形红细胞、红细胞碎片。

(5)外周血培养:未检出致病菌。

(6)外周血 NGS 检查:EBV 阳性,未检出其他致病菌、病毒、寄生虫等。

(7)细胞因子检测:IL-1β 4.05pg/mL(正常≤12.4pg/mL),IL-2 0.45pg/mL(正常≤7.5pg/mL),IL-4 1.11pg/mL(正常≤8.56pg/mL),IL-6 73.66pg/mL(正常≤5.4pg/mL),IL-10 370.89pg/mL(正常≤12.9pg/mL),IL-17 1.53pg/mL(正常≤21.4pg/mL),IL-12p70 7.08pg/mL(正常≤3.4pg/mL),TNF-α 6 874.23pg/mL(正常≤23.1pg/mL)。

(8)外周血 EBV 拷贝数:EBV 全血 8.24×10^4,血浆 7.48×10^3。

(9)淋巴细胞亚群 EB 病毒载量(EBV-DNA 拷贝数/每 100 万个细胞):$CD3^+CD4^+$ 7.8×10^4/10^6cell,$CD3^+CD8^+$ 3.2×10^4/10^6cell,$CD3^-CD19^+$ 2.1×10^4/10^6cell,$CD56^+$ 2.4×10^3/10^6cell。

(10)可溶性 CD25 水平:9 010U/mL(正常≤2 400U/mL)。

(11)NK 细胞活性:2.2%(正常≥15.11%)。

2. 骨髓穿刺检查　骨髓涂片结果显示:骨髓增生活跃,粒系核左移,巨核增生明显活跃伴成熟障碍,血小板少见,可见噬血细胞(图 9-5)。

3. 影像学检查

(1)胸部 CT:肺炎,胸腔积液。

(2)头颅 MRI:未见明显异常信号影。

(3)淋巴结及腹部 B 超:颌下及颈部、腹股沟淋巴结肿大(最大 13mm×10mm),有触痛;肝脏肋下 35mm,脾脏肋下 19mm。

4. 基因检测　家系全外显子测序检测出 STXBP2 基因杂合突变,变异分别来源于父母,其哥哥为携带者。

四、诊断思路

(一)噬血细胞综合征的诊断

1. 符合分子生物学诊断标准　噬血细胞综合征的分子生物学诊断标准:以下任一基因发生病理性突变(PRF1、UNC13D、STX11、STXBP2、RAB27A 等),可诊断为噬血细胞综合征(表 9-1)。

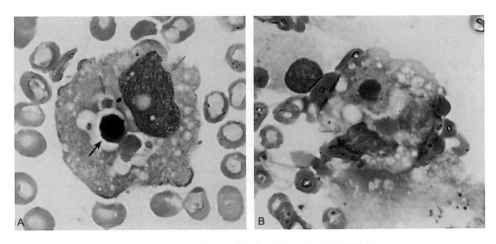

图 9-5　骨髓涂片上噬血细胞作用的形态学特征

骨髓涂片上噬血细胞作用的形态学特征（B. 原始放大倍数 ×500）；蓝色箭头，白细胞；黑色箭头，有核红细胞；红色箭头，血小板。

该患儿存在 *STXBP2* 基因的病理性突变。

表 9-1　原发性噬血细胞综合征突变基因的定位及编码蛋白质的功能

分型	染色体定位	相关基因	编码蛋白质	蛋白质功能
FHL1	9q21.3-22	未知	未知	未知
FHL2	11q21-22	*PRF1*	穿孔素	细胞毒作用
FHL3	17q25	*UNC13D*	Munc13-4	囊泡与细胞膜融合
FHL4	6q24	*STX11*	Syntaxin11	囊泡细胞内转运、与细胞膜融合
FHL5	19p13.2-p13.3	*STXBP2*	Munc18-2	囊泡细胞内转运、与细胞膜融合
XLP-1	Xq24-26	*SH2DA*	SAP/SLAM	T 细胞活化
XLP-2	Xq25	*BIRC4/XAP*	BIRC4/XIAP	调节淋巴细胞稳态
GS2	15q21	*RAB27A*	Rab27a	囊泡细胞内转运、与细胞膜融合
CHS	1p42.1-42.1	*LYST*	LYST	囊泡形成和转运
HPS-2	5q14.1	*AP3B1*	AP3	NK 细胞和 T 细胞的裂解颗粒胞吐作用

2. 满足下列 8 项指标中的 5 项可诊断

（1）发热：体温超过 38.5℃，7 天以上。

（2）脾肿大。

（3）血细胞减少（外周血两系以上减少）：血红蛋白<90g/L（新生儿<100g/L），血小板<100×10⁹/L，中性粒细胞<1.0×10⁹/L。

（4）高甘油三酯血症（≥3.0mmol/L）或/和低纤维蛋白原血症（≤1.5g/L）。

（5）骨髓、脾脏、淋巴结等组织中可见噬血细胞，排除恶性肿瘤。

（6）NK 细胞活性减低或缺乏（正常≥15.11%）。

（7）铁蛋白≥500μg/L。

（8）可溶性 CD25 水平≥2 400U/mL。

该患儿急性起病,有反复发热。首先排除了感染性疾病可能,同时行骨髓穿刺及影像学检查排除了淋巴瘤、白血病可能。对照噬血细胞综合征（hemophagocytic lymphohistiocytosis,HLH）的 8 条诊断标准,诊断为 HLH（图 9-6）。

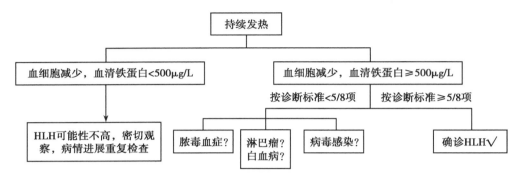

图 9-6　噬血细胞综合征诊断思路

（二）噬血细胞综合征的病因诊断

根据病史特点、实验室及影像学检查、基因筛查等明确病因（图 9-7）。

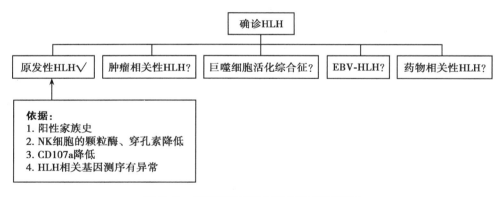

图 9-7　噬血细胞综合征病因诊断路径图

五、鉴别诊断

原发性 HLH 并不难诊断,但是由于不同原因所致 HLH 的治疗方法不同,因此鉴别 HLH 的原因非常重要。原发性 HLH 多由一些继发因素诱发,并且随着分子生物学发展和越来越多的 HLH 相关基因的发现,原发性和继发性 HLH 的界限逐渐变得模糊起来。等待基因结果往往较慢,目前大多数基因检测均以检测外显子为主,内含子突变或未知基因突变目前无法检测,NK 细胞、T 细胞毒性检测异常或临床治疗病情反复通常提示原发 HLH 可能性。临床上应通过密切观察患儿的临床表现并结合辅助检查结果,寻找是否存在感染、风湿免疫性疾病或肿瘤等继发因素,但需要注意的是,一些继发因素可能是原发性 HLH 的诱发或促发因素。

1. 再生障碍性贫血　再生障碍性贫血可表现为两系或三系的下降,因粒细胞较低,可伴有严重的细菌、病毒或真菌感染,表现为反复发热、两系或三系下降、高铁蛋白血症等,可通过骨髓穿刺、腹部 B 超、NK 细胞活性检查等鉴别。本例患儿骨髓中可见噬血细胞,伴有肝、脾大,不支持再生障碍性贫血的诊断。

2. 淋巴瘤　淋巴瘤可表现为血象异常,伴有肝、脾、淋巴结肿大,反复发热,铁蛋白升高等,骨髓或淋巴结活检可见淋巴瘤细胞,PET-CT 检查可见异常信号影。本例患儿骨髓中未见肿瘤细胞,影像学检查未见异常肿块,不支持淋巴瘤的诊断。

3. 慢性活动性 EB 病毒感染　慢性活动性 EB 病毒感染可以表现为反复发热、肝脾大、淋巴结肿大、血象异常、肝功能损害、皮疹等,病程多为 3~6 个月,伴有持续性的 EB 病毒感染。本例患儿为急性起病,病程较短,不支持慢性活动性 EB 病毒感染的诊断。

4. 急性白血病　急性白血病可表现为反复发热、肝脾大、铁蛋白升高,但骨髓或外周血可见幼稚细胞。本例患儿骨髓及外周血未见幼稚细胞,不支持急性白血病的诊断。

5. 新型冠状病毒感染　部分严重的新型冠状病毒感染除了发热外,还可伴有血小板、粒细胞减少,铁蛋白升高,可溶性 CD25 升高,同时伴有细胞因子 IFN-γ 或 TNF-α 升高等,有进展成 HLH 的可能。本例患儿新冠病毒核酸检测阴性,不支持新型冠状病毒感染的诊断。

六、最终诊断

原发性噬血细胞综合征(FHL-5)。

七、治疗方案

根据中华医学会儿科学分会血液学组制订的《中国噬血细胞综合征诊断与治疗指南》(2022 年版)制订治疗方案。

原发性噬血细胞综合征明确诊断后,目前国内以中国儿童组织细胞病协作组 HLH-2018 方案(HSCN-HLH-2018)为基础,主要包括依托泊苷/糖皮质激素和环孢素进行为期 8 周的诱导治疗,继之 9~40 周的维持治疗;或以 RUX-HLH-2022 方案为基础,先以芦可替尼单药治疗,以控制过度炎症状态,进而控制 HLH 活化进展,单药芦可替尼使用后发热控制不理想,应予依托泊苷/糖皮质激素治疗,待病情稳定后尽早行异基因造血干细胞移植。该患儿存在 *STXBP2* 基因复合杂合突变,有基因证据,唯一的根治手段是造血干细胞移植。目前边维持治疗,边寻找合适供体,尽早行异基因造血干细胞移植。

(一)常规化疗

1. 一线治疗

(1)国内治疗方案

1)HSCN-HLH-2018 方案:整个治疗时间 40 周,其中 8 周诱导治疗,32 周维持治疗。①诱导治疗:包括依托泊苷(etoposide,VP-16)每次 100mg/m², 2 次/周,即第 1 和 4 天;之后 1 次/周,即第 8、15、22、29、36、43、50 天。甲泼尼松龙 10mg/(kg·d),第 1~3 天;5mg/(kg·d),第 4~6 天;2mg/(kg·d),第 7~14 天;1mg/(kg·d),第 15~28 天;0.5mg/(kg·d),第 29~42 天;0.25mg/(kg·d),第 43~56 天。环孢素(CsA)仅用于 CsA 组,口服,3~5mg/(kg·d),分 2 次,自化疗后第 15 天开始,谷浓度维持在 100~200μg/mL。同时化疗前和化疗 2 周时腰穿和鞘内注射甲氨蝶呤和地塞米松(按照年龄调整)。治疗 8 周结束时进行评估。②维持治疗:包括 VP-16,每次 100mg/m²,每 2 周 1 次,即第 64、78、92、106、120、134、148、162、176、190、204、218、232、246、260、274 天;

地塞米松每日 6mg/m²，每 2 周 1 次，即第 64~66 天、78~80 天、92~94 天、106~108 天、120~122 天、134~136 天、148~150 天、162~164 天、276~278 天、190~192 天、204~206 天、218~220 天、232~235 天、246~248 天、260~262 天、274~276 天；CsA（CsA 组）继续应用至 40 周（280 天）；或者行异基因造血干细胞移植。

2）RUX-HLH-2022 方案：芦可替尼（ruxolitinib）为一种 JAK1/2 抑制剂。单药治疗推荐用量为：14 岁以下，根据体重（≤10kg、≤20kg 或 >20kg）计算，剂量分别为 2.5mg、5mg、10mg，每日 2 次。单药治疗 5 天发热不能控制，开始 HSCN-HLH-2018 方案的治疗。

（2）国际上的治疗方案

1）HLH-1994 方案：VP-16：150mg/m²，1 周 2 次，第 1~2 周；150mg/m²，1 周 1 次，第 3~8 周。地塞米松：10mg/（m²·d），第 1~2 周；5mg/（m²·d），第 3~4 周；2.5mg/（m²·d），第 5~6 周；1.25mg/（m²·d），第 7~8 周。

2）HLH-2004 方案推荐从治疗初始就同时加用环孢素 A（cyclosporine A，CsA），HLH-1994 方案则是在 8 周诱导治疗后才加用 CsA。

2. 二线治疗　初始诱导治疗后 2 周应进行疗效评估，未能达到部分应答（partial response，PR）及以上疗效的难治性 HLH 患者建议尽早接受挽救治疗。复发性 HLH 指治疗后达到 PR 及以上疗效的患者再次出现 HLH 活动，可以采用原方案或采用与初始诱导治疗不同的挽救治疗方案。

（1）DEP 方案：一种由脂质体多柔比星、依托泊苷和甲泼尼龙组成的联合治疗方案。针对难治性 EBV-HLH，可在 DEP 方案基础上加用培门冬酶或门冬酰胺酶（L-DEP 方案）。

（2）芦可替尼（ruxolitinib）：一种 JAK1/2 抑制剂。单药治疗推荐用量为：14 岁以下，根据体重（≤10kg、≤20kg 或 >20kg）计算，剂量分别为 2.5mg、5mg 或 10mg，2 次/d。芦可替尼已经整合到 RUX-HLH-2022 方案的一线治疗中。

（3）依帕伐单抗（emapalumab）：一种干扰素（IFN-γ）的单克隆抗体，能有效中和 IFN-γ 并控制过度的炎症反应。依帕伐单抗起始剂量为每次 1mg/kg，每周 2 次，根据药代动力学评估并调整剂量，随后剂量可递增至每次 3mg/kg、每次 6mg/kg，最大每次 10mg/kg。治疗时间初步设计为 8 周，可根据实际情况延长（等待接受造血干细胞移植）或缩短（不短于 4 周）。

（二）异基因造血干细胞移植治疗

原发性噬血细胞综合征唯一治愈的手段是异基因造血干细胞移植治疗（allo-HSCT）。HLA 全相合的同胞和无关供体首先推荐，对于没有上述供体的患者，即使只有单倍体供者，也推荐进行 allo-HSCT。移植应尽可能在药物治疗达到临床缓解后及时进行。

HLH 的供者筛选除了需要考虑年龄、HLA 位点相合度、健康状况等，还需要评价供者是否存在与受者相关的疾病风险，如 NK 细胞的功能（包括 NK 细胞活性、脱颗粒功能、HLH 缺陷基因对应的蛋白表达等）。原发性 HLH 患者选择亲缘供者时应该进行 HLH 缺陷基因筛查及免疫细胞功能活性的测定。

（三）支持治疗

1. 感染　HLH 化疗及移植治疗过程中，需要给予真菌和卡氏肺孢子虫肺炎的预防治疗；中性粒细胞缺乏者，应给予粒细胞集落刺激因子，预防粒细胞缺乏导致的严重感染；患儿一旦出现粒细胞缺乏伴感染，需要应用经验性广谱抗生素治疗，并补充免疫球蛋白，积极控制感染。值得注意的是，HLH 治疗过程中再度出现发热症状时，需鉴别发热是 HLH 进展所致还是感染所致。

2. 出血　目标是维持血小板 >50×10⁹/L，保持凝血功能相对正常。若患者出现低纤维蛋白原血症或者凝血酶原时间延长时,需要补充纤维蛋白原、凝血因子、新鲜冰冻血浆,严重者需要进行连续肾替代疗法(CRRT)或者血浆置换。血小板$<50 \times 10^9$/L 时,积极输注血小板,使之保持在较高水平。

3. 监测脏器功能 由于药物毒性及炎症反应,HLH 患者可能出现肝脏、肾脏和心脏等多脏器功能不全。治疗期间应严密监测脏器功能,对症治疗。血浆置换及 CRRT 可有效改善器官功能,提高重症 HLH 患者的总体生存率。

八、注意事项

1. HLH 病情凶险,进展迅速,因此早期、恰当和有效的治疗非常重要。

2. HLH 的病因治疗与疾病的预后转归关系密切,因此所有患者在诊断 HLH 的同时均应积极寻找潜在的病因。

3. HLH 治疗原则是去除诱因,迅速控制细胞因子风暴,清除过度活化的免疫细胞,保护受累脏器的功能等。治疗强调个体化原则,目前国际上常用的是 HLH-2004 方案,但并非所有患者均应按照方案使用所有的化疗药物或完成所有的疗程,部分继发性 HLH 病情较轻,单用短疗程激素便可控制病情,化疗效果不佳者应及时进行造血干细胞移植。在治疗过程中需严密观察患儿病情变化,及时评估化疗效果,根据患儿的临床表现和评估结果调整治疗方案。

4. 对于原发性 HLH,造血干细胞移植是唯一的根治手段,移植的主要目的是重建正常免疫系统从而使疾病达到根治。移植前应用一线治疗方案尽可能使患儿达到缓解期,为造血干细胞移植提供最佳条件。难治、进展期患儿,应用二线方案或其他免疫化疗方案或靶向治疗方案尽可能使疾病达到缓解,再行造血干细胞移植。但仍有一部分患儿移植前无法达到缓解,可能需要强行移植,以改善预后,但会增加移植相关死亡率的风险。医生应该充分权衡利弊,尽可能找到最佳时机积极行挽救性造血干细胞移植,增加治愈的希望。

(胡绍燕 凌 婧)

病例四 皮肤瘀点、瘀斑1个月

一、主要病史

患儿,男,9 岁 9 个月。以"肝炎 3 个月,皮肤瘀点、瘀斑 1 个月,头晕 1 周"入院。患儿于 3 个月前曾出现黄疸,转氨酶升高(具体不详),在当地医院诊断为肝炎,住院治疗,肝炎治愈出院,当时肝炎相关病毒检测阴性。1 个月前无明显诱因出现皮肤瘀点、瘀斑,伴面色苍白,无鼻衄、牙龈渗血,无血尿、血便,无头痛、呕吐,无发热,家长未予重视。1 周前晨起时有头晕,面色苍白加重,至当地医院就诊,完善血常规示白细胞 1.43×10^9/L、血红蛋白 41g/L、血小板 3×10^9/L、中性粒细胞绝对值 0.09×10^9/L、网织红细胞绝对计数 9.9×10^9/L,遂转入我院治疗。病程中患儿无咳嗽,无呕吐、腹泻,无骨关节疼痛,食纳、睡眠正常,大小便正常。

二、体格检查

体温 36.5℃,脉搏 105 次/min,呼吸 25 次/min,血压 100/65mmHg。神志清,精神反应可,重度贫血貌,皮肤无黄染,全身皮肤散在瘀点、瘀斑,腋窝、腹股沟、颈部等浅表淋巴结未触及肿大,双肺呼吸音粗,未闻及啰音。心律齐,心音可,心前区未闻及杂音。腹软,无压痛,肝脾肋下未触及,未触及异常包块。四肢活动可,末梢暖。

三、实验室和辅助检查

1. 血液检查

（1）血常规、网织红细胞:白细胞 $1.43 \times 10^9/L$、血红蛋白 $41g/L$、血小板总数 $3 \times 10^9/L$、中性粒细胞绝对值 $0.09 \times 10^9/L$、网织红细胞绝对计数 $9.9 \times 10^9/L$。

（2）血涂片分类:中性粒细胞 3%,淋巴细胞 95%。

（3）自身抗体、抗核抗体系列:阴性。

（4）生化、体液免疫:正常。

（5）T 细胞亚群:$CD3^+89.27\%$,$CD4^+/CD8^+2.47$,$CD3^-CD19^+6.16\%$,$CD3^-CD(16+56)^+2.10\%$。

（6）血清铁蛋白:$252\mu g/L$。

（7）巨细胞病毒、EB 病毒、细小病毒 B19-DNA-PCR:均为阴性。

（8）溶血全套:Coombs 试验阴性。

（9）ITP 相关抗体检测:均为阴性。

（10）甲状腺功能检测:阴性。

（11）PNH 检测(流式细胞术):阴性。

（12）骨髓造血衰竭基因组套(包括 800 个与骨髓衰竭密切相关的基因文库):未发现临床表型高度相关且致病性证据充分的基因变异。

2. 骨髓穿刺检查

（1）骨髓形态:有核细胞增生重度减低,粒系和红系各占 5%,淋巴细胞 90%,巨核细胞未见,非造血细胞易见。

（2）骨髓活检:骨髓造血容积<5%,粒系、红系和巨核系细胞均少见。

（3）骨髓原位荧光杂交探针检测:5q-/-5 阴性,7q-/-7 阴性,20q12-阴性,cen8 三体阴性,Y 缺失阴性。

（4）染色体核型:46,XY。

3. 影像学检查

（1）头颅 CT:未见异常。

（2）腹部 B 超:未见肝脾大。

四、诊断思路

（一）全血细胞减少的诊断

全血细胞减少是指外周血中白细胞、红细胞和血小板同时减少,均低于同年龄段正常参考范围的一种综合征。患儿急性发病,以瘀斑、瘀点为首发表现,结合骨髓涂片等实验室检查结果,分析可能病因(图 9-8)。

（二）再生障碍性贫血的初步诊断

再生障碍性贫血的初步诊断见图 9-9。

五、鉴别诊断

需与先天性全血细胞减少症和其他获得性、继发性全血细胞减少症相鉴别。

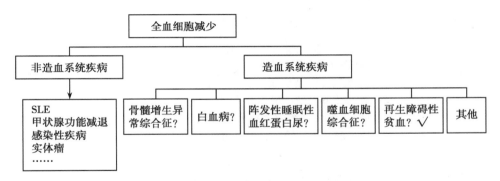

图 9-8 全血细胞减少诊断

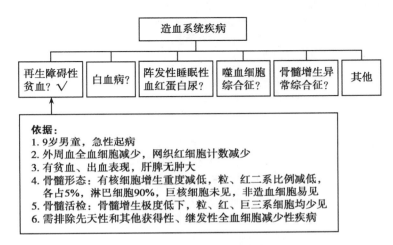

图 9-9 再生障碍性贫血诊断

1. 先天性全血细胞减少症 见表 9-2。

表 9-2 先天性全血细胞减少症

疾病	临床特征
范科尼贫血（Fanconi anemia, FA）	多数致病基因的遗传方式为常染色体隐性遗传，仅 *FANCB* 基因为 X 连锁隐性遗传，*RAD51* 基因为常染色体显性遗传。主要表现为血细胞减少、多发性先天畸形及肿瘤易感性
先天性角化不良（dyskeratosis congenita, DC）	由端粒酶相关基因突变所致的先天遗传性疾病，遗传方式有 X 连锁遗传、常染色体显性或隐性遗传。主要表现为皮肤色素异常、指甲营养不良、口腔白斑三联征、全血细胞减少等
舒-戴二氏综合征或者舒瓦克曼综合征（Shwachman-Diamond syndrome, SDS）	是一种由染色体 7q11 的核糖体成熟因子（*SBDS*）基因复制引起的常染色体隐性遗传病。主要表现为血细胞减少、胰腺外分泌功能障碍和骨骼异常。多数伴有重症感染、肝功能不全、骨骼畸形和身材矮小等
先天性无巨核细胞性血小板减少症（congenital amegakaryocytic thrombocytopenia, CAMT）	为常染色体隐性遗传，TPO 受体（*c-Mpl*）基因突变所致。主要表现为血小板减少或全血细胞减少

2. 其他获得性、继发性全血细胞减少症　见表9-3。

表9-3　其他获得性、继发性全血细胞减少症

疾病	临床特征及鉴别点
低增生性白血病	肝、脾、淋巴结一般不肿大，外周血全血细胞减少，未见或可见少量原始细胞，骨髓可见大量的白血病细胞。流式细胞术有助于鉴别急性淋巴细胞白血病和急性髓细胞白血病；染色体和基因检测有助于急性白血病危险度分级
噬血细胞综合征（hemophagocytic lymphohistiocytosis，HLH）	常表现为持续高热，肝、脾、淋巴结肿大，全血细胞减少；骨髓形态：部分患者可见数量不等的噬血细胞；肝功能：可有低白蛋白血症，血清转氨酶不同程度升高或胆红素升高；凝血功能：低纤维蛋白原血症，活化部分凝血活酶时间（APTT）延长，凝血酶原时间（PT）延长；脂类代谢：病程早期可出现高甘油三酯血症；铁蛋白：多数患者铁蛋白明显升高。家族性HLH可以发现HLH相关基因改变
骨髓增生异常综合征（myelodysplastic syndrome，MDS）	一系或多系细胞减少；骨髓病态造血明显；骨髓活检可见不成熟早期造血细胞异位（ALIP）现象；半数患儿出现染色体的异常，如7号染色体缺失一条
阵发性睡眠性血红蛋白尿（paroxysmal nocturnal hemoglobinuria，PNH）	为细胞膜缺陷引起的一种溶血性贫血。再生障碍性贫血可以是PNH的一种并发症，PNH也可以是再生障碍性贫血患者的转型，两种血液病之间存在可能并发或转化的关系。流式细胞术可检测到 $CD55^-$、$CD59^-$ 细胞比例增高
巨幼细胞贫血	由维生素 B_{12} 或叶酸缺乏而影响细胞 DNA 代谢，骨髓中出现幼红细胞，粒细胞及巨核细胞伴有巨幼样变，发生髓内溶血而引起的一种营养性贫血；严重者可表现为全血细胞减少
Evans 综合征	兼有免疫性血小板减少症（ITP）和自身免疫性溶血性贫血（AIHA）的特点；Coombs试验阳性；外周血网织红细胞或中性粒细胞比例往往不减低甚至偏高，对糖皮质激素及大剂量丙种球蛋白的治疗反应良好
恶性淋巴瘤	可表现为全血细胞减少，骨髓涂片可见淋巴瘤细胞
系统性红斑狼疮（systemic lupus erythematosus，SLE）	部分病例可表现为全血细胞减少；可出现不同程度的黏膜及皮肤损害，病情严重者可出现狼疮性脑病、狼疮性肾炎、肺栓塞、心力衰竭等，自身抗体及抗核抗体检测有助于鉴别
急性造血功能停滞	临床表现类似于再生障碍性贫血，具有自限性，骨髓象增生从活跃到极度减低，但红系明显受抑，找到原巨红细胞是其特征之一，粒系及巨核系造血停滞

六、严重程度确定（Camitta 标准）

1. 重型再生障碍性贫血（SAA）诊断标准

（1）骨髓有核细胞增生程度 25%~50%，残余造血细胞少于 30% 或有核细胞增生程度低于 25%。

（2）外周血象至少符合以下 3 项中的 2 项：中性粒细胞绝对值 $<0.5 \times 10^9/L$；血小板 $<20 \times 10^9/L$；网织红细胞绝对值 $<20 \times 10^9/L$。

（3）若中性粒细胞绝对值<0.2×10⁹/L，则诊断为极重型再生障碍性贫血（VSAA）。

2. 非重型再生障碍性贫血（NSAA）诊断标准 未达到SAA和VSAA诊断标准，需参考有关成分输血指征，确定是否属于"依赖输血NSAA"。

七、最终诊断

极重型肝炎相关性再生障碍性贫血。

八、治疗方案

根据中华医学会儿科学分会血液学组的《儿童再生障碍性贫血诊疗规范》（2019年版）制订治疗方案。

1. 支持治疗

（1）成分血输注：红细胞输注指征为血红蛋白<60g/L，预防性血小板输注指征为血小板<10×10⁹/L，若同时存在严重感染等耗氧量增加、血小板消耗增加的情况，可适当放宽输血指征。强调成分血输注，有造血干细胞移植意愿的建议血液制品要进行过滤和/或照射；对于粒细胞缺乏伴严重感染者可应用粒细胞集落刺激因子。对该患儿，需尽快预约红细胞、血小板支持治疗。

（2）应予保护性隔离，有条件时入住层流病房；避免出血，防止外伤及剧烈活动；尽量避免应用可能损伤造血功能的药物。

（3）感染的预防和治疗：注意饮食卫生，做好口腔、肛周护理，预防性应用抗真菌药。

2. 造血干细胞移植

（1）造血干细胞移植是治疗AA和先天性全血细胞减少症的有效方法。

（2）SAA、VSAA患儿如有同胞相合供者，应尽快进行造血干细胞移植治疗；预计在短期（1~2个月）内能找到9~10/10位点相合的非血缘相关供者并完成供者体检的SAA、VSAA患儿，可在接受不包括抗胸腺/淋巴细胞球蛋白（ATG/ALG）的免疫抑制治疗后直接进行造血干细胞移植。该患儿应积极完善HLA配型，寻找合适供体。

3. 免疫抑制治疗 免疫抑制治疗（immunosuppressive therapy，IST）是无合适供者获得性AA的有效治疗方法。目前常用药物为抗胸腺/淋巴细胞球蛋白（ATG/ALG）和CsA。ATG 3~4mg/(kg·d)，ALG 20~30mg/(kg·d)，连续用5天，每日静脉输注12~18小时。CsA口服剂量为5~10mg/(kg·d)，建议全血谷浓度维持在100~200μg/L，一般CsA总疗程应在2~3年。

4. 其他IST方案 大剂量环磷酰胺（CTX）、霉酚酸酯（MMF）、普乐可复（FK506）、抗CD52单抗（阿伦单抗）、雷帕霉素（西罗莫司）等。

5. 刺激骨髓造血

（1）血小板生成素（TPO）受体激动剂：可刺激骨髓中的巨核细胞及多能造血干细胞和祖细胞造血。艾曲波帕在美国已批准用于难治性重型AA的治疗，但在中国仅批准用于12岁以上的患者。

（2）雄激素：可以刺激骨髓红系造血，是重要的促造血用药物。一般应用十一酸睾酮，应定期复查肝功能。

九、注意事项

1. 获得性AA诊断是排他性诊断。诊断过程中，可能需要多部位多次骨髓穿刺，建议在髂骨穿刺,禁止在胸骨穿刺。

2. 肝炎相关性再生障碍性贫血一般多为 SAA 或 VSAA,异基因造血干细胞移植是首选治疗方案,在保护性隔离的前提下,该患儿应尽快进行 HLA 配型,寻找合适供体。

(胡绍燕　凌　婧)

第十章
神经肌肉系统疾病

病例一　间断抽搐发作伴发育延迟 5 年

一、主要病史

患儿,女,5 岁 4 个月。以"间断抽搐发作伴发育延迟 5 年"入院,患儿 5 年前(4 月龄)无明显诱因出现反复抽搐发作,表现为点头伴双上肢上抬 1 下,成串发作或孤立性发作,多时每天发作 5~6 串,每串 5~10 下;少时每天发作 2~3 串,每串 5~8 下。为求诊治在当地医院就诊,脑电图提示高度失律,监测到多次痉挛发作,头颅 MRI 未报告异常,先后予托吡酯、促皮质素、氨己烯酸治疗无明显好转。3 年前无明显诱因患儿开始出现新的抽搐发作形式,表现为右侧肢体僵硬伴抖动,每次发作持续 1~2 分钟,发作可自行缓解。为求诊治在当地医院查脑电图,提示左侧颞顶枕叶为主的棘波、棘慢波发放,监测到 1 次局灶性发作。先后加用奥卡西平、丙戊酸钠、拉莫三嗪、生酮饮食治疗,疗效欠佳。为进一步寻找病因及调整治疗方案收入我院。自起病以来,患儿精神反应可,睡眠稍差,食欲可,大小便正常。

患儿起病前追声追物可,竖头稳,起病后出现发育迟缓,6 月龄会翻身,10 月龄独坐,1 岁 8 个月会走,目前仍走路不稳,易摔倒。目前仅能说 2~3 个字组成的短句。

患儿系第一胎第一产,孕 38^{+6} 周顺产,出生体重 3 260g,否认窒息缺氧病史。否认热性惊厥及癫痫家族史。

二、体格检查

体温 36.5℃,脉搏 90 次/min,呼吸 22 次/min,血压 98/67mmHg。神志清,精神反应可,头围 50cm,皮肤未见咖啡牛奶斑及色素脱失斑。心、肺、腹查体未见异常;四肢肌力、肌张力正常,双侧深、浅反射对称引出,病理反射未引出。脑膜刺激征阴性。

三、实验室和辅助检查

1. 血液检查

(1)血常规和 C 反应蛋白:白细胞 8.6×10^9/L,中性粒细胞 50.2%,淋巴细胞 42.3%,C 反应蛋白 1mg/L。

(2)肝功能、肾功能、电解质及血糖:未见异常。

(3)乳酸、β 羟丁酸、同型半胱氨酸:正常。

2. 粪尿常规　正常。

3. 脑电图　发作间期左侧颞枕为主,双侧顶枕后颞区多灶、广泛棘波、棘慢波发放;发作期呈不对称性痉挛发作,痫样放电从左侧后头部起始。

4. 影像学检查

（1）头颅 MRI：左侧颞顶枕叶 T_2-FLAIR 像高信号（图 10-1A）。

（2）头颅 PET-CT：左侧颞顶枕叶低代谢信号（图 10-1B）。

5. Griffiths 神经发育量表　发育商（developmental quotient, DQ）：运动 75；个人-社会 65；听力和语言 65；手眼协调 79；表现 80；实际推理 65。

6. 基因检测　癫痫及相关发作性疾病基因检测未发现明确致病性变异。

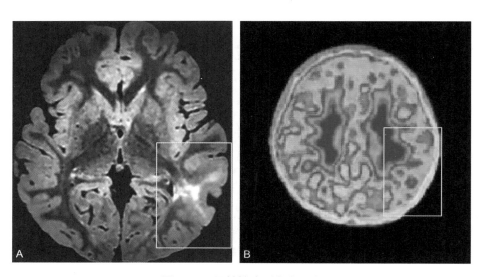

图 10-1　局灶性皮质发育不良

A. 头颅 MRI T_2-FLAIR；B. 头颅 PET-CT；黄框所示为左侧颞顶枕叶局灶性皮质发育不良。

四、诊断思路

（一）无热惊厥发作的诊断

患儿为慢性病程，以无明显诱因的反复无热抽搐发作为主要症状，脑电图监测到癫痫放电及癫痫发作，临床考虑诊断癫痫（图 10-2）。

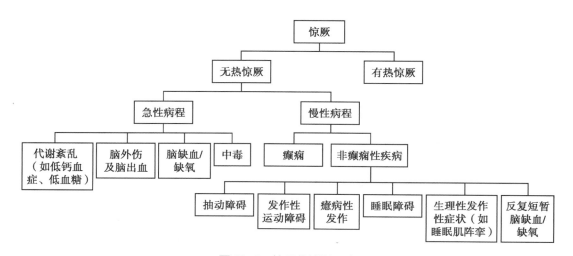

图 10-2　惊厥的诊断思路

（二）癫痫的诊断

根据病史特点、辅助检查结果进行五个层次的完整分析诊断。

1. 明确是否为癫痫　根据患儿发作符合无热惊厥、突发突止、形式刻板、反复发作的症状学特点，结合脑电图监测到癫痫发作，癫痫诊断明确。

2. 确定癫痫的发作形式

（1）痉挛发作：点头伴双上肢上抬，成串发作，脑电图监测到痉挛发作。

（2）局灶性发作：一侧肢体僵硬伴抖动，脑电图示左侧颞枕部为主的放电，并监测到左侧后头部起始的癫痫发作。

3. 确定癫痫综合征　根据患儿的起病年龄、发作形式、发育情况、脑电图特征等判断癫痫综合征类型。患儿起病时为 4 月龄，痉挛发作，发育迟缓，脑电图提示高度失律，符合婴儿痉挛（West 综合征）。此患儿即使没有捕捉到发作期脑电图，结合其典型的痉挛发作表现及脑电图发作间期特点（高度失律），也可以诊断癫痫，婴儿痉挛。

4. 癫痫的病因诊断　见图 10-3。

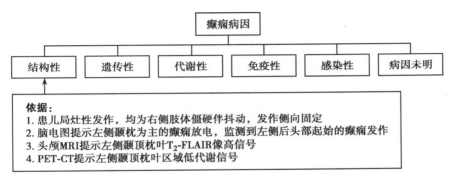

图 10-3　癫痫病因诊断思路

5. 癫痫相关脑功能障碍及共患病　癫痫可共患的疾病包括发育迟缓/智力障碍、注意缺陷多动障碍、孤独症、焦虑、抑郁、睡眠障碍、抽动障碍等。此患儿起病后表现为发育迟缓，考虑与癫痫相关，目前患儿大于 5 岁，认知能力明显落后于同龄儿，临床考虑为智力障碍，可进行韦氏儿童智力量表测试以进一步明确并进行严重性分度。

五、鉴别诊断

此患儿癫痫诊断明确，鉴别诊断主要是针对结构性病因进行。

1. 先天性结构性病因　患儿起病前发育正常，围产期无异常，没有遗传代谢性疾病的证据，包括未发现任何代谢异常，基因检测也未见异常，因此本患儿不考虑先天性结构性病因。

2. 后天获得性结构性病因　患儿既往无脑损伤疾病的病史，包括围产期损伤、颅脑外伤、脑炎、可能累及脑实质的全身性疾病等；起病前也无急性脑疾病病史；头颅 MRI 病变特点支持局灶性皮质发育不良。因此，可以基本排除后天获得性病因导致的局灶性病变。

另外，诊断癫痫常规需要与非癫痫性的疾病（包括低血糖症、屏气发作、晕厥、睡眠障碍、儿童癔症发作、偏头痛、抽动障碍等），或儿童生理性或一过性的事件进行鉴别。非癫痫性的发作性症状或疾病与癫痫的鉴别，最重要的是详细询问病史，获得可靠的发作期症状，如果能够捕捉到发作期录像不仅能明确癫痫诊断，也能对发作进行准确分类，此患儿即为此种情况。但是,很多时候临床上很难获得发作期的视频脑电图-发作记录,此时发作间期的癫痫样放电对于诊断具有重要的参考价值。

六、最终诊断

1. 癫痫,痉挛发作,局灶性发作,婴儿痉挛(West 综合征),结构性(左侧颞顶枕叶局灶性皮质发育不良)。

2. 发育迟缓。

七、治疗方案

1. 病因治疗　对于癫痫患者,需积极寻找病因,优先针对病因治疗,同时予以抗癫痫发作治疗。针对结构性病因的部分患者,可通过外科手术达到缓解癫痫发作的目的,如本例患儿癫痫诊断明确,癫痫病因考虑结构性(左侧颞顶枕叶局灶性皮质发育不良),通过儿童癫痫中心术前评估,符合癫痫病灶切除的条件。患儿在我院行左侧颞顶枕叶离断术后未再观察到癫痫发作,发育逐渐进步,行走较前稳,可跑跳,可说长句,完成基本的日常语言交流。

2. 抗癫痫发作药物治疗　抗癫痫发作药物治疗优先按照癫痫综合征选药,其次按照癫痫发作类型选药。本例患儿病初考虑癫痫综合征为婴儿痉挛,根据此综合征,优先选择促皮质素、氨己烯酸抗癫痫发作治疗。随着病程的进展,患儿出现局灶性癫痫发作,也不再符合婴儿痉挛的诊断,根据局灶性癫痫发作这一发作形式,加用了奥卡西平(针对局灶性发作的优先药物之一)治疗。但加用多种抗癫痫发作药物治疗后,本例患儿的癫痫发作仍控制欠佳。

3. 生酮饮食治疗　生酮饮食指高脂、低碳水化合物和适当蛋白质的饮食。生酮饮食的适应证包括葡萄糖转运子 1 缺陷综合征、丙酮酸脱氢酶缺乏症及药物难治性癫痫。其禁忌证为有脂肪酸转运和氧化障碍者。生酮饮食治疗可作为针对病因的精准治疗,也可作为广谱的抗癫痫发作治疗。对于葡萄糖转运子 1 缺陷综合征或丙酮酸脱氢酶缺乏症患者,生酮饮食就是针对病因的精准治疗;而对大多数药物难治性癫痫患者,生酮饮食主要是广谱的抗癫痫发作治疗。本例患儿在病程中曾合理应用 2 种以上的抗癫痫发作药物足量足疗程治疗,但癫痫发作仍不能控制,考虑为药物难治性癫痫,符合生酮饮食适应证。本例患儿应用生酮饮食治疗,癫痫发作仍无缓解。

4. 共患病治疗　首先,需明确癫痫共患病的诊断。其次,根据共患病的情况及时调整抗癫痫发作治疗方案。再次,评估共患病的严重程度,对患者生活造成不良影响较轻的共患病,可以密切观察;对患者生活影响显著的共患病需在兼顾抗癫痫发作治疗的基础上积极治疗共患病,以期让患者获得更好的生活质量。此患儿出现癫痫发作后一直伴有发育迟缓,应给予积极的康复治疗及特殊教育训练。

八、注意事项

1. 儿童生长发育较快,在标准体重范围内应按照千克体重计算每日药量,对于体重高于或低于标准体重的儿童,应按照标准体重给药,并结合疗效和监测的血药浓度调整药物剂量。

2. 注意监测药物不良反应,定期监测血常规、肝功能、肾功能、电解质等。

3. 目前此患儿癫痫发作虽然暂时控制,但是癫痫是慢性疾病,需要进行长程疾病管理,包括癫痫发作及不良反应监测,发育、学习情况评估,及时发现问题,予以积极处理,以期尽可能改善远期预后。

(姜玉武　谢　涵)

病例二　四肢无力 14 天,伴视物重影和饮水呛咳 10 天

一、主要病史

患儿,男,7 岁。以"四肢无力 14 天,伴视物重影、饮水呛咳 10 天"入院。14 天前无诱因出现四肢无力,表现为夹菜和写字费力,走路、上楼缓慢,不能跑步,尚可蹲起,未予特殊处理。10 天前患儿出现视物重影,有饮水呛咳等表现,同时家长发现其面部表情减少、说话声音变小,就诊于当地诊所,给予阿莫西林、利巴韦林等治疗 2 天(具体剂量不详)无好转。患儿逐渐发展为走路需搀扶,偶诉腿麻,不能夹菜、写字,睁眼费力,视物重影,饮水呛咳也逐渐加重。8 天前就诊于当地医院,血常规示白细胞 9.03×10^9/L,中性粒细胞 47.0%,血红蛋白 153g/L,血小板 237×10^9/L,肝功能、肾功能及电解质正常,免疫球蛋白正常,补体 C3、C4 正常,类风湿因子、抗链球菌溶血素抗体及 C 反应蛋白正常,脑脊液常规、生化、涂片及培养正常,头颅 MRI 未见异常,予抗病毒治疗及 B 族维生素营养神经治疗(具体用药不详),症状仍加重。为求进一步诊治收入我院。患儿自起病以来,精神反应可,睡眠、食欲稍差,大小便正常。

患儿出现肢体无力前 2 周曾有急性呼吸道感染,3 天痊愈。患儿系 P_1G_1,孕 39 周顺产,出生体重 3 000g,围产期无异常,起病前智力、运动发育正常,按计划接种疫苗。家族史无特殊。

二、体格检查

体温 36.3℃,脉搏 80 次/min,呼吸 20 次/min,血压 100/70mmHg。神志清,精神反应可,皮肤未见皮疹。心、肺、腹查体无特殊。神经系统查体:双眼睑轻度下垂,双眼裂 8mm,双眼球各向运动轻度受限,右侧著,复视,双侧瞳孔 4mm,等大正圆,对光反射灵敏,双侧闭目无力,右侧著,微笑时口角稍向左侧偏移,面部表情较少,声音低,咽反射、腭反射减弱,余颅神经未见异常;四肢肌力近端Ⅳ级,远端Ⅲ级,肌张力偏低,肌容积正常;双侧浅、深感觉无异常;腹壁反射及提睾反射对称引出,四肢腱反射未引出,病理征(−);脑膜刺激征(−);自主神经(−)。

三、实验室和辅助检查

1. 血液检查

(1)血常规和 C 反应蛋白:白细胞 8.2×10^9/L,中性粒细胞 48.2%,淋巴细胞 42.9%,C 反应蛋白 1mg/L。

(2)肝功能、肾功能和电解质:未见异常。

(3)肌酶、乳酸、β 羟丁酸:正常。

2. 粪尿常规　正常。

3. 肌电图　双侧神经传导速度减慢,提示脱髓鞘病变(表 10-1)。

表 10-1　双侧神经传导速度

| 运动/感觉 | 神经名称 | 刺激部位 | 记录部位 | 潜伏期/ms 及波幅/(mV·μV⁻¹) | | | | 距离/cm | 传导速度/(m·s⁻¹) |
				近端记录点 潜伏期 波幅		远端记录点 潜伏期 波幅			
感觉	右腓肠神经	小腿下部	外踝	—	—	1.8	15.0	7.0	38.7
感觉	左正中神经	掌心	腕	—	—	2.2	8.0	7.5	34.1
运动	右胫神经	腘、踝	拇短展肌	17.6	0.9	5.8	1.1	18.0	15.3
运动	左腓总神经	腘、踝	伸趾短肌	21.7	0.2	9.6	0.2	16.0	13.2
运动	左正中神经	肘、腕	拇短展肌	8.6	4.7	3.6	8.1	10.0	20.0
运动	左尺神经	肘、腕	小指展肌	10.0	2.4	2.4	2.2	17.0	21.8

4. 脑脊液检查

（1）常规：无色清亮，细胞数 0。

（2）生化：蛋白 0.75g/L，糖 4.00mmol/L。

四、诊断思路

儿童神经系统疾病的诊断思路，首先是定向诊断，即确定患儿临床表现是否源自神经系统疾病；然后是定位诊断，即通过分析症状和体征，结合相关辅助检查确定病变累及神经系统的哪些部位；最后是定性诊断，即根据疾病病程等确定疾病的病因和性质。

1. 定向诊断　此患儿目前除了神经系统症状、体征，没有发现其他系统受累的症状和体征，因此考虑原发于或局限于神经系统疾病。

2. 定位诊断

（1）区分上运动单元病变还是下运动单元病变：对于肢体无力，其定位诊断首先要区分上运动单元病变还是下运动单元病变（表 10-2）。患儿肢体无力、肌张力低、腱反射消失、病理征阴性，肌电图提示神经传导速度减慢，符合下运动单元病变。

表 10-2　上运动单元病变和下运动单元病变的鉴别

	上运动单元病变	下运动单元病变
瘫痪分布	以整个肢体为主（单瘫、偏瘫、截瘫）	以肌群为主
肌张力	增高	减低
腱反射	增强	减弱或消失
病理征	阳性	阴性
肌萎缩	无或轻度废用性肌肉萎缩	明显
肌电图	神经传导速度和波幅正常	神经传导速度减慢和/或波幅降低

（2）下运动单元中具体病变部位的定位诊断：下运动单元包括脊髓前角、周围神经、神经肌肉接头和肌肉（图 10-4）。此患儿有肢体肌无力和脑神经受累表现，无晨轻暮重、肌痛表现，查体肌无力在肢体远端更重、腱反射消失，肌电图提示运动神经和感觉神经的传导速度均减慢，考虑病变部位在周围神经。

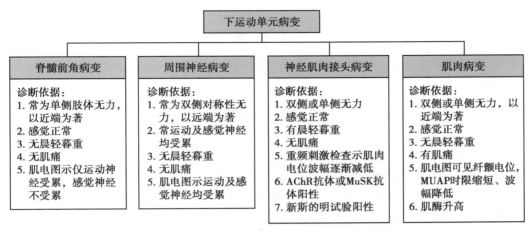

图 10-4　下运动单元病变

3. 定性诊断　在儿童期常见的下运动单元疾病包括免疫炎症性、遗传性、发作性疾病等。此患儿急性起病，起病前 2 周有前驱感染史，起病前运动发育正常，故首先考虑免疫炎症性疾病。患儿为女童，既往运动发育完全正常，非慢性或者隐匿性起病，故进行性肌营养不良等可除外；患儿仅有一次发作，未见血钾异常，故周期性瘫痪暂时不考虑。

患儿急性起病，有前驱感染史，双侧肢体进行性无力，以远端为著，腱反射消失，病理征阴性，脑脊液检查提示蛋白细胞分离，肌电图符合周围神经受累表现，考虑诊断吉兰-巴雷综合征。

五、鉴别诊断

需要与以下疾病鉴别。

1. 急性弛缓性脊髓炎　是指脊髓前角灰质病变导致的急性弛缓性肢体无力，常表现为一侧肢体或双侧肢体不对称性肌无力，肌无力在肢体近端更重，无感觉异常，肌电图提示神经源性损害。而此患儿肢体无力基本对称，肌无力为肢体远端更重，肌电图提示外周神经性损害，脑脊液检查提示蛋白细胞分离，故可除外急性弛缓性脊髓炎。

2. 重症肌无力　是一种由于神经肌肉接头传递障碍而引起的骨骼肌收缩无力为主要症状的获得性自身免疫性疾病。重症肌无力患者常有晨轻暮重的表现，症状在活动后加重，休息后减轻。肌无力在肢体近端更重，腱反射可以仅表现为迟钝。而此患儿没有晨轻暮重表现，也没有活动后症状加重的表现，肌无力在肢体远端更重，肌电图检查示神经传导速度减慢，而没有重症肌无力的重复刺激后肌肉动作电位幅度递减的现象，故可排除此病。

3. 炎症性肌病　是一组以骨骼肌炎性细胞浸润和肌纤维坏死为主要病理特征的肌肉病，包括皮肌炎、多发性肌炎、免疫介导的坏死性肌病等。儿童炎症性肌病主要表现为肢体无力，近端为著，伴肌肉疼痛和压痛。皮肌炎患者常伴有特异性皮疹。炎症性肌病患者的肌酶升高，肌电图提示肌源性损害，肌炎特异性抗体阳性，肌肉 MRI 提示肌肉水肿及坏死，肌活检病理提示肌肉组织炎性细胞浸润和肌纤维坏死。此患儿没有肌痛、肌酶增高表现，肢体无力以远端更重，肌电图提示外周神经损害，无肌肉受累表现，故可排除此病。

六、最终诊断

吉兰-巴雷综合征。

七、治疗方案

主要根据中华医学会神经病学分会发布的《中国吉兰-巴雷综合征诊治指南 2019》制订治疗方案。

(一) 一般治疗

1. 心电监护　对有明显自主神经功能障碍的患者,需心电监护。若患者出现高血压、心动过速、心动过缓、严重心脏传导阻滞及窦性停搏时,须及时处理。

2. 呼吸道管理　对存在呼吸困难和延髓支配肌麻痹的患者,需保持呼吸道通畅,必要时气管插管或气管切开,予机械辅助通气治疗。

3. 营养支持　对存在吞咽困难和饮水呛咳的患者,须给予鼻饲,保证营养,及时发现和处理电解质紊乱。如对本例患儿,予鼻饲喂养,避免了饮水呛咳,也保证了入量。

4. 其他对症处理　如存在尿潴留的患者,可留置尿管以帮助排尿。

(二) 免疫治疗

1. 免疫治疗的原则

(1) 起病后尽早采用免疫治疗,有助于控制病情进展,减少残疾。

(2) 输注静脉注射用丙种球蛋白(IVIG)是治疗吉兰-巴雷综合征的首选治疗。

(3) 急性重症的吉兰-巴雷综合征患者,可选择血浆置换治疗。

(4) IVIG 治疗后不建议短期内再应用血浆置换,因后者会将近期输入的 IgG 清除。

2. 免疫治疗选择　吉兰-巴雷综合征患者可选择的免疫治疗包括 IVIG 和血浆置换,两者均有效且疗效无明显差异。

(1) IVIG 治疗方案:400mg/(kg·d),连用 3~5 日。本例患儿入院后应用了 IVIG 治疗,400mg/(kg·d),连用 5 日。患儿病情逐渐好转,住院 10 天后顺利出院。

(2) 血浆置换治疗方案:每次血浆置换量为 30~50mL/kg,在 1~2 周内进行 3~5 次。

(三) 神经营养治疗

可应用 B 族维生素治疗,包括维生素 B_1、维生素 B_6、维生素 B_{12} 等。本例患儿住院期间应用了维生素 B_1、维生素 B_6 及维生素 B_{12} 营养神经治疗,出院后继续口服 B 族维生素。

(四) 康复治疗

病情稳定后,早期进行正规的神经功能康复锻炼,有利于预防废用性肌肉萎缩和关节挛缩。本例患儿在住院期间接受了康复训练,并嘱出院后随诊,继续康复治疗。

八、注意事项

1. 对于发病 2 周以内,病情较重或有明显加重趋势的吉兰-巴雷综合征患者,应尽快给予 IVIG 或血浆置换治疗。

2. 对于病程 2 周以上,或症状轻微的患者,可根据个体情况判断是否采用免疫治疗。

3. 对于免疫治疗后效果欠佳或出现症状波动的患者,《中国吉兰-巴雷综合征诊治指南 2019》推荐第 1 次 IVIG 结束后 2 周再次应用 IVIG,但 2021 年 *Lancet Neurol* 发表的最新研究证据表明第一疗程 IVIG 无效后使用第二疗程 IVIG 无额外获益且增加不良反应。

4. 糖皮质激素治疗吉兰-巴雷综合征缺乏循证证据支持,对于病情较重的患者,可根据具体情况判断是否有必要给予糖皮质激素治疗。

5. 尽早开展康复治疗。

（姜玉武　谢　涵）

病例三　发热、头痛 6 天,惊厥伴意识障碍 3 天

一、主要病史

患儿,男,6 岁。以"发热、头痛 6 天,惊厥伴意识障碍 3 天"入院。患儿于入院前 6 天无明显诱因出现发热,体温波动在 38.5~39℃,热型不规则,伴有鼻塞、流清涕和头痛,头痛为全头部痛,非持续性,不伴呕吐,无嗜睡,自行服用头孢克肟和布洛芬治疗,体温控制不理想,头痛无明显缓解,头痛剧烈时偶伴有非喷射性呕吐,为胃内容物。3 天前患儿出现惊厥,表现为双眼向上凝视,牙关紧闭,四肢屈曲僵硬伴节律性抖动,呼之不应伴尿失禁,持续 3 分钟左右缓解,缓解后精神欠佳,遂于当地医院就诊,就诊期间再次出现类似惊厥发作 2 次,持续 3~5 分钟不等,惊厥缓解后出现嗜睡,不易叫醒,查头颅 CT 未见明显异常,脑脊液检查白细胞数 $360 \times 10^6/L$,蛋白 0.6g/L,葡萄糖 3.55mmol/L,氯化物 118.4mmol/L,给予阿昔洛韦抗病毒、甘露醇降颅压治疗后意识障碍无缓解,为进一步治疗转至我院。病程中患儿四肢运动正常,无咳嗽,无腹痛、腹泻,二便正常,病初胃纳可,发病前否认特殊药物、食物服用史,否认外伤史。患儿系 G_1P_1,孕 38^{+5} 周顺产,出生体重 3 750g,否认窒息缺氧病史,生长发育史正常,按时预防接种,否认既往反复感染等慢性疾病史,否认家族性遗传病、代谢病史。

二、体格检查

体温 38.7℃,脉搏 100 次/min,呼吸 30 次/min,血压 100/70mmHg。神志模糊,压眶刺激有反应,双侧瞳孔等大等圆,直径 3~3.5mm,对光反射略迟钝,角膜反射正常;呼吸平稳,双肺未闻及明显干、湿啰音;心音有力,心律齐,未闻及明显杂音;腹部平软,无明显压痛,肝脾肋下未触及,肠鸣音正常;颈亢阳性,克氏征阴性,布氏征阴性,四肢肌力 V 级,肌张力正常,腹壁反射正常,提睾反射正常,腱反射亢进,双侧巴宾斯基征阳性,皮肤及黏膜未见明显异常。

三、实验室和辅助检查

1. 血液检查

（1）血常规和 C 反应蛋白:白细胞 $4.6 \times 10^9/L$,中性粒细胞 38.9%,红细胞 $4.12 \times 10^{12}/L$,血红蛋白 120g/L,血小板 $240 \times 10^9/L$,C 反应蛋白<8mg/L。

（2）肝、肾功能及电解质:丙氨酸转氨酶 17U/L、天冬氨酸转氨酶 38U/L、肌酐 25μmol/L、尿素 2.5mmol/L、总蛋白 74g/L、白蛋白 39.12g/L、血钠 136mmol/L、血钾 3.69mmol/L、血钙 2.25mmol/L、血氯 106mmol/L、血糖 5.2mmol/L。

（3）血气分析:pH 7.359、$PaCO_2$ 40mmHg、标准碱剩余 SBE-2.9mmol/L、乳酸 0.5mmol/L。

（4）血氨:45μmol/L,血串联质谱正常。

（5）血支原体抗体 IgM 阴性、单纯疱疹病毒Ⅰ型 IgG 阳性、单纯疱疹病毒Ⅱ型 IgG 阳性、单纯疱疹病毒Ⅰ型 IgM 阳性、单纯疱疹病毒Ⅱ型 IgM 阴性、T-SPORT 检测阴性。

（6）肠道病毒 RNA 阴性、单纯疱疹病毒Ⅰ型 DNA 阳性、单纯疱疹病毒Ⅱ型 DNA 阴性。

（7）血宏基因检测：人类疱疹病毒Ⅰ型：序列数 1825。

2. 脑脊液检查

（1）脑脊液常规检查：无色，清亮，白细胞 $70×10^6/L$，多个核细胞 30%，单核细胞 70%。

（2）脑脊液生化检查：蛋白定量 750mg/L，葡萄糖 3.5mmol/L，氯化物 128mmol/L。

（3）脑脊液病毒检查：肠道病毒 RNA 检测阴性，单纯疱疹病毒Ⅰ型 DNA 阳性，单纯疱疹病毒Ⅱ型 DNA 阴性。

（4）脑脊液宏基因检测：人类疱疹病毒Ⅰ型：序列数 1161520。

3. 粪尿常规　正常。

4. 影像学检查　头颅 MRI 示左侧大脑半球多发斑片状 T_1WI 低信号，T_2WI 高信号，DWI 高信号影，左侧丘脑斑片状相仿信号，考虑感染性病变可能（图 10-5）。

5. 脑电图　清醒状态下背景活动明显变慢，弥漫性 2~3Hz δ 节律为主，多量中-高波幅慢波发放，双侧前头部为主，左侧偏甚，未见明显痫样放电（图 10-6）。

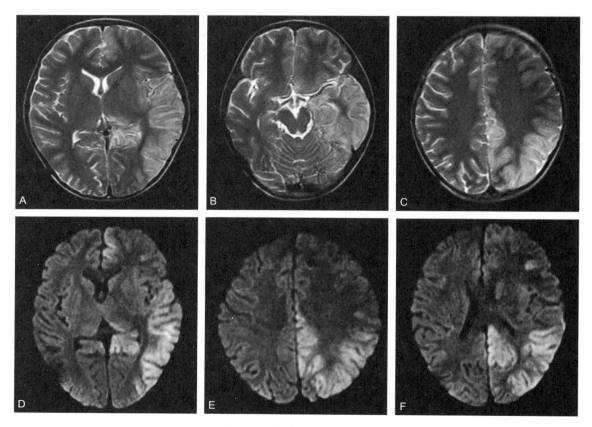

图 10-5　颅内多发异常信号

A~C. T_2WI 序列，左侧额叶内侧面，左侧颞顶枕叶大片皮质肿胀，左侧大脑脚受压推移，相应脑沟变浅，灰、白质分界模糊；D~F. DWI 序列，左侧额叶散在弥散受限病灶、左侧颞顶枕叶大片皮质及皮质下弥散受限病灶，累及部分左侧丘脑。

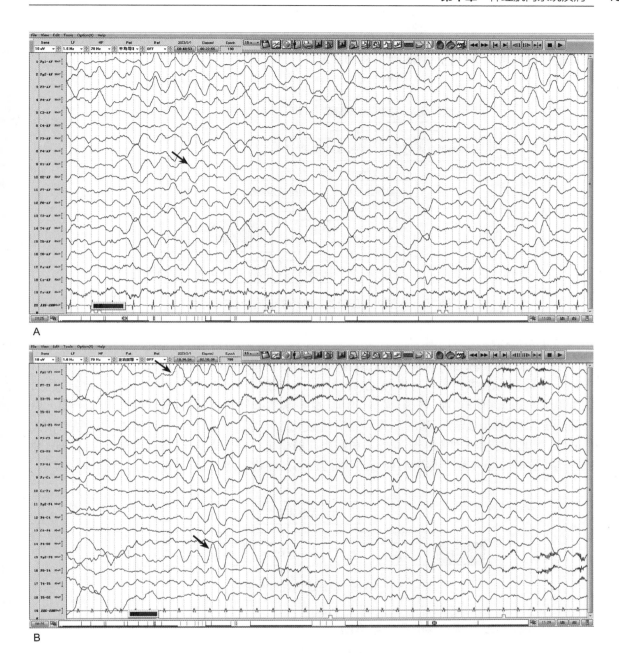

图 10-6　清醒脑电图表现

A. 平均导联,清醒背景活动为2~3Hz δ节律;B. 左右双极导联,前头部慢波。

四、诊断思路

(一)定向及定位诊断

患儿急性起病,病初以发热伴颅内高压症状为主要表现,随病程进展出现惊厥及意识障碍,不伴其他系统受累的症状和体征,因此定向诊断考虑为神经系统疾病。患儿以大脑皮质受累的惊厥和意识障碍为主要神经系统症状,查体表现为意识障碍、脑膜刺激征阳性、双侧巴宾斯基征阳性、腱反射亢进等,脑电图为弥漫性慢波表现,头颅 MRI 提示多发性皮质异常信号,且病程中不伴有语言障碍、吞咽障碍、异常呼吸、共济失调等中脑、脑干、小脑的定位症状和体征，因此定位诊断考虑为颅内大脑病变（图 10-7）。

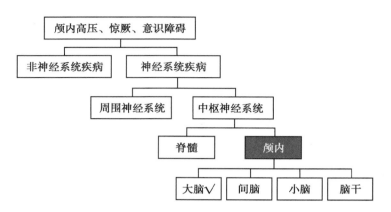

图 10-7　颅内高压及意识障碍的定向、定位诊断思路

（二）定性诊断

患儿急性脑病的定性诊断需从感染、代谢、免疫、中毒、卒中或出血、外伤、肿瘤等方面进行考虑。根据患儿的病程中伴有发热，脑脊液中白细胞数增高、蛋白轻度增高，考虑感染性病因的可能大。患儿血肝功能、乳酸、血气、血氨、血串联质谱等均正常，排除代谢性疾病可能。患儿病程中无精神行为异常、睡眠障碍等免疫性脑炎的典型临床表现，影像学检查无脱髓鞘相关的表现，因此免疫相关性脑炎暂除外。根据患儿的病史特征及影像学特征，血管病变、外伤、肿瘤等均可除外。患儿为学龄期儿童，无明确的食物和药物服用病史，中毒可除外（图 10-8）。

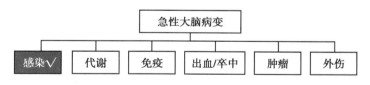

图 10-8　脑病的定性诊断思路

（三）中枢神经系统感染的病原学诊断

根据患儿起病方式、病史特点、实验室和辅助检查结果进行诊断（图 10-9）。

五、鉴别诊断

（一）与其他病原体导致的中枢神经系统感染鉴别

1. 化脓性脑膜炎　急性起病，往往伴有发热、精神萎靡等感染中毒症状，可伴有头痛、呕吐等颅内压增高症状，惊厥和意识障碍等脑实质受累症状，往往脑膜刺激征症状明显，脑脊液检查白细胞数明显增高，高于 500×10^6/L，中性粒细胞增高为主，脑脊液中糖低于正常值，蛋白增高，脑脊液培养可培养到细菌，外周血象白细胞增高，C 反应蛋白增高，抗生素治疗有效。本例患儿虽然起病方式、临床症状和体征与化脓性脑膜炎相符，但脑脊液呈现无菌性脑膜炎特征改变，故不支持化脓性脑膜炎诊断。

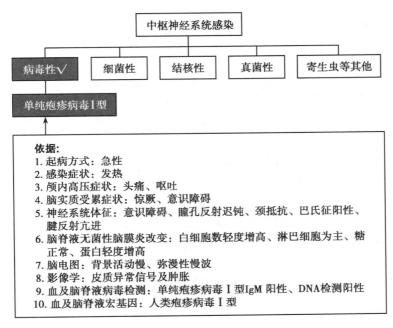

图 10-9　单纯疱疹性脑炎的诊断思路

2. 结核性脑膜炎　多数呈亚急性起病,经 2 周左右开始出现脑膜刺激征,前期多有午后低热、消瘦等结核中毒症状,部分患者有结核接触史和其他部位结核病灶,脑脊液外观呈毛玻璃样,白细胞数多小于 $500 \times 10^6/L$,以淋巴细胞为主,糖含量减低,蛋白升高伴氯化物下降,涂片找到分枝杆菌可确诊。本例患儿起病急,无结核相关疾病接触史,无结核中毒症状,脑脊液检查结果及 T-SPORT 检查结果均不支持结核感染诊断。

3. 隐球菌脑膜炎　起病缓慢,以进行性颅内压增高而导致剧烈头痛为主要表现,脑脊液表现与结核性脑膜炎相似,墨汁染色阳性可协助诊断。本例患儿起病方式、神经系统症状、脑脊液检查结果均不支持隐球菌脑膜炎诊断。

（二）与非感染性脑炎或脑病进行鉴别

1. 急性播散性脑脊髓膜炎　典型病例通常在起病前 2 周至一个月有前驱感染史或免疫接种史。临床上可以急性方式起病,表现为惊厥、精神行为异常、不同程度意识障碍等脑病表现,脑脊液常规和生化检查可表现为病毒性脑膜炎的无菌性感染特征,脑脊液 IgG 指数增高,寡克隆抗体阳性。头颅 MRI 表现为脑白质多发性散在的非对称性长 T_2 信号。本例患儿发病前无明确前驱感染病史,病程中精神行为异常改变不明显,影像学以皮质灰质病变为主,而非白质或皮质下白质病变,故不支持急性播散性脑膜炎诊断。

2. 自身免疫性脑炎　临床以精神行为异常、睡眠障碍等边缘系统脑炎症状为主要表现,也可表现为惊厥或惊厥持续状态,脑脊液特异性抗体检查阳性。在儿童中最常见的自身免疫性脑炎为抗 NMDAR 抗体脑炎。本例患儿临床表现特征不符合,必要时完善脑脊液特异性抗体检查排除本诊断。

六、最终诊断

单纯疱疹性脑炎。

七、治疗方案

（一）抗病毒治疗

本例患儿明确为单纯疱疹病毒I型感染，针对该病毒进行对因治疗。

1. 抗病毒药物种类　选用阿昔洛韦每次 10mg/kg，每 8 小时一次，静脉注射。

2. 抗病毒药物疗程　对明确为单纯疱疹病毒感染者，阿昔洛韦疗程为 21 天。

（二）激素的应用

可酌情使用短程激素治疗，改善急性期炎症反应，降低脑水肿，如地塞米松，0.6mg/（kg·d），每 6 小时一次，疗程 5~7 天，但能否改善病毒性脑炎的长期预后尚不明确。

（三）对症治疗

1. 降颅内压　甘露醇每次 0.25~0.5g/kg，每 2 小时至每 8 小时一次，临床根据患儿颅内压改善情况对甘露醇剂量和频次进行调整，也可联合甘油果糖、白蛋白等进行降颅内压治疗。

2. 抗惊厥治疗　患儿病程中出现惊厥，若再次出现，可使用咪达唑仑、苯巴比妥等止惊治疗，若出现频繁惊厥发作，可给予左乙拉西坦、丙戊酸钠等抗癫痫发作药物治疗。

3. 退热治疗　给予对乙酰氨基酚、布洛芬等退热药物及物理降温等。

（四）支持治疗

维持体内水、电解质、酸碱平衡稳定。

（五）康复治疗

对有运动、语言、进食吞咽等神经功能障碍的患者，需进行康复治疗。

八、注意事项

1. 病毒性脑炎，尤其是单纯疱疹性脑炎，临床进展和变化快，因此在诊治过程中尤其要注意对肢体运动、惊厥、意识状态的观察，尽早发现和阻断脑疝的发生，一旦出现进行性加重的意识障碍、惊厥持续状态、脑疝等重症表现，需尽快转至 PICU 进行监护和生命支持治疗。

2. 多数病毒性脑炎为自限性疾病，预后好，但单纯疱疹性脑炎的预后较差，常遗留神经系统后遗症，因此需根据患者具体的神经功能障碍情况，尽早进行康复治疗。

（王　艺　郁莉斐）

病例四　发热伴抽搐 5 天

一、主要病史

患儿，女，2 个月。以"发热伴抽搐 5 天"入院，患儿于 5 天前无明显诱因出现发热，体温波动在 38.5~40℃，热型不规则，在这期间间断抽搐发作 3 次，表现为双眼凝视，面色发绀，呼叫无反应，双手握拳，四肢僵硬抽动，持续 5~10 分钟后缓解。3 天前于当地医院就诊，给予头孢曲松联合青霉素抗感染治疗、甘露醇降颅内压治疗后，患儿体温平稳，未再发抽搐，精神好转，昨起患儿体温复升，再次出现抽搐，胃纳及精神差，为进一步诊治转入我院。病程中患儿无咳嗽、呕吐、腹泻等不适。二便正常。患儿系 G_1P_1，孕 37^{+5} 周顺产，出生体重 3 500g，否认窒息缺氧病史。否认家族性遗传病、代谢病史。

二、体格检查

体温 39.2℃,脉搏 135 次/min,呼吸 45 次/min,血压 80/50mmHg。神志清,精神差,面色略苍白;气促,无三凹征;头围 40cm,前囟膨隆紧张;背部见数枚脓疱疹,部分破溃;咽充血,双肺未闻及明显干、湿啰音;心音有力,心律齐,未闻及明显杂音;腹部平软,肝脏肋下 1cm,质软,脾肋下未触及;四肢肌张力偏低,病理反射未引出,腱反射存在。

三、实验室和辅助检查

1. 血液检查

(1)血常规和 C 反应蛋白:白细胞 $18.4×10^9$/L,中性粒细胞 70.2%,淋巴细胞 20.3%,C 反应蛋白 80mg/L。

(2)PCT 0.19ng/mL,IL-6 29.89pg/mL。

(3)肝、肾功能及电解质:丙氨酸转氨酶 38U/L,天冬氨酸转氨酶 42U/L,肌酐 28μmol/L,尿素 3.5mmol/L,白蛋白 28.12g/L,血钠 135mmol/L,血钾 4.2mmol/L,血钙 2.5mmol/L,血氯 103mmol/L,血糖 5.6mmol/L。

(4)免疫球蛋白:IgG 3.32g/L, IgA <0.07g/L,IgM 0.41g/L。

2. 脑脊液检查

(1)脑脊液常规检查:无色,混浊,白细胞 $2\,200×10^6$/L,多个核细胞 90%,单核细胞 10%。

(2)脑脊液生化检查:蛋白定量 2 380mg/L,葡萄糖 1.5mmol/L,乳酸脱氢酶 100U/L。

(3)脑脊液培养及鉴定(含真菌):无细菌生长。

(4)脑脊液宏基因检测:检测到金黄色葡萄球菌。

3. 粪尿常规 正常。

4. 细菌培养 皮肤脓疱疹破溃处细菌培养结果显示金黄色葡萄球菌阳性。

5. 影像学检查 头颅 MRI 示双侧额顶部新月形 T_1WI 低 T_2WI 高信号积液,左侧更显著,左侧额顶部局部脑回受压变平。双侧额顶叶白质内片状 T_1WI 低 T_2WI 高信号影,考虑为未髓鞘化白质(图 10-10)。

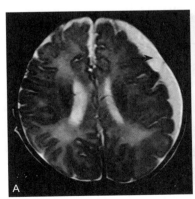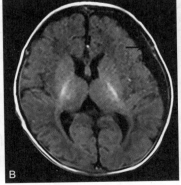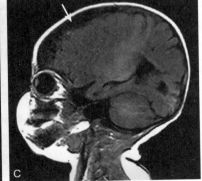

图 10-10 硬膜下积液

A. T_2 加权成像;B. T_1 加权成像;C. T_1 加权成像;箭头所指为硬膜下积液。

四、诊断思路

(一)中枢神经系统感染诊断

患儿急性起病,以发热伴抽搐为主要症状,从有热惊厥进行考虑,结合患儿无其他系统感染的依据且脑脊液检查异常,可除外中毒性脑病和高热惊厥,考虑中枢神经系统感染(图 10-11)。

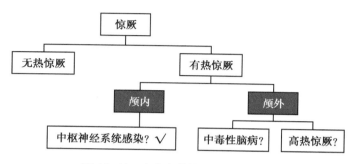

图 10-11　小儿有热惊厥的诊断思路

(二)中枢神经系统感染的病原学诊断

根据病史特点、实验室和辅助检查结果进行诊断(图 10-12)。

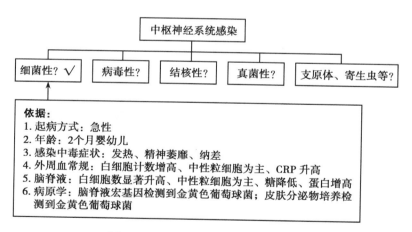

图 10-12　化脓性脑膜炎的诊断思路

(三)化脓性脑膜炎诊断框架

1. 是否存在化脓性脑膜炎易感因素　患儿血生化检查提示血白蛋白低于正常值,免疫球蛋白 IgG、IgA、IgM 明显降低(低于同年龄相应参考值),故患儿低丙种球蛋白血症明确,为化脓性脑膜炎的易感因素,是否存在原发性免疫缺陷病的可能,需进一步进行免疫细胞亚群分析和基因检测。

2. 是否存在化脓性脑膜炎并发症　患儿外院治疗效果欠佳,体温反复,再次出现抽搐,头颅 MRI 检查提示硬膜下积液,故存在化脓性脑膜炎并发症。

五、鉴别诊断

（一）与其他病原体导致的中枢神经系统感染鉴别

1. 病毒性脑膜炎　病毒性脑膜炎全身感染中毒症状较轻，脑脊液外观清亮，白细胞轻、中度升高（不超过 500×10^6/L），以淋巴细胞为主，脑脊液糖含量正常，蛋白轻度升高或正常，外周血白细胞一般正常，C 反应蛋白正常。本例患儿病程中虽有中枢神经系统感染的症状和体征，但脑脊液检查结果及外周血血常规结果均不支持病毒性脑膜炎诊断。

2. 结核性脑膜炎　多数呈亚急性起病，经 2 周左右开始出现脑膜刺激征，前期多有午后低热、消瘦等结核中毒症状，部分患者有结核接触史和其他部位结核病灶，脑脊液外观呈毛玻璃样，细胞数多小于 500×10^6/L，以淋巴细胞为主，葡萄糖含量减低，蛋白升高伴氯化物下降，涂片找到分枝杆菌可确诊。本例患儿起病急骤，无结核相关疾病接触史，无结核中毒症状；脑脊液检查结果不支持结核感染诊断。

3. 隐球菌脑膜炎　起病缓慢，以进行性颅内压增高而导致的剧烈头痛为主要表现，脑脊液表现与结核性脑膜炎相似，墨汁染色阳性可协助诊断。本例患儿起病方式、神经系统症状、脑脊液检查结果均不支持隐球菌脑膜炎诊断。

（二）与其他系统感染导致的中毒性脑病鉴别

儿童患有重症肺炎或中毒性痢疾等感染性疾病时可合并中毒性脑病，临床出现惊厥、意识障碍等脑实质受累的表现。本例患儿无其他系统感染的依据，故不考虑该诊断。

六、最终诊断

1. 化脓性脑膜炎（金黄色葡萄球菌）。
2. 硬膜下积液。
3. 皮肤脓疱疹。
4. 低丙种球蛋白血症。

七、治疗方案

根据中华医学会儿科学分会神经学组制订的《儿童社区获得性细菌性脑膜炎诊断与治疗专家共识》（2019 版）制订治疗方案。

（一）抗生素治疗

选择病原敏感并且易通过血脑屏障的抗生素进行静脉注射治疗。

1. 抗生素种类　患儿皮肤分泌物培养及脑脊液宏基因检测为金黄色葡萄球菌阳性，虽然未获得相关的药敏试验结果，仍需经验性选择对金黄色葡萄球菌敏感的抗生素。患儿在外院治疗过程中使用的青霉素对球菌有效，但经治疗后疗效欠佳，因此需升级抗生素治疗。患儿外院使用的头孢曲松主要覆盖革兰氏阴性杆菌，不能覆盖金黄色葡萄球菌。因此调整抗生素为万古霉素 60mg/（kg·d），每 6 小时一次。若万古霉素无效，可选择利奈唑胺 10mg/kg，每 8 小时一次。

2. 抗生素疗程　脑脊液培养阴性后再用 2 周或总疗程 ≥3 周。

（二）肾上腺皮质激素的应用

地塞米松，0.6mg/（kg·d），每 6 小时一次，静脉注射，用 2~3 天。

（三）对症治疗

1. 降颅内压　甘露醇每次 0.25~0.5g/kg，每 2 小时至每 8 小时一次，预防脑疝发生。

2. 抗惊厥治疗　可使用咪达唑仑、苯巴比妥等止惊治疗。在无静脉通道的前提下,可使用水合氯醛灌肠治疗。病程中若出现反复频繁的惊厥,可使用左乙拉西坦、丙戊酸钠等抗癫痫发作药物治疗。

3. 退热治疗　给予对乙酰氨基酚、布洛芬等退热药物及物理降温等。

4. 免疫球蛋白　患儿有低丙种球蛋白血症,给予静脉注射用丙种球蛋白支持治疗。

(四) 支持治疗

维持体内水、电解质、酸碱平衡稳定,加强营养支持。

(五) 并发症的治疗

并发硬膜下积液者,若积液量大引起颅内压增高时,可行硬膜下穿刺,放液量每侧不超过15mL,若穿刺效果不佳,可行外科手术进行引流。本例患儿经积极抗感染治疗后有效,后未进行穿刺和引流。

八、注意事项

1. 在化脓性脑膜炎治疗过程中应警惕并发症的发生,尤其在治疗不顺利时,要尽早进行并发症的监测和评估,尽早处理。

2. 在抗生素使用的过程中,需监测药物可能导致的不良反应,如造血抑制、肝肾功能损伤等。对于可以进行药物浓度监测的抗生素种类,需进行药物浓度监测。本例患儿应用万古霉素时需进行药物浓度监测。

3. 化脓性脑膜炎容易累及听神经,治疗期间及出院后需进行听力检查。

4. 部分患儿在抗生素治疗后呈现非典型的脑脊液变化特点,需提高警惕。

（王　艺　郁莉斐）

第十一章

儿童和青少年精神障碍

病例一 语言、运动能力落后,在幼儿园不听指令1年余

一、主要病史

患儿,男,5岁,幼儿园中班。因"在幼儿园不听指令1年余,语言、运动能力较同龄儿落后"就诊。患儿生后运动发育一直较同龄儿慢,2岁独走。现能独立活动,但身体协调性较同龄儿差,动作笨拙。做操、跳舞、玩球等活动均较同龄儿弱。不会折纸,画画、涂色、搭积木等能力较同龄儿差。2岁半开口,语言理解和表达能力一直较同龄儿落后。没耐心,不喜欢听故事,仅能支离破碎地复述部分故事内容。不会数数。能背诵古诗和儿歌,但似乎并不理解意思。不能有条理地描述经历过的事情(如幼儿园发生的事,出去玩的经过等)。上幼儿园后老师反映小儿上课坐不住,不能遵从指令,经常漫无目的地东张西望。喜欢和小朋友玩,但不理解游戏规则。对各类玩具均感兴趣,但只会简单的玩法,兴趣持续时间不长。胆小畏难。睡眠、食欲可。大小便正常。患儿系 G_3P_2,孕 38^{+3} 周因脐带绕颈剖宫产,出生体重 3 150g,生后 Apgar 评分正常,否认窒息缺氧病史。生后体健,无慢性病史,无传染性疾病史。患儿奶奶智力稍偏低。有一10岁姐姐,体健,智力正常。

二、体格检查

1. 体格检查 体温 36.5℃,脉搏 88 次/min,呼吸 22 次/min。神志清,精神反应可。未见特殊面容。皮肤、黏膜未见黄染、皮疹。浅表淋巴结未触及肿大。双肺呼吸音清,未闻及啰音。心律齐,心音有力,未闻及杂音。腹软,未扪及包块,无压痛及反跳痛,肝脾肋下未触及,肠鸣音3次/min。四肢肌张力正常,腱反射存在,神经系统病理征阴性。

2. 精神检查 接触尚合作,交流被动,紧张,对答切题。只能回答简单问题。遇到"为什么""怎么样"等复杂的问题时不知所措。不会数数。初进诊室时躲到妈妈身后,放松后能与医生玩简单的小游戏,表情愉快,目光对视好。

三、实验室和辅助检查

1. 血液检查

(1)血常规:白细胞 8.0×10^9/L,中性粒细胞 29.5%,红细胞 5.34×10^{12}/L,血红蛋白 137g/L,血小板 321×10^9/L。

(2)肝、肾功能:丙氨酸转氨酶 12.45U/L,天冬氨酸转氨酶 27.64U/L,肌酐 41.90μmol/L,尿素 3.71mmol/L,白蛋白 42.57g/L。

(3)甲状腺功能:FT_3 6.07pmol/L,FT_4 13.71pmol/L,TSH 4.68mU/L,T_3 2.1nmol/L,T_4 132.30nmol/L。

（4）微量元素：锌 80.93μmol/L。

（5）质谱室血氨基酸和肉碱：正常。

（6）全外显子 panel 测序：未检测到可以解释患儿表型的致病或疑似致病变异。

2. 质谱室尿有机酸　柠檬酸略高。

3. 睡眠脑电图　两侧半球可见睡眠生理波，未见明显痫样放电和局灶性改变。

4. 影像学检查　头颅 MR 平扫颅内结构未见明显异常。

5. 心理评估

（1）幼儿韦氏智力测试量表：语言商 48，作业商 59，总智商 49（测试表现：理解困难，反应慢，被动，需重复问题，但是理解的题目可以配合）。

（2）婴儿-初中生社会生活能力量表：7 分（中度问题）。

四、诊断思路

患儿自幼语言、运动能力较同龄儿童落后。2 岁独走，动作笨拙，肢体协调能力差。2 岁半开口，语言表达欠佳。逻辑思维、理解能力落后。在幼儿园听指令欠佳，适应能力落后。喜欢和小朋友玩，但是对游戏规则的理解有困难。精神检查提示患儿胆小、易紧张，但熟悉环境以后能和医生玩简单的小游戏，眼神交流可。结合躯体检查和心理评估结果，考虑为智力障碍（中度）（图 11-1）。

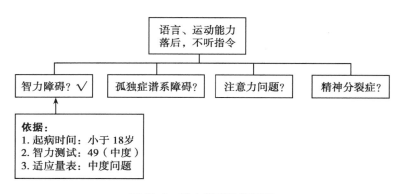

图 11-1　智力障碍诊断思路

五、鉴别诊断

1. 孤独症谱系障碍　孤独症谱系障碍儿童可伴有不同程度的智力障碍，但其主要特征为社交和沟通能力缺陷，伴有刻板重复行为和狭隘的兴趣。本患儿社交沟通能力与其智力水平相适应，并不伴有兴趣狭隘及重复刻板行为，故排除该诊断。

2. 注意缺陷多动障碍　常表现为注意力容易分散、多动、自控能力差，导致学习成绩差、社会适应能力差等。本患儿注意力及活动水平与其能力相适应，暂时不符合该诊断。

3. 精神分裂症　主要是精神活动的异常，临床表现为感知觉障碍，思维、情感障碍，出现幻觉、妄想症状，性格行为异常等。本患儿无如上症状，故不考虑该诊断。

六、最终诊断

智力障碍（中度）。

七、治疗方案

1. 学校教育干预　建议幼儿园老师降低对患儿的要求,制订个性化教育方案,实施融合教育,除语言指令外增加动作/视觉引导,以帮助患儿快速理解并遵从老师的要求。当患儿表现出期待行为后,给予即时奖励(语言/表情/动作/代币)建立正反馈机制。鼓励幼儿园同学帮助、接纳患儿,提高患儿对幼儿园生活的适应能力。

2. 康复训练　建议进行康复训练,训练患儿生活自理、语言表达、运动、社交等技能,改善其社会适应能力。

3. 家庭养育　在家庭生活中增加患儿运动及动手的机会,帮助其将康复训练的内容泛化至日常生活。建立结构化的家庭生活,帮助患儿建立生活常规。增加亲子游戏,提高其语言理解和表达能力。

4. 药物治疗　如患儿出现其他智力障碍相关的行为问题、情绪问题、精神病性症状等可考虑结合药物治疗,改善其症状。

八、注意事项

智力障碍治疗原则为早期发现、早期诊断、早期干预,一旦发现小儿存在发育落后,明确诊断后建议尽快进行教育及康复训练。

(朱大倩　魏　佳)

病例二　注意力不集中和多动 3 年

一、主要病史

患儿,男,9岁,三年级。因"发现注意力不集中、多动3年"就诊。自幼儿园大班开始老师反馈患儿上课和同学交头接耳,或自己玩自己的,上课小动作多。进入小学后,各科老师均有反馈患儿上课眼神放空,走神,容易被教室外面的事物吸引注意力,老师提醒后注意力只能维持几分钟。随堂作业不能按时完成,经常需要带回家做,家庭作业拖拉,需要家长全程督促。做作业过程小动作多,玩手指甲,玩橡皮,粗心的错误多,审题不清,字迹潦草,大小不一,经常漏写题目。成绩不稳定。生活中,刷牙、洗脸、吃饭需要家长反复催促,时间观念较差。做事没有计划性,丢三落四较多,几乎每天都会弄丢文具。课桌、书包较乱,不能主动整理。话多,爱插话,不能耐心听他人讲话。排队等待时,不能安心等待,发牢骚。容易生气,发脾气,需求得不到满足时更明显,不能延迟满足。和同学关系尚可。自幼入睡较困难,入睡需1小时左右,挑食,喜食荤菜。大小便正常。患儿系 G_1P_1,孕39周顺产,出生体重3 200g,否认传染性、慢性疾病史,否认长期用药史。患儿父亲幼时好动。

二、体格检查

1. 体格检查　体温36.3℃,脉搏78次/min,呼吸21次/min。神志清,精神反应可。未见特殊面容。皮肤、黏膜未见黄染、皮疹。浅表淋巴结未触及肿大。双肺呼吸音清,未闻及啰音。心律齐,心音有力,未闻及杂音。腹软,未触及包块,无压痛及反跳痛,肝脾肋下未触及,肠鸣音

2~3 次/min。四肢肌张力正常,腱反射存在,神经系统病理征阴性。

2. 精神检查 接触合作,交流主动,话多,数次打断家长和医生的对话,急于表达自己的观点。在诊室外候诊期间多次开诊室门,询问是否已经排到自己。进入诊室后瘫坐在椅子上和医生交流,数分钟后起身,在诊室内来回走动,翻诊室内的抽屉,进入医生的休息区。自诉大部分时间心情可,作业多的时候容易烦躁。否认无故情绪低落。担心考试、背书,承认上课容易走神。未发现感知觉异常,未引出幻觉、妄想症状。

三、实验室和辅助检查

1. 血液检查

（1）血常规:白细胞 9.0×10^9/L,中性粒细胞 62.1%,红细胞 4.21×10^{12}/L,血红蛋白 121g/L,血小板 273×10^9/L。

（2）肝、肾功能:丙氨酸转氨酶 13U/L,天冬氨酸转氨酶 28U/L,肌酐 47μmol/L,尿素 4.7mmol/L,白蛋白 47.5g/L。

（3）甲状腺功能:FT_3 5.34pmol/L,FT_4 10.99pmol/L,TSH 1.78mU/L,T_3 1.9nmol/L,T_4 110.85nmol/L。

（4）微量元素:锌 72.81μmol/L。

2. 清醒脑电图检查 未见明显异常改变。

3. 心理评估

（1）韦氏智力测验(第Ⅳ版):语言理解 96,知觉推理 94,工作记忆 77,加工速度 89,全量表 IQ 86(测试表现:话多,小动作多,容易放弃)。

（2）婴儿-初中生社会生活能力量表:10 分(正常)。

（3）SNAP 量表(家长):见表 11-1。

表 11-1 SNAP 量表(家长)

项目	得分
注意力不足	22
多动/冲动	3
其他	10
总分	35

（4）WEISS 功能缺陷量表:见表 11-2。

表 11-2 WEISS 功能缺陷量表

项目	2 分条目数	3 分条目数	平均分
家庭	1	0	0.6
学习和学校	2	1	0.7
生活技能	1	0	0.4
自我概念	1	0	1.33
社交活动	0	0	0
冒险活动	0	0	0.1

（5）艾森克个性测试:精神质 40,内外向 60,神经质 35,掩饰程度 60。

（6）儿童行为量表:正常。

（7）儿童感觉统合量表:该儿童感觉统合功能正常。

（8）儿童焦虑性情绪量表:总分 12 分(阴性)。

（9）儿童抑郁量表:总分 9 分(阴性)。

四、诊断思路

患儿自幼儿园开始上课注意力不能集中,上小学后各科老师均有反映小儿上课注意力欠佳,作业拖拉,粗心的错误多。在日常生活中也较为拖拉,时间观念差,丢三落四,组织计划能力弱。话多,缺乏耐心。完善躯体检查未见明显异常。完善心理评估,智力测试提示智力正常,但工作记忆及加工速度较差,测试过程中观察患儿话多,小动作多。家长 SNAP 量表中注意力不足>19 分,提示注意力严重不足,WEISS 功能缺陷量表提示学习和学校功能领域存在功能缺损。综上,考虑为注意缺陷多动障碍(图 11-2)。

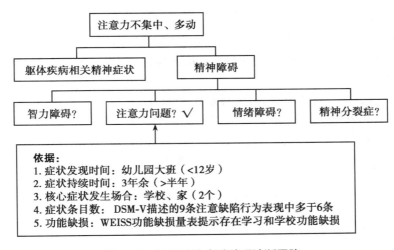

图 11-2　注意缺陷多动障碍诊断思路

五、鉴别诊断

（一）与其他精神障碍鉴别

1. 孤独症谱系障碍　孤独症谱系障碍儿童的主要特征为社交和沟通能力缺陷,同时伴有刻板重复行为和兴趣狭隘,部分孤独症谱系障碍儿童可合并注意缺陷多动障碍,而本患儿的社交沟通能力与其发育水平相适应,且不伴有兴趣狭隘及重复刻板行为,故排除该诊断。

2. 智力障碍　又称精神发育迟滞,有明显语言、运动发育延迟,并伴有社会适应能力缺损,部分智力障碍儿童可同时伴有注意力缺陷,而本患儿智力测试提示正常,社会适应能力正常,故排除该诊断。

3. 精神分裂症　儿童精神分裂症早期可能以注意力不集中、多动、情绪不稳定为主要症状,但儿童精神分裂症有情感淡漠、对外界事物缺乏相应的情感反应、孤僻离群、行为怪异、思维脱离现实、幻觉、妄想等症状,并且患儿在发病前社会功能良好,与本患儿症状不相符,故排除该诊断。

4. 焦虑障碍和应激障碍　儿童焦虑时可出现与注意缺陷多动障碍相似的症状,如坐立不安、注意力不集中、易激惹、睡眠问题,但是儿童焦虑障碍有明显的起病时间,精神检查可发现患儿有明显的焦虑、烦躁的主观情绪体验。而创伤性后应激障碍、急性适应性障碍也可以有注意缺陷多动障碍样症状,但发病前有明显的应激性生活事件。注意缺陷多动障碍常伴有焦虑障碍,但患儿病史、精神检查及心理评估均不符合共病诊断。

(二) 与其他躯体疾病导致注意力缺陷鉴别

例如,甲状腺功能障碍、癫痫、各种药物副反应、脑炎等也会引起注意力不集中、多动等表现,完善病史采集、体格检查及相关躯体检查,结果暂不支持该诊断。

六、最终诊断

注意缺陷多动障碍(注意缺陷型)。

七、治疗方案

根据《中国注意缺陷多动障碍防治指南》(第二版)制订治疗方案。患儿年龄 9 岁(>6 岁),重度注意力缺陷,且表现造成其学习和学校功能损害,考虑选择药物治疗和非药物治疗。

(一) 药物治疗

选用中枢神经兴奋剂盐酸哌甲酯缓释片,起始剂量 18mg,每天一次,早饭后整粒吞服。逐渐缓慢调整至最佳有效治疗剂量,最大剂量为哌甲酯缓释片 54mg,每天一次。

(二) 非药物治疗

1. 患者及家长教育   宣讲疾病知识,缓解父母养育压力及患儿成长压力,增强信心,改善亲子关系。对需要药物治疗者,告知药物治疗的不良反应和注意事项。

2. 心理行为治疗   家庭行为治疗,医生将行为治疗的方法教会家长,由家长在家庭中实施。行为治疗同样可由教师在学校中配合进行,通过"医教结合模式"整合家长、学校教师的资源,达到最大程度的功能改善。

3. 学校教育干预   建议学校老师对患儿制订个性化教育方案,可以优化治疗效果。

八、注意事项

1. 注意缺陷多动障碍治疗效果欠佳的情况下需要重新评估,评估是否伴发其他障碍,如焦虑障碍、抑郁障碍、学习障碍、对立违抗障碍等,使得治疗复杂化,治疗不充分,治疗效果欠佳。

2. 注意缺陷多动障碍的治疗方案需要患儿、家长、学校共同融入。治疗缺乏有效性的一个原因是对治疗方案的依从性欠佳,因此需要对患儿的情况进行不断监察,确定执行方案过程中的难点和障碍,提高依从性。

3. 临床医生应对注意缺陷多动障碍患儿进行定期随访,监测治疗的不良反应及预后。

(朱大倩　魏　佳)

病例三　自幼孤僻、兴趣狭窄伴重复动作,紧张易激惹 3 个月

一、主要病史

患儿,男,13 岁。因"自幼孤僻、兴趣狭窄伴重复动作,紧张易激惹 3 个月"就诊。患儿 1

年前升入初中后不适应学习方式和环境的改变。听课理解有困难,注意力不能集中,无法完成作业,学习成绩下降。近 3 个月来逐渐出现情绪紧张,容易发脾气。作业不能完成时更加烦躁,但仍不愿意放弃。自幼一直存在无明显目的性的系列重复动作,如摸牙齿、拍脑袋、转手等,多在无聊、紧张时出现,家长未予重视。近 3 个月来类似重复动作增加同时伴深呼吸,多在作业遇到困难心情烦躁时出现,导致无法继续完成作业,反复纠正无法改变。在家休息 1 个月后,情绪较前稍改善,重复动作稍减少。不学习时情绪可,愿意出去骑自行车,和弟弟打羽毛球,能帮忙做一些家务。

近 1 年来睡眠较前明显减少,入睡困难,每天睡眠时间 6~7 小时。近 1 个月在家休息后睡眠稍改善。自幼挑食,进食种类有限,不愿意接触没尝试过的食物,近 1 年来胃纳较前减少,尤其上学期间更加明显。病程中无发热、头痛、头晕、恶心、呕吐、腹泻等身体不适,身体活动和体力无明显改变。

患儿系 G_2P_1,双胎之大,足月剖宫产,出生体重 2 650g。否认窒息缺氧病史。否认家族性遗传病、代谢病史。生后 6 个月独坐,10 个月扶站,13 个月独走,24 个月开口。

幼儿园期间语言表达能力尚可,但主动言语少。自幼个性孤僻、内向,朋友少。能够和双胎之弟弟及其他儿童一起玩,但显幼稚,较难维持长时间的交往。幼时特别喜欢挖土机,经常去工地反复看。长大后对地铁感兴趣,能熟记各条地铁线路走向,学业再忙也一定要每周特地去坐 2 次地铁(自己规定起点和终点)。最近对古风建筑感兴趣,经常要求去桂林公园看。不太关注同龄儿童喜欢的东西,导致缺乏共同语言。平时话少,与人谈论地铁时主动言语明显增加,但不太在乎对方的反应,自顾自说。小学期间也一直存在学习困难,成绩欠佳,在家长辅导下能基本完成学业要求。

双胎之弟弟个性外向,更随和,语言表达较该患儿明显丰富,社交能力较该患儿强。

二、体格检查

1. 体格检查　体温 36.8℃,脉搏 85 次/min,呼吸 20 次/min。神志清,反应可,双肺呼吸音清;心音有力,心律齐,未闻及明显杂音;腹部平软,肝脾肋下未触及;四肢肌张力正常,病理反射未引出,腱反射存在。

2. 精神检查　情绪紧张,接触合作,定向力完整。对答切题,回答语言简单,逻辑性可,无感知觉异常。回答复杂问题时经常看家长,猜测正确答案,导致回答问题时反复修改答案。无法判断同学让自己把没做完的作业交给老师是对自己好还是不好。否认被控制感,未引出幻觉、妄想症状。自诉上初中后听课听不懂,学习有困难。希望学习好,担心不能完成作业。诉反复做那些动作是因为紧张,做了就感觉好些。想改掉那些动作,但说不清楚为啥要改。喜欢去桂林公园,坐地铁去感觉更开心。谈及自己感兴趣的话题(地铁和古风建筑)时语言稍丰富,但仍较同龄儿简单,不管周围人的反应,一定要把自己的话说完才能停下来。双眼长时间注视某一方向,躲避目光对视。

三、实验室和辅助检查

1. 血液检查

(1)肝、肾功能:丙氨酸转氨酶 10.90U/L,天冬氨酸转氨酶 19.66U/L,肌酐 59.30μmol/L,尿素 5.05mmol/L。

(2)微量元素:血铜 24.03μmol/L。

（3）自身抗体：阴性。

（4）铜蓝蛋白：0.25g/L。

（5）甲状腺功能：游离三碘甲腺原氨酸（FT$_3$）6.16pmol/L，游离甲状腺素（FT$_4$）11.89pmol/L，促甲状腺激素（TSH）1.43mU/L，三碘甲腺原氨酸（T$_3$）2.4nmol/L，甲状腺素（T$_4$）409.53nmol/L。

2. 脑脊液检查　常规、生化正常，自身抗体阴性，寡克隆区带、IgG 指数正常。

3. 影像学检查　头颅 MRI 平扫未见明显异常。海马 MR 平扫未见显著病变。

4. 脑电图检查　未见明显异常改变。

5. 心理评估

（1）孤独症行为量表（ABC）：45 分（≥31 分为筛查界限分，≥53 分为诊断界限分）。

（2）克氏孤独症行为量表（CABS）：15 分（≥14 分提示存在可疑孤独症问题）。

（3）韦氏智力测验（第Ⅳ版）：语言理解 86，知觉推理 70，工作记忆 97，加工速度 48，全量表 IQ 73（测试表现：行为语言刻板，重复固有模式，反复描画细节，理解困难，速度慢，语言类题目需要思考很久才能回答）。

（4）焦虑自评量表：中度焦虑症状。

（5）抑郁自评量表：轻度抑郁症状。

四、诊断思路（图 11-3）

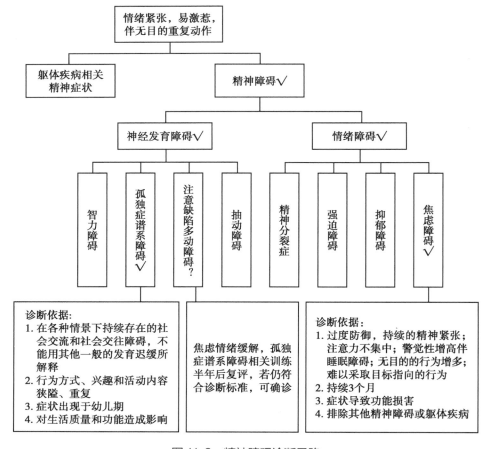

图 11-3　精神障碍诊断思路

1. 患儿因情绪紧张易激惹伴无目的的重复动作来就诊,患儿的重复动作自幼即存在,病程中除情绪问题外无明显躯体症状,结合实验室和辅助检查结果,可排除躯体疾病导致的情绪行为改变。

2. 患儿表现为担心学业(担心听不懂,担心完不成作业等),过度防御(易激惹),睡眠受影响,情绪紧张时无目的的动作增加。病程中无明显情绪低落,兴趣减退,无对立违抗行为,体格检查和精神检查中未发现感知觉、思维、情感、意志行为紊乱表现。症状持续3个月,影响正常学习和生活,考虑存在焦虑障碍。

3. 患儿自幼存在重复动作(刻板行为),如摸牙齿、拍脑袋、转手等,在焦虑紧张的情绪下症状加重。结合患儿一直存在社会交往和交流障碍,兴趣范围狭窄,并且影响了社交、学习和生活,考虑存在孤独症谱系障碍。

五、鉴别诊断

(一)与其他导致情绪行为问题的躯体疾病鉴别

很多累及中枢神经系统或全身性多系统的儿科疾病都会导致患儿出现情绪行为上的改变,如自身免疫性脑炎、肾上腺脑白质营养不良、肝豆状核变性、甲状腺功能异常、颅内占位性病变、中枢神经系统感染等。虽然它们的精神症状都可能为首发症状,但随着病情进展通常会出现相应的躯体症状和体征。患儿病程3个月,除情绪行为问题外无其他躯体症状,且实验室和辅助检查均未发现异常,故不考虑该诊断。

(二)与其他导致情绪行为改变的精神障碍鉴别

1. 强迫性障碍　是一组以强迫思维和强迫行为为主要临床表现的神经精神疾病,其特点为有意识的强迫和反强迫并存,一些毫无意义甚至违背自己意愿的想法或冲动反反复复侵入患者的日常生活。患者虽体验到这些想法或冲动是来源于自身,极力抵抗,但始终无法控制,二者强烈的冲突使其感到巨大的焦虑和痛苦,影响学习、人际交往甚至生活起居。该患儿虽然一直存在形式固定、无目的性的重复动作,这些动作有缓解焦虑的作用,但并不存在反强迫思维或行为,且重复动作本身并未给患儿带来焦虑和痛苦,故不考虑该诊断。

2. 抑郁障碍　表现为持续性抑郁或易怒情绪、失去兴趣和快乐,可伴随其他一些症状,如消极观念、自杀意念或企图、自伤行为,食欲、体重、睡眠增加或减少,活动、注意力、精力、自我价值感的降低,严重的自责内疚等。这些表现会影响患儿的人际关系、学习或社交活动。该患儿在病程中存在易激惹、容易发脾气、睡眠减少、食欲降低等表现,但并无兴趣丧失、自责内疚、自我价值感降低、消极绝望等,故不考虑该诊断。

3. 精神分裂症　主要表现为感知觉、思维、情感、意志行为的紊乱,与现实环境不协调。该患儿存在一些与环境不协调的重复动作,但这些动作与无聊、紧张等情绪相关,对缓解不适有帮助。在体格检查及精神检查中均未发现患儿存在感知觉异常,思维逻辑性可,未引出幻觉、妄想症状,紧张、焦虑的情绪与学业压力相关。故不考虑精神分裂症诊断。

(三)与其他神经发育障碍鉴别

1. 智力障碍　是以智力明显落后于同龄正常水平,并有社会适应行为缺陷为特征的神经发育障碍。患儿生后语言发育落后于同龄儿,一直存在学习困难。但智力测验 IQ 73,自理能力较差但尚不需额外帮助,故不考虑该诊断。

2. 注意缺陷多动障碍　以持续存在与年龄不相称的注意力不集中、多动或冲动为核心症状,可与其他儿童发育行为疾病共同存在,如学习障碍、孤独症谱系障碍、智力障碍等。患儿从上小学起一直存在学习困难,表现为注意力不集中,作业需要家长监督辅导。但孤独症谱系障碍患儿可表现出类似的不专心听讲,好动,冲动行为,与患儿不理解规则、感觉迟钝/过敏以及身体控制能力差等相关。患儿同时存在的焦虑障碍也会导致注意力不集中等。因此若患儿经过孤独症谱系障碍的康复训练,焦虑情绪缓解后仍存在注意力或多动、冲动问题,可诊断为注意缺陷多动障碍。

3. 抽动障碍   表现为不自主、反复、快速、无目的的一个或多个部位肌肉运动或/和发声抽动。年幼儿未经提醒可能不会意识到症状的存在。年长儿多被症状困扰,希望摆脱,或在重要场合刻意掩饰和控制症状,因无法控制而感觉烦恼,产生病耻感。该患儿存在重复性动作,但表现为一系列组合动作,在抽动障碍中不常见;该患儿虽能意识到这一系列重复动作并能表达其对正常生活、学习造成的影响,但对动作本身并不反感,故不考虑该诊断。

六、最终诊断

1. 焦虑障碍。
2. 孤独症谱系障碍。

七、治疗方案

患儿存在两大类精神障碍:神经发育障碍和情绪障碍。神经发育障碍导致患儿长期存在交流、学业、情绪行为管理等方面障碍,使得患儿在转换环境后更易于出现情绪障碍。目前对患儿生活和功能影响较大的是焦虑障碍,因此治疗方案以抗焦虑为首要目标。焦虑情绪改善后,根据对功能影响的严重程度开展孤独症谱系障碍的康复训练和心理治疗。

(一)抗焦虑治疗

1. 心理治疗   首选认知行为治疗(cognitive behavioral therapy,CBT),包括:①焦虑的心理教育;②焦虑情绪和躯体表现的自我监测;③放松技巧(如深呼吸和渐进式肌肉放松);④跟踪导致焦虑的行为模式;⑤逐步暴露于恐惧刺激;⑥识别负性思维;⑦认知重构;⑧问题解决技能;⑨奖励;⑩预防复发。每周一次,每次50~60分钟的个体治疗,持续12~20周。

2. 药物治疗   患儿为孤独症谱系障碍,存在沟通困难,可能影响心理治疗效果。该患儿焦虑症状持续时间较长,已影响学习和生活功能,故可配合使用选择性5-羟色胺再摄取抑制剂(selective serotonin reuptake inhibitors,SSRIs),如舍曲林50mg,1次/d,口服,根据焦虑症状逐渐增加剂量,最大不超过200mg/d。

(二)孤独症谱系障碍的康复训练和心理治疗

1. 情绪行为管理   患儿经过CBT治疗后,可引导其将情绪管理策略应用到其他情绪领域。针对患儿存在的刻板行为,可采用结构化理念进行行为管理训练。

2. 学习/社交能力训练   患儿存在注意力集中困难、语言理解和表达困难、社交线索理解困难等,可分别进行针对性的康复训练。

八、注意事项

1. 患儿自幼存在孤独症谱系障碍的各项表现,但家长并未发现异常。在诊治中需要加强家长教育,对患儿的情绪行为问题须给予更多理解和帮助。在CBT治疗中也需进行家长教育,促进家长配合,以更好地帮助患儿。

2. SSRIs 类药物可出现食欲降低、恶心、呕吐等消化道症状,治疗过程中要加强观察。

3. 苯二氮䓬类药物有抗焦虑和改善睡眠的作用,但长期服用容易成瘾并对记忆等认知功能有影响,当撤药时容易出现撤药反应甚至出现谵妄,因此儿童应慎用苯二氮䓬类药物。

(朱大倩)

第十二章

内分泌系统疾病

病例一　身材矮小 3 年

一、主要病史

患儿,男,7岁。以"发现身材矮小 3 年"入院。患儿家长于 3 年前发现患儿较同龄人矮小,未测量具体身高,未监测身高增长速度。患儿食量较同龄儿略少,挑食,运动量正常,睡眠偏少。近 2 年监测患儿生长速度为每年 3cm,否认有多饮多尿,无遗尿夜尿、头晕头痛、恶心呕吐、腹痛腹泻等。进一步诊治收入院。

患儿系 G_1P_1,足月 38 周因"足先露"难产,出生体重 2 900g,出生身长 49cm,生后有窒息史,于当地医院住院予以吸氧等对症治疗后好转出院。既往体健,否认手术、重大外伤、输血史等,患儿智力发育同正常同龄儿。父亲身高 168cm,青春期身高猛长年龄为 13 岁。母亲身高 152cm,母亲 11 岁月经初潮。否认家族身材矮小史,无青春期发育延迟家族史。

二、体格检查

身高 109cm,低于同年龄同性别儿童生长曲线第 3 百分位数,体重 23kg。神志清,精神反应好,身材矮小,体型匀称,幼稚面容,皮下脂肪丰满。心、肺、腹及神经系统查体未见异常,正常男童外生殖器,双侧睾丸 2mL,阴毛 Tanner I 期。

三、实验室和辅助检查

1. **尿便常规**　正常。

2. **血常规、血气、血电解质及肝肾功能**　正常。

3. **甲状腺功能**　正常。

4. **促肾上腺皮质激素(adrenocorticotropic hormore, ACTH)和皮质醇水平**　正常。

5. **糖化血红蛋白**　5.5%。

6. **血糖、胰岛素**　均正常。

7. **IGF 检测**　IGF-1<25ng/mL,IGF-BP3 0.6μg/mL。

8. **生长激素激发试验**　生长激素(growth hormone, GH)峰值为 2μg/L。

9. **影像学检查**　骨龄 4 岁。

10. **垂体核磁共振检查**　未见异常。

四、诊断思路

1. 儿童身材矮小的诊断 身材矮小指在相似生活环境下，身高低于同种族、同性别、同年龄的正常健康儿童平均身高 2 个标准差或者低于第 3 百分位数。本患儿为 7 岁学龄期男童，病史长，主要表现为身材矮小，年生长速度减低。体格检查：身高 $<P_3$，体型匀称，幼稚面容，皮下脂肪丰满。患儿既往足月难产，足先露，有生后窒息史。否认家族身材矮小史。辅助检查：IGF-1 和 IGF-BP3 水平显著降低，GH 峰值为 $2\mu g/L$，骨龄落后于年龄 3 岁，故生长激素缺乏症诊断明确。

2. 寻找身材矮小的病因 根据病史特点、实验室和辅助检查结果进行诊断（图 12-1）。

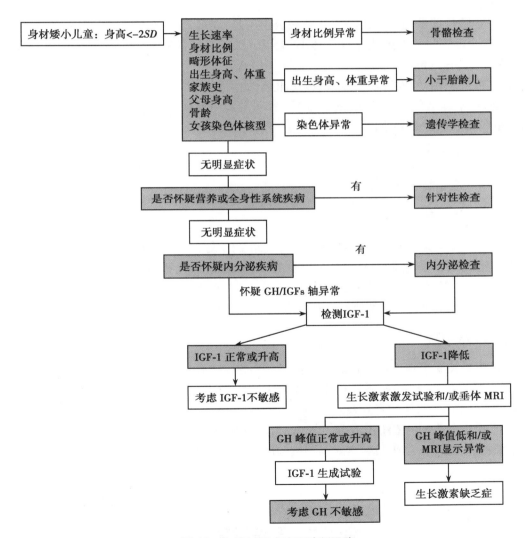

图 12-1 身材矮小病因诊断思路

五、鉴别诊断

1. 家族性矮小症 有身材矮小家族史，身高常在第 3 百分位数左右，但其年增长速率为

4~5cm,骨龄与年龄相称,智力与性发育均正常,GH 激发峰值>10μg/L。本例患儿符合矮小症诊断,但否认身材矮小家族史,IGF-1 水平和 GH 峰值不支持该诊断。

2. 体质性青春期延迟 多见于男童。出生时无异常,以后身高逐年增长缓慢,尤其是即将进入青春发育期时,生长发育更缓慢,最终身高可正常。性发育出现可延迟于正常平均年龄数年。大多数患儿的父母都有类似既往史。本例患儿为男童,且符合矮小症诊断,但无青春期发育延迟家族史,IGF-1 水平和 GH 峰值暂不支持该诊断。

3. 足月小样儿 母亲孕期营养或供氧不足、胎盘存在病理性因素、宫内感染、胎儿基因组遗传印迹等因素导致胎儿宫内发育障碍,出生足月,但体重低于正常新生儿,部分有生后追赶性生长,部分则身材矮小。本例患儿为男童,且符合矮小症诊断,但出生身长和体重均正常,不支持该诊断。

4. 甲状腺功能减退症 由于甲状腺素分泌不足,表现为畏寒、倦怠、便秘、活力减退、智力低下、特殊面容等。本例患儿除身材矮小,无甲状腺功能异常的临床表现,查甲状腺功能未见异常,故不支持该诊断。

5. 其他 例如,长期营养不良、遗传代谢病(如黏多糖病、糖原累积症等)、其他特殊的综合征(如 Silver-Russell 综合征、Noonan 综合征)都可导致身材矮小,应通过对病史、查体资料分析和必要的特殊检查予以鉴别。

六、最终诊断

儿童生长激素缺乏症。

七、治疗方案

根据中华医学会儿科学分会内分泌遗传代谢学组关于《基因重组人生长激素儿科临床规范应用的建议》,参考美国 FDA、EMEA 以及 Lawson Wilkins 儿科内分泌学会的诊疗共识,基因重组人生长激素治疗剂量起始为 0.075~0.15U/(kg·d),每晚临睡前皮下注射一次。可根据体重和反应性酌情增减剂量。定期监测治疗的有效性和安全性。

八、注意事项

1. 儿童生长激素缺乏症(growth hormone deficiency,GHD)为矮小儿童的罕见病因。典型的 GHD 有特异的临床表现,需进行全面的临床评估,了解患儿的生长轨迹、青春期发育情况、出生时的具体情况、家族的身高及发育情况等。

2. 怀疑矮小儿童的 GH/IGFs 轴有异常时,应重视对胰岛素样生长因子-1 的检测。结合患儿的生长特点,合理解读生长激素对药物试验的反应,避免 GHD 的误诊。

(巩纯秀 王 峤)

病例二 乳房发育 1 年

一、主要病史

患儿,女,8 岁 3 个月。以"发现乳房发育 1 年,1 周前阴道出血 4 天"就诊。1 年前,家长发现患儿乳房有包块,伴轻触痛,外阴有分泌物半年,1 周前无明显诱因出现阴道出血,量不多,持续 4 天。患儿近一年身高增长快,约长 8cm,无头痛、呕吐等不适。否认服用滋补营养品及接触雌激素类药物史。精神、食欲好,大小便正常。

患儿系 G_1P_1,孕 38 周顺产,出生体重 3 700g,否认窒息缺氧病史。否认家族遗传病史,无性早熟家族史。

父亲身高 175cm,母亲身高 168cm,母孕期体健,初潮 12 岁。

二、体格检查

身高 132cm($P_{50}\sim P_{75}$),体重 32.3kg,精神好,无特殊面容,全身皮肤、黏膜无咖啡牛奶斑,无色素沉着;甲状腺无肿大;心、肺、腹及神经系统查体未见异常;双侧乳房 Tanner Ⅳ 期,乳晕无色素沉着,女童外阴,有较多白色分泌物,阴毛 Tanner Ⅲ 期。

三、辅助检查

(一)实验室检查

1. 血生化　电解质、血糖、肝功能、肾功能正常。

2. 甲状腺功能　正常。

3. 性激素　黄体生成素(luteinizing hormone,LH)5.29U/L,卵泡刺激素(follicle-stimulating hormone,FSH)10.21U/L,雌二醇 88.79pg/mL,睾酮 23.05ng/dL。

4. 肿瘤标志物　甲胎蛋白、绒毛膜促性腺激素、癌胚抗原正常。

(二)影像学检查

1. 骨龄　12 岁。

2. 子宫、卵巢超声　子宫横径 3.5cm,前后径 2.0cm,全长径 6.4cm,宫体长径 3.8cm,内膜厚度约 0.4cm;左侧卵巢 4.1cm×1.7cm;右侧卵巢 3.1cm×1.2cm;左侧卵巢内卵泡 0.9cm×0.9cm 1 枚,0.4cm×0.4cm 4 枚,0.3cm×0.3cm 1 枚;右侧卵巢内卵泡 0.6cm×0.6cm 1 枚,0.5cm×0.5cm 1 枚,0.4cm×0.4cm 1 枚,0.3cm×0.3cm 2 枚。

3. 垂体核磁共振　下丘脑、垂体未见异常。

四、诊断思路

(一)中枢性性早熟诊断

本患儿 8 岁前出现乳房发育,伴身高猛长,10 岁前初潮。查体:乳房 Tanner Ⅳ 期,外阴有较多白色分泌物,阴毛 Tanner Ⅲ 期。骨龄增速,促性腺激素水平和雌激素水平均升高。盆腔超声提示子宫、卵巢、卵泡增大,可除外部分性性早熟和外周性性早熟,故中枢性性早熟(central precocious puberty,CPP)诊断成立(图 12-2)。

(二)中枢性性早熟的病因学分析

性早熟分为中枢性(促性腺激素释放激素依赖性)、外周性(非促性腺激素释放激素依赖性)和部分性(不完全性)性早熟,中枢性性早熟的病因如下。

1. 特发性　病因不详。

2. 遗传性　可有性早熟家族史,与 *KISS1R*、*KISS1*、*MKRN3*、*DLK* 等基因变异有关。

3. 染色体异常　与一些综合征相关,如 Williams 综合征、Silver-Russell 综合征、Prader-Willi 综合征等。

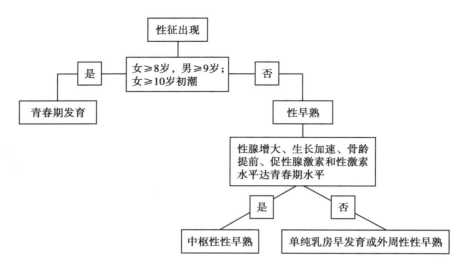

图 12-2　儿童性早熟诊断思路

4. 中枢神经系统病变　如下丘脑垂体占位（下丘脑错构瘤、星形细胞瘤、神经胶质瘤、颅咽管瘤等）、先天发育异常（蛛网膜囊肿、脑积水等）、颅脑损伤（手术、外伤、放疗）、中枢神经系统感染及肉芽肿。

5. 原发性甲状腺功能减退症　甲状腺功能减低时，下丘脑分泌促甲状腺激素释放激素（thyrotropin releasing hormone，TRH）增加，由于分泌促甲状腺激素（thyroid stimulating hormone，TSH）的细胞与分泌催乳素、LH、FSH 的细胞具有同源性，TRH 不仅促进垂体分泌 TSH 增多，同时也促进催乳素和 LH、FSH 分泌。

6. 继发于外周性性早熟　性腺肿瘤、肾上腺疾病、性腺自发激活等。

（三）中枢性性早熟的诊断框架

1. 是否须进一步做促性腺激素激发试验　患儿 LH 大于 5.0U/L，无须进一步做促性腺激素激发试验。如果 LH>0.3U/L，提示 CPP 可能性大；如临床表现不典型，LH 水平在 0.3~0.8U/L，需做激发试验。

2. 是否存在器质性疾病导致中枢性性早熟　患儿无性早熟家族史，除性征提前发育，无其他不适，无甲状腺肿大和肾上腺皮质功能亢进表现，垂体核磁共振和性腺超声检查未见占位，肿瘤标志物阴性，可除外器质性疾病导致中枢性性早熟，考虑特发性中枢性性早熟。

五、鉴别诊断

（一）单纯乳房早发育

单纯乳房早发育为女童部分性性早熟最常见类型，除乳房发育外，不伴有其他性发育征象（如生长加速和骨龄提前），与本患儿不符。部分患儿在 GnRH 激发试验中 LH 水平会轻度升高。一部分患儿会发展为 CPP，故需定期复查。

（二）中枢神经系统异常

多种中枢神经系统疾病如下丘脑错构瘤、神经胶质瘤、生殖细胞瘤、蛛网膜囊肿及外伤、颅脑手术后、放化疗等可导致性早熟。本患儿垂体核磁共振和肿瘤标志物正常，故不支持该诊断。

（三）先天性肾上腺皮质增生症

21-羟化酶缺乏症是男性外周性性早熟的最常见病因，男童表现为阴茎增大，睾丸容积不大或与阴茎发育不一致。女童表现为异性性早熟,阴蒂肥大似阴茎。均伴有骨龄提前。血 17α-羟孕酮、硫酸脱氢表雄酮、孕酮、睾酮、雄烯二酮升高,皮质醇降低。本患儿为同性性早熟,故不考虑本病。

(四) McCune-Albright 综合征

McCune-Albright 综合征是由 G 蛋白 α-亚基基因突变所致,是外周性性早熟病因之一。患儿除性早熟征象外,尚伴有皮肤牛奶咖啡斑和骨纤维发育不良。该患儿表现为中枢性性早熟,且无皮肤咖啡斑及其他内分泌腺体受累表现,故不支持该诊断。

(五) 其他

原发性甲状腺功能减退、肾上腺皮质肿瘤、性腺肿瘤等可出现性早熟。该患儿甲状腺功能正常,盆腔超声检查未见占位,无肾上腺皮质功能亢进表现,故不考虑上述疾病。

六、最终诊断

特发性中枢性性早熟。

七、治疗方案

根据中华医学会儿科学分会内分泌遗传代谢学组制订的《中枢性性早熟诊断与治疗专家共识》(2022 版)制订治疗方案。

1. 促性腺激素释放激素类似物(gonadotropin-releasing hormone agonist,GnRHa)治疗　GnRHa 为 CPP 患儿标准药物。其作用机制是与垂体前叶促性腺细胞的 GnRH 受体结合,使 LH、FSH 和性腺激素分泌减少,控制 CPP 患儿性发育进程。另外,性发育抑制后的激素水平下降,可延迟骨骼成熟,成功推迟了生长期,有可能改善最终成年身高(final adult height,FAH),避免相关心理行为问题。

2. GnRHa 治疗方案　GnRHa 包括曲普瑞林、亮丙瑞林和戈舍瑞林等多种药物,制剂有 3.75mg 的缓释剂(每 4 周肌内注射或皮下注射 1 次)、11.25mg 的长效缓释剂(每 12 周注射 1 次)等,国内常用药物为 3.75mg 的曲普瑞林和亮丙瑞林缓释制剂。GnRHa 缓释剂的常规初始剂量是 3.75mg,此后剂量为 80~100μg/kg 每 4 周一次;或采用通用剂量 3.75mg 每 4 周 1 次,根据性腺轴抑制情况调整用量。国内 12 周剂型和 6 个月剂型应用较少,尚未获得大规模临床数据。

GnRHa 的疗程对 FAH 的改善甚为重要,建议持续治疗 2 年以上。停药时间应考虑患者身高的满意度及与同龄人同期性发育的需求,但尚缺乏相应固定的停药指征。

3. GnRHa 治疗监测　GnRHa 治疗过程中,建议每 3 个月监测患儿性发育情况、生长速率、促性腺激素和性激素水平、性腺超声,每半年复查骨龄。治疗有效的指标包括:女童乳腺组织回缩或未继续增大、男童睾丸容积减小或未继续增大、生长速率正常或下降、骨龄进展延缓、下丘脑-垂体-性腺轴处于抑制状态。

八、CPP 诊治中的注意事项

1. CPP 的病因诊断　CPP 的诊断应根据患者的发病年龄、临床表现、实验室及影像学检查,按照临床诊断、病因诊断、鉴别诊断的步骤进行,其中病因诊断尤为重要。

CPP 性发育的顺序与正常儿童基本一致。女童青春期发育顺序为乳房发育、阴毛生长、外生殖器的改变、腋毛生长、月经来潮。男童性发育首先表现为睾丸容积增大,继而阴茎增长增粗,阴毛、腋毛生长及声音低沉、胡须生长,出现遗精。性发育顺序异常须警惕外周性性早熟。

持续关注 CPP 的病因,即使治疗前评估为特发性 CPP,也需要在随访中密切关注并根据线索寻找病因。

2. 严格掌握用药指征　GnRHa 治疗应严格掌握指征,应明确并非所有 CPP 患儿均需要采用 GnRHa 治疗。儿童性发育一般持续 3~4 年,存在明显个体差异。骨骼成熟迅速,短期内出现骨龄进展明显超过实际年龄增长,骨骺过早闭合导致 FAH 受损,此部分患儿应考虑 GnRHa 治疗。应注意观察患儿发育进程,避免过度医疗。

3. GnRHa 联用重组人生长激素（recombinant human growth hormone,rhGH）　多数研究显示两药联用时,患者可获得终身高改善,但对文章进行荟萃分析发现,所纳入发表文章的证据级别不高,分层不明,实际并非所有患者均有身高获益。6 岁前开始治疗、初始治疗时身高受损越严重者获益越大。因此不推荐常规联合用药,应反复评估 CPP 对身高的影响程度、患儿及家长对身高的接受程度以及药物经济学因素等,并与患儿及家长进行充分沟通和解释,再决定是否联合用药。应避免过度医疗,造成不必要的经济负担。

（巩纯秀　王　峤）

病例三　生长迟缓 6 个月

一、主要病史

患儿,男,1 岁,主因"发现生长迟缓 6 个月"就诊。家长诉患儿生后 6 个月开始出现生长迟缓,伴有纳差、腹胀、便秘。新生儿期有黄疸消退延迟病史。

二、体格检查

体温 35.8℃,呼吸 23 次/min,脉搏 57 次/min,血压 82/37mmHg。身长 70cm（<P_3）,体重 10kg（=P_{50}）,头围 54cm。黏液水肿貌,巩膜及口唇苍白,表情呆滞,哭声嘶哑。唇厚舌大,皮肤粗糙,毛发枯黄稀疏。心音低钝,第 4 肋间可闻及 II/VI 级收缩期杂音,腹部胀满。脐疝。四肢肌张力偏低,肌力正常。腱反射减弱,病理征阴性。

三、实验室和辅助检查

1. 血常规　白细胞 10.78×10^9/L,血红蛋白 75g/L,血小板 135×10^9/L。

2. 生化检查　天冬氨酸转氨酶 83U/L（17~59U/L）,丙氨酸转氨酶 65U/L（21~40U/L）,肌酸激酶同工酶 20U/L（0~10U/L）,肌钙蛋白 I 0.748μg/L（0~0.034μg/L）。

3. 内分泌检查　甲状腺功能五项:TT_3 0.5nmol/L（1.078~3.850nmol/L）,TT_4 20.16nmol/L（51.5~218.8nmol/L）,TSH>100uIU/L（0.4~8uIU/L）,FT_3 2.25pmol/L（2.75~9.9pmol/L）,FT_4 2.98pmol/L（8.37~29.6pmol/L）。

4. 甲状腺自身抗体　TG、TPO 和 TRAb 正常。

5. 胰岛素样生长因子-1（IGF-1）　<20ng/mL。

6. 骨龄　相当于 6 个月。

7. 心电图　窦性心律,不完全右束支阻滞。

8. 影像学检查　甲状腺超声:甲状腺异位到胸腺。心脏彩超:心包积液（大量）。

四、诊断思路

(一) 诊断思路 (图 12-3)

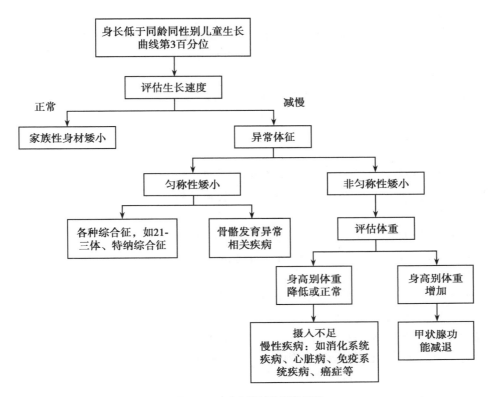

图 12-3　生长迟缓诊断思路

患儿临床表现为生长迟缓、纳差、便秘、反应差,查体见黏液水肿貌、身材匀称,心率减慢。应首先考虑进行甲状腺功能检测。通过甲状腺功能检测结果可做出判断。

(二) 先天性甲状腺功能减退症病因分类 (表 12-1)

表 12-1　先天性甲状腺功能减退症的病因

病因	总 T_4	游离 T_4	甲状腺球蛋白(TG)	TSH	甲状腺影像	其他特点
发育不良	降低	降低	降低	升高	缺如,小或异位	全部散发病例,85% 为发育不良
甲状腺素合成功能障碍	降低	降低	下降或升高	升高	正常或增大	占散发病例 10%~15%,常染色体隐性遗传
TSH 抵抗	正常或降低	正常或降低	降低	升高	减小	TSH 受体基因突变所致,常染色体显性或隐性遗传
中枢性甲状腺功能减退	降低	降低	降低	正常或降低	正常	新生儿筛查可能漏诊,多伴有其他垂体激素缺乏垂体 MRI 异常

（三）诊断框架

1. 是否符合甲状腺功能减退症的临床表现   本例患儿的临床表现完全符合甲状腺功能减退症的临床表现：生长速度减慢，纳差，便秘，反应差，患儿身材匀称，具有典型黏液水肿貌，面色苍白，心率慢，心前区杂音等。

2. 是否符合甲状腺功能减退症的实验室及辅助检查特点   本例患儿的 TSH 显著升高，FT_4 降低，血红蛋白降低，生长因子降低，骨龄落后，肝功能异常，大量心包积液，符合甲状腺功能减退症的实验室及辅助检查特点。

3. 是否有导致甲状腺功能减退的先天或后天因素   患儿存在发育不良的甲状腺，存在先天因素。

五、鉴别诊断

1. 21-三体综合征   亦称先天愚型。患儿智力、骨骼和运动发育均迟缓，有特殊面容（眼距宽、外眼角上斜、鼻梁低、舌外伸），关节松弛，皮肤和毛发正常，无黏液水肿。染色体核型分析呈 21-三体型。

2. 先天性软骨发育不良   主要表现为四肢短，尤其是上臂和股部，直立位时手指尖摸不到股骨大粗隆，头大，囟门大，额前突，鼻凹，常有鸡胸和肋骨外翻，指短分开，腹膨隆，臀后翘，X线检查可鉴别。

3. 先天性巨结肠   患儿出生后即有便秘、腹胀，可有脐疝，但其面容、精神反应和哭声等均正常，甲状腺功能检查均正常。

4. 黏多糖病   溶酶体酶缺乏，造成过多黏多糖积聚于组织器官而致病。临床表现为头大，鼻梁低平，丑陋面容，毛发增多，肝脾肿大。X线检查可见特征性肋骨飘带状，椎体前部呈楔状，长骨骨骺增宽，掌骨和指骨较短。

六、最终诊断

先天性甲状腺功能减退症。

七、治疗方案

依据《先天性甲状腺功能减退症：2020—2021 年欧洲儿科内分泌学会和欧洲内分泌学会共识指南更新》，一旦确诊应立即治疗，需终身治疗。

1. 新生儿疾病筛查   初次筛查结果显示干血滤纸片 TSH 超过 40mU/L，同时 B 超显示甲状腺缺如或发育不良者，或伴有甲状腺功能减退临床表现者，可不必等甲状腺功能检测结果立即开始治疗。治疗剂量应该一次足量给予，尽早使血 FT_4、TSH 恢复到正常水平（表 12-2）。FT_4 维持在平均值至正常上限值水平。

表 12-2   先天性甲状腺功能减退症患者病情分度与左旋甲状腺素（LT_4）治疗剂量

分度	TSH	FT_4	LT_4 剂量/（$\mu g \cdot kg^{-1} \cdot d^{-1}$）
轻	升高	年龄参考区间内	5~10
中	升高	>10pmol/L，低于年龄参考区间	10
重	升高	<5pmol/L	10~15

2. 复查 若疑有暂时性甲状腺功能减退者,可在治疗 2~3 年后减药或停药 1 个月复查甲状腺功能。

3. 对症治疗 纠正贫血,保护心脏功能。

4. 支持治疗 加强营养支持。

5. 随访管理 见表 12-3。

表 12-3 先天性甲状腺功能减退症随访频率

患儿年龄	监测甲状腺功能频率
开始治疗 1~2 周	2 周 1 次至 TSH 正常
<1 岁	1~3 个月 1 次
1~3 岁	2~4 个月 1 次
>3 岁	3~6 个月 1 次

八、注意事项

1. 我国大多数省份已经开展新生儿足跟血 TSH 筛查。但新生儿筛查存在一定假阴性。对存在假阴性筛查风险的新生儿,应在其 2~4 周龄时重复筛查一次,尤其是早产儿、低或极低出生体重儿、多胎妊娠的婴儿等。对于甲状腺功能减退症发生风险高的其他婴儿(如 21-三体综合征和有碘过量或碘缺乏风险的婴儿),也应考虑重复筛查。

2. 治疗不迟于生后 2 周开始,或在甲状腺功能检测确诊后立即开始。

3. 药物可以与食物同服,但要避免大豆蛋白和植物纤维。

4. 为提高患者依从性,应进行终身健康教育。

(巩纯秀 王 峤)

病例四 多饮、多尿伴体重下降半个月

一、主要病史

患儿,男,6 岁,以"多饮、多尿伴体重下降半个月"入院。半个月前无明显诱因出现多饮、多尿,饮水量约 2 000mL/d,白天排尿次数 10 余次,具体尿量不详,夜间排尿 3 次,食量与前相似,伴体重下降约 1.5kg。患儿偶诉腹痛,易乏力,无嗜睡、纳差,无发热、头痛、呕吐、腹泻等,遂就诊于我院。自发病以来,患儿精神反应稍弱,二便正常。患儿系 G_2P_2,孕 39^{+5} 周顺产,出生体重 3 450g,否认窒息缺氧病史。否认家族糖尿病病史。

二、体格检查

体温 36.8℃,呼吸 22 次/min,脉搏 90 次/min,血压 90/60mmHg。身高 120cm,体重 23kg。发育正常,营养中等,神志清楚,精神反应稍弱,呼吸平稳,全身皮肤、黏膜干燥,皮肤弹性尚好,双眼窝无凹陷,口唇稍干燥,心、肺、腹及神经系统查体未见明显异常。四肢无水肿,肢端暖,毛细血管充盈时间 1 秒。

三、实验室和辅助检查

1. 尿常规   尿比重 1.001,尿糖(4+),尿酮体(4+)。

2. 血气分析   pH 7.25,$PaCO_2$ 17.0mmHg,PaO_2 112mmHg,碳酸氢根 12mmol/L,碱剩余 −15.4mmol/L,SO_2 98.4%。

3. 血糖   28mmol/L。

4. 血常规   白细胞 $10.51 \times 10^9/L$,中性粒细胞 45.4%,淋巴细胞 44.9%,血红蛋白 141g/L,血小板 $331 \times 10^9/L$,C 反应蛋白<8mg/L。

5. 电解质及肝、肾功能   血钾 3.94mmol/L,血钠 128.8mmol/L,血氯 102.0mmol/L,血钙 2.39mmol/L,尿素氮 5.04mmol/L,肌酐 48.70μmol/L,血糖 26.21mmol/L,血渗透压 289.9mOsm/L。

6. C 肽   0.5ng/mL。

7. 血 β 羟丁酸   4.1mmol/L。

8. HbA1c   9.5%。

9. 其他   谷氨酸脱羧酶抗体阳性,胰岛素自身抗体和胰岛细胞抗体阴性。

四、诊断思路

(一)糖尿病的诊断

患儿急性起病,以多饮、多尿、体重下降为主要症状,随机静脉血糖升高,故考虑糖尿病诊断。

(二)糖尿病的分型诊断

根据病史特点、实验室及辅助检查结果进行诊断(图 12-4)。

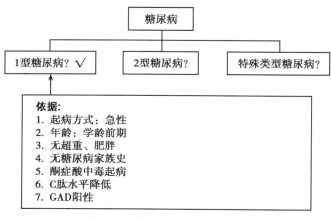

图 12-4   糖尿病分型诊断思路

(三)糖尿病急性并发症诊断

患儿有间断腹痛、轻度脱水表现,意识清楚,尿酮体和血酮体升高,pH7.25,碳酸氢根 12mmol/L,故存在轻度糖尿病酮症酸中毒。

五、鉴别诊断

(一)与其他原因导致的多饮、多尿鉴别

1. 尿崩症   因抗利尿激素分泌不足(垂体性)或作用缺陷(肾性)导致的肾脏原尿不能浓

缩,大量低渗性液体排出体外。患儿有多饮、多尿、夜尿增多表现,尿比重偏低,需要与尿崩症相鉴别。但患儿血糖高,不支持该诊断。

2. 其他原因引起的多饮、多尿　高钙血症及原发性醛固酮增多症、巴特综合征等引起的低钾血症可引起多饮、多尿。慢性肾炎、慢性肾盂肾炎等导致慢性肾功能减退时可引起继发性肾性多尿。但本患儿无低钾、肾功能减退等表现,故不支持以上诊断。

(二) 与其他原因导致的高血糖鉴别

1. 假性高血糖　短期大量食入或者输入葡萄糖液,可使尿糖暂时阳性,血糖升高。但本患儿无此病史,故不支持该诊断。

2. 应激性高血糖　在应激状态时血糖也可一过性升高。但该患儿无感染等应激因素,故不支持该诊断。

六、最终诊断

1. 1 型糖尿病。
2. 糖尿病酮症酸中毒。

七、治疗方案

根据中华医学会儿科学分会内分泌遗传代谢学组制订的《儿童糖尿病酮症酸中毒诊疗指南》(2009 年版)和《中国儿童 1 型糖尿病标准化诊断与治疗专家共识》(2020 版)制订治疗方案。

1. 纠正酮症酸中毒的治疗

(1) 补液治疗:根据轻度脱水 48 小时补液法补液治疗。累积丢失量按照体重的 3% 计算,总量 690mL。生理需要量按 1 500mL/($m^2 \cdot$d) 计算,共 1 358mL,48 小时总的补液量为 3 406mL。首次给予 10mL/kg 的生理盐水 1~2 小时,之后给予含 40mmol/L 钾的液体静脉滴注,滴速 71mL/h。

(2) 胰岛素治疗:首批生理盐水快速补液后予小剂量胰岛素 0.1U/(kg·h) 静脉输注。根据血糖调整胰岛素用量。

(3) 监测:监测心率、呼吸、血压、出入量、意识状况等。纠正酮症酸中毒过程中需要每小时测血糖,每 2~4 小时检测血气分析、血电解质、血 β 羟丁酸等。

2. 糖尿病的治疗

(1) 饮食:每日总热量为 1 000kcal+年龄 × (70~100kcal),按碳水化合物 50%~55%、脂肪 25%~35%、蛋白质 15%~20% 进行分配。

(2) 运动:运动可增加胰岛素敏感性,餐后半小时至 1 小时开始运动。在进行大量运动时应注意进食,防止发生低血糖。

(3) 胰岛素:初始剂量为每天 0.5~1.0U/kg,可以选择每日 2 次、每日 3 次常规胰岛素皮下注射方案、基础-餐时方案及胰岛素泵治疗等。

(4) 血糖监测:自我血糖监测(SMBG),需要监测初发糖尿病患者每日三餐前、餐后 2 小时、睡前和凌晨 2~3 时的血糖。血糖平稳后可减少监测次数,一般不少于每日 4 次。推荐使用持续葡萄糖监测(continued glucose monitoring, CGM)。

八、注意事项

1. 在纠正酮症酸中毒过程中,若出现头痛、呕吐、意识状态改变等,需警惕脑水肿。

2. 纠正酮症酸中毒过程中应密切监测血钾,防止低血钾的发生,必要时使用 40mmol/L 的含钾液补液。

3. 糖尿病的治疗是一种综合治疗,尤其要重视饮食和血糖监测的重要性。

（巩纯秀　王　峤）

第十三章
遗传性疾病

病例一　女童生长落后 10 年

一、主要病史

患儿,女,10 岁 10 个月。以"生长落后 10 年"就诊。患儿生后无明显诱因出现身高增长落后于同年龄、同性别正常儿童,身高年增长速率约 4.5cm/年,智力正常,学习成绩可,活动正常。无发热、咳嗽、呕吐、腹泻、多饮、多尿,未诉头痛、头晕、视力模糊等。4 年前外院予以生长激素治疗 3 年(使用剂量为 5U,皮下注射,每晚睡前一次),近 3 年身高增长 23.5cm,为求进一步诊治来我院。起病以来,患儿精神食欲可,睡眠及大小便正常,体重、体力无明显异常。

患儿系 G_2P_2,足月,顺产,出生体重 2.9kg,身长不详,否认窒息抢救史。混合喂养,7 月龄添加辅食,3 月龄抬头,6 月龄会坐,16 月龄会走,7 月龄出牙,10 月龄开始说话。否认传染病史。父亲身高 165cm,母亲身高 153cm,遗传靶身高(153±4)cm。患儿姐姐现 16 岁,身高 160cm。

二、体格检查

体温 36.5℃,脉搏 86 次/min,呼吸 25 次/min,血压 123/77mmHg,身高 134.5cm(P_3),体重 34.5kg(P_3~P_{10})。神志清楚,身材匀称,面容稍幼稚,营养中等,无贫血貌。前额无突出,颜面多痣,小下颌,眼距稍宽,内眦赘皮,鼻梁低平,牙列整齐,腭弓无高窄,耳位低,无明显颈蹼,脊柱无侧弯,浅表淋巴结不大,心、肺未见异常,腹软,肝、脾肋下未触及,臀部无上翘,四肢活动可,提携角不大,无通贯掌。双乳 B2 期,乳距正常,乳晕着色正常。女性外阴,阴毛未见,阴蒂无肥大,腋毛未见。

三、实验室和辅助检查

1. 实验室检查

(1)血常规、尿常规、肝功能、肾功能及电解质:未见异常。

(2)乙肝五项未见异常。

(3)空腹胰岛素、C 肽及糖化血红蛋白:未见明显异常。

(4)肿瘤指标:CEA 1.10ng/mL,CA199 12.29U/mL,NSE 22.39μg/L,总 β-hCG 0.83mU/mL,AFP 2.25ng/mL,CA125 12.2U/mL。均在正常范围。

(5)甲状腺:甲状腺免疫、甲状腺功能未见异常。

(6)肾上腺:17α-羟孕酮 2.78nmol/L,雄烯二酮 3.23nmol/L,皮质醇 414.00nmol/L,硫酸去

氢表雄酮 3 800.00nmol/L,ACTH 14.9pg/mL。均在正常范围。

（7）性腺：睾酮 0.29ng/mL,LH 36.70mU/mL,FSH 100.61mU/mL,E2 8.07pg/mL,PRL 10.46ng/mL。

（8）其他指标：IGFBP-3 6 360.00ng/mL,IGF-1 422.00ng/mL。

2. 影像学检查　心脏 B 超、肝胆胰脾 B 超、垂体磁共振检查未见异常；泌尿系彩超提示马蹄肾可能；子宫、卵巢 B 超提示子宫切面内径 2.3cm×1.4cm×2.2cm,左侧附件区见实性均质性小包块（性腺？）；腹股沟 B 超提示双侧腹股沟区及会阴部扫查未见睾丸回声；盆腔磁共振检查提示子宫内膜完整,左侧附件区结节影,卵巢影可能,盆腔少许积液。骨龄片：11 岁。

3. 性腺功能评估

（1）GnRH 激发试验（表 13-1）：提示高促性腺激素性腺发育不良。

表 13-1　GnRH 激发试验

项目	0 分钟	15 分钟	30 分钟	60 分钟	90 分钟
LH/（mU·mL^{-1}）	36.7	245.4	>250	203.4	153.4
FSH/（mU·mL^{-1}）	100.6	187.5	186.2	198.0	177.9

（2）hCG 刺激试验（表 13-2）：给予 hCG 1 500U 肌内注射,连续 3 天,结果呈无反应性。

表 13-2　hCG 刺激试验

	hCG 刺激前	hCG 刺激后
An/（nmol·mL^{-1}）	1.75	2.32
T/（ng·mL^{-1}）	0.325	0.541
DHT/（ng·mL^{-1}）	0.053	0.105
T/DHT	6.30	5.22

注：An,雄烯二酮；T,睾酮；DHT,双氢睾酮。

（3）外周血染色体核型分析：45,X/46,XY。

四、诊断思路

女性患者出现以下表现时可考虑 Turner 综合征：①难以解释的生长落后；②有性腺发育不良表现；③具有以下一项或多项临床特征：新生儿期手足水肿、项部皮肤增厚,特殊躯体特征（颈蹼、后发际低、耳位低、小下颌、肘外翻、指甲发育不良、色素痣、高腭弓、第四掌骨短、脊柱侧弯）,先天性心血管异常（如左心异常、主动脉瓣异常、主动脉扩张、主动脉缩窄、主动脉弓延长）,肾发育异常,慢性中耳炎,传导性或感音性耳聋,学习障碍（特别是视觉空间或非语言技巧障碍）等；④染色体核型分析发现有一条 X 染色体,另一条 X 染色体完全或部分缺失,或存在其他结构异常；⑤促性腺激素水平升高,雌激素水平低；⑥盆腔 B 超提示子宫、卵巢发育不良。

本例患儿存在生长落后、特殊体征（颜面多痣、小下颌、眼距稍宽、内眦赘皮、鼻梁稍低平、耳位低）及泌尿系统畸形（马蹄肾）。外周血染色体核型分析示 45,X/46,XY,进一步进行性腺轴功能评估提示高促性腺激素性腺发育不良,hCG 试验提示无反应性,盆腔 B 超及磁共振提示性腺异常发育,结合以上临床表现及相关辅助检查,诊断较明确。

五、治疗方案

Turner 综合征的治疗目的是:提高患儿最终成人身高;诱导性发育,维持第二性征,使子宫正常发育;提高骨密度,促其达到峰值骨量;防治各种并发症。在不同年龄阶段有不同的治疗目标。该患儿携带 Y 染色体,存在发育异常的性腺,根据 2018 年《Turner 综合征儿科诊疗共识》,Turner 综合征患者含有 Y 染色体或来源于 Y 染色体的片段,其发生性腺恶性肿瘤的风险增加 5%~30%,建议对标准核型分析中发现有 Y 染色体物质的 Turner 综合征患者做预防性性腺切除术。

该病例行腹腔镜下盆腔病损切除术,术后病理示性腺母细胞瘤合并无性细胞瘤。

卵巢切片 FISH:提示患儿左侧及右侧卵巢组织中均存在 Y 染色体。

左侧卵巢切片:橘红色信号为 Y 染色体,绿色信号为 X 染色体(图 13-1)。

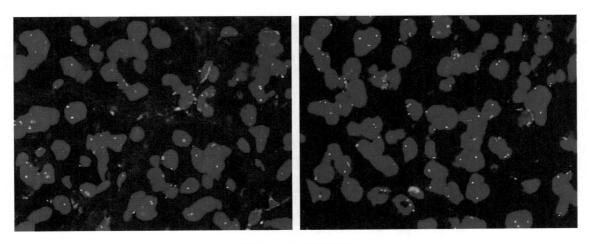

图 13-1 左侧卵巢切片

右侧卵巢切片:见图 13-2。

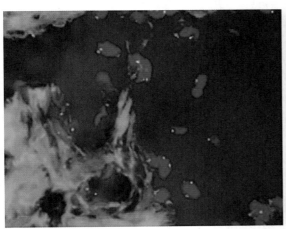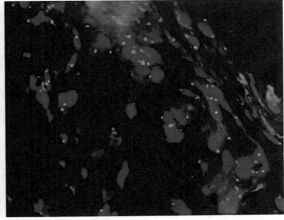

图 13-2 右侧卵巢切片

六、最终诊断

1. Turner 综合征（嵌合型）。
2. 性腺母细胞瘤合并无性细胞瘤。

七、注意事项

1. 在特殊核型染色体伴性腺发育不良患儿的诊断中，需要重视对 Y 染色体结构及功能的鉴定。

2. 具有隐藏的 Y 染色体嵌合体或 Y 染色体特异性序列的患者发育不良性腺有进展为肿瘤的风险，须警惕。

3. 在明确发育不良性腺的性质之前，应慎重使用生长激素治疗。

（罗小平　应艳琴）

病例二　散发异常气味 1 周

一、主要病史

患儿，男，1 个月 6 天。以"发现患儿散发异常气味 1 周"就诊，患儿于 1 周前无明显诱因散发异常气味，尿液酸臭味明显，母乳喂养，吃奶正常，大便正常，无发热、呕吐、腹泻等情况。2 天前患儿家属接到新生儿疾病筛查异常报告：苯丙酮尿症筛查阳性。家属为求进一步诊治，来我院门诊就诊。患儿系 G_1P_1，孕 39^{+5} 周顺产，出生体重 3 500g，否认窒息缺氧病史。否认家族性遗传病、代谢病史。

二、体格检查

体温 36.7℃，脉搏 130 次/min，呼吸 30 次/min。神志清，精神可，全身散发酸臭味，呼吸平稳；头发稀疏，头围 37cm，前囟平软；咽无充血，双肺未闻及啰音；心音有力，心律齐，未闻及明显杂音；腹部平软，肝脏肋下 1cm，质地软，脾肋下未触及；四肢肌张力正常，病理反射未引出，腱反射存在。

三、实验室和辅助检查

1. 血浆氨基酸分析　苯丙氨酸 231.5μmol/L（31~117μmol/L），丙氨酸 318.2μmol/L（171~576μmol/L）。

2. 基因检测　发现 *PAH* 基因有 2 个杂合突变：c.1238G>C（p.R413P），源于患儿父亲；c.1174T>A（p.F392I），源于患儿母亲。父母均为杂合突变携带者。

四、诊断思路

苯丙酮尿症（phenylketonuria，PKU）是一种常见的遗传代谢疾病，起病早（新生儿期发病），发病快，具有特殊鼠尿气味等临床表现，同时影响婴幼儿智力发育。苯丙酮尿症被列为我国新生儿筛查疾病之一，通过新生儿疾病筛查，可以早期诊断。

1. 新生儿筛查　采集出生 72 小时（哺乳 6~8 次以上）的新生儿足跟血，制成专用干血滤纸片,采用荧光法或串联质谱法(MS/MS)测定血苯丙氨酸浓度进行高苯丙氨酸血症(HPA)筛查。早产儿因肝功能不成熟可导致暂时性 HPA,发热、感染、肠道外营养或输血等也可导致血苯丙氨酸浓度增高,蛋白摄入不足可导致假阴性,有上述情况时判断需谨慎,有必要时进行复查。筛查原标本血苯丙氨酸浓度>120μmol/L,或同时伴有苯丙氨酸/酪氨酸(Phe/Tyr)>2.0 为阳性,需召回复查,复查仍阳性则需进行鉴别诊断。

2. 高苯丙氨酸血症诊断 对新生儿筛查或临床高危筛查血 Phe 增高者,建议采用定量法(荧光法或串联质谱法)测定其血 Phe、Tyr 浓度,计算 Phe/Tyr,排除其他原因所致的继发性血 Phe 增高,如酪氨酸血症、希特林蛋白缺乏症等。血 Phe 浓度>120μmol/L 及 Phe/Tyr>2.0 确诊为 PKU。

五、鉴别诊断

经典型和辅因子缺乏引起的 PKU 患者均有高苯丙氨酸血症,但有高苯丙氨酸血症者不一定引起 PKU,故 PKU 应与其他高苯丙氨酸血症者进行鉴别。同时,苯丙酮尿症患者具有智力低下、行为异常、鼠尿气味等临床特点,需要与先天性甲状腺功能减退症、遗传代谢性脑病等疾病相鉴别。

六、最终诊断

1. 苯丙酮尿症(经典型)。
2. *PAH* 复合杂合突变[c.1238G>C(p.R413P)和 c.1174T>A(p.F392I)]。

七、治疗方案

根据中华医学会医学遗传学分会发布的《苯丙酮尿症的临床实践指南》(2020 版)制订治疗方案。

(一)治疗原则

对于 *PAH* 基因变异所致的 PKU,治疗原则是控制饮食中的苯丙氨酸摄入。主要是饮食治疗,对于四氢生物蝶呤(tetrahydrobiopterin,BH4)反应型者,可以辅以 BH4 的饮食控制方案。

(二)经典型苯丙酮尿症的治疗

在明确诊断后,给予低蛋白饮食和低 Phe 配方奶粉,适时增加天然食品。自治疗开始后 3 天定期测定血 Phe 浓度(于饮食后 2~3 小时进行):<1 岁每周 1 次,1~12 岁每 2~4 周 1 次,12 岁以上每 1~3 个月 1 次。根据患者年龄控制血 Phe 浓度:1 岁以下患儿控制在 120~240μmol/L(2~4mg/dL),1~12 岁控制在 120~360μmol/L,12 岁以上控制在 120~600μmol/L,警惕过度控制,导致长期低血 Phe 浓度而影响脑发育。

(三)治疗效果

预后与病情轻重、胎儿期脑发育、治疗时间早晚、血 Phe 浓度、营养状况、治疗依从性等多种因素有关。在新生儿期即开始治疗者智力及体格发育多数能够达到或接近正常水平,但效果因人而异。个别患者即使早诊早治并严格坚持低 Phe 饮食,智力发育仍落后于正常,成年后还可能存在认知、精神异常,影响其语言能力、记忆力、学习力及执行判断的能力。

早期治疗的患者若在 20 岁时中断治疗,其焦虑、抑郁、惊恐发作的发病率较高,智力水平有所下降,因此终身饮食治疗十分必要。

八、注意事项

1. 苯丙酮尿症为常染色体隐性遗传病,是由苯丙氨酸羟化酶缺陷所致,男女患病率均等,应尽早治疗,终身治疗。

2. 临床上患儿出现智力发育迟缓、毛发和皮肤颜色浅淡、湿疹、癫痫、极度亢奋以及汗液和尿有鼠尿味的表现,需要考虑本病。

3. 新生儿疾病筛查和基因检测有助于苯丙酮尿症的早期诊断、分型、治疗,从而改善预后。

4. 对有苯丙酮尿症家族病史的人群,遗传咨询和产前诊断十分重要。

（罗小平　应艳琴）

病例三　转氨酶升高 3 个月

一、主要病史

患儿,男,1 岁 2 个月。以"发现转氨酶升高 3 个月余"入院,患儿于 3 个月前因"肺炎"住院期间查血发现丙氨酸转氨酶 171U/L,天冬氨酸转氨酶 256U/L ,总胆红素 4.1μmol/L ,结合胆红素 1.5μmol/L ,非结合胆红素 2.6μmol/L ,巨细胞病毒-IgM（ - ）,肺炎支原体（ + ）,伴发热（38.5℃）、咳嗽,无腹胀等不适,于当地医院就诊,给予联苯双脂滴丸口服 3 个月余,转氨酶未见明显下降,为进一步诊治来我院。病程中患儿精神食欲可。二便正常。

患儿系 G_1P_1,足月顺产,出生体重 3 500g,否认窒息缺氧病史。否认家族性遗传病、代谢病史。

二、体格检查

体温 36.6℃,脉搏 110 次/min,呼吸 30 次/min。神志清,全身皮肤及巩膜无黄染,浅表淋巴结未触及肿大。颈软,咽稍充血,扁桃体未见肿大。双肺呼吸音粗,未闻及干、湿啰音。心音有力,律齐,未闻及病理性杂音。腹软,肝肋下锁骨中线约 4cm,腋前线约 2cm,剑突下 5cm,质软,脾肋下未触及。四肢、脊柱正常,病理征未引出。

三、实验室和辅助检查

1. 血液检查

（1）血常规和 C 反应蛋白:白细胞 $6.5 \times 10^9/L$,中性粒细胞 71.0%,淋巴细胞 20.0%,C 反应蛋白 2.5mg/L。

（2）病毒全套（ - ）。

（3）肝、肾功能及电解质:丙氨酸转氨酶 346U/L,天冬氨酸转氨酶 508U/L,尿素 3.38mmol/L,钾 5.18mmol/L,钠 135.5mmol/L,肌酸激酶 116U/L,肌酐 17μmol/L ,碳酸氢根 18.8mmol/L ,总胆红素 3.5μmol/L,结合胆红素 1.7μmol/L,总胆汁酸 14.2μmol/L ,5-核苷酸酶 11.5U/L ,α-L-岩藻糖苷酶 90U/L,总胆固醇 4.15mmol/L,甘油三酯 1.83mmol/L,高密度脂蛋白 0.52mmol/L,低密度脂蛋白 3.38mmol/L,碱性磷酸酶 249U/L。

（4）血糖 4.85mmol/L,乳酸 3.64mmol/L,血氨 37μmol/L,丙酮酸<30.0μmol/L。血气分析正常。

2. 肝组织病理检查　镜下见两个汇管区,汇管区少许淋巴细胞浸润,小叶内肝细胞弥漫肿胀,特殊染色 PAS（ + ）,PAS+酶（ - ）。提示糖原贮积症可能性大（图 13-3）。

3. 粪尿常规　正常。

4. 基因检测　*PHKA2*,c.557G>A（p.R186H）,来源于母亲,相关疾病/文献:糖原贮积症Ⅸa 型。

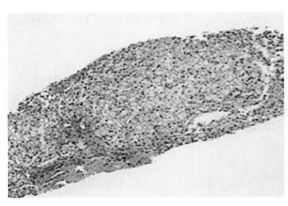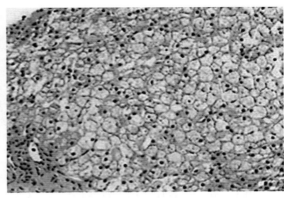

图13-3 肝组织穿刺病理检查

四、诊断思路

引起婴幼儿转氨酶升高的病因甚多,主要包括感染、先天性代谢异常、胆道闭锁、胆管扩张、肝内胆管发育不良、药物作用、其他(如累及肝脏的恶性疾病等)。

患儿年龄1岁2个月,无症状起病,无皮肤、巩膜黄染,大便黄色,肝脏检查无胆汁淤积,肝组织病理检查提示糖原贮积症,基因分析可协助确诊。

五、鉴别诊断

(一)与感染导致的肝功能不全鉴别

1. 乙肝 有症状感染患儿表现为厌食、恶心、黄疸和右上腹不适,本患儿无明显症状,可鉴别。无症状感染患儿生长发育正常,可通过血液病毒相关检查鉴别,本患儿病毒全套检查阴性,可鉴别。

2. 甲肝 儿童感染甲肝后常伴随非特异性症状,如发热、不适、厌食、呕吐、恶心、腹痛或腹部不适及腹泻,本例患儿无明显症状,可鉴别。

(二)与其他先天性代谢异常导致的肝功能不良鉴别

儿童先天性代谢异常所致肝功能不良的临床表现及生化检测特异性不强,需通过肝脏病理组织检查、基因检测等鉴别。

六、最终诊断

糖原贮积症Ⅸa型。

七、治疗方案

根据国内外相关文献报道,糖原贮积症治疗包括饮食治疗及并发症治疗,饮食原则为高碳水化合物、高蛋白质、低脂饮食,给予生玉米淀粉每次1~2g,4~5次/d口服。对肝功能不良患儿,给予护肝药物口服。

八、注意事项

1. 在生玉米淀粉口服过程中,需监测患儿血糖,保证血糖稳定。

2. 治疗过程中需按时随访,监测患儿生长发育水平及肝脏功能,大多数糖原贮积症Ⅸa型预后良好,也有少数进展为肝纤维化、肝硬化的相关报道,需定期复查 B 超,必要时行肝脏病理组织检查。

(罗小平　应艳琴)

病例四　间断抽搐 10 天

一、主要病史

患儿,女,11 个月。以"间断抽搐 10 天"入院,10 天前患儿出现一过性发热,热退后逐渐出现嗜睡,反应差,伴间断抽搐,表现为双眼凝视,四肢抖动,持续约 1 分钟,于当地医院住院治疗,具体用药不详,患儿抽搐无缓解,为求进一步诊治转入我院。患儿系 G_1P_1,足月顺产,出生体重 4 600g,无窒息产伤史。母孕早期曾保胎 2~3 个月。3 月龄抬头,5 月龄翻身,7 月龄不能独坐,至今不会走,视听互动差,不会喊"爸爸妈妈"。父母为非近亲婚配。否认家族性遗传性疾病史。

二、体格检查

体温 36.7℃,脉搏 125 次/min,呼吸 30 次/min,嗜睡,双侧瞳孔对光反射灵敏,颈无抵抗,咽稍充血,双肺呼吸音稍粗,未闻及明显干、湿啰音,心音有力,律齐。腹软,肝脾肋下未触及。双侧巴宾斯基征、布鲁津斯基征阴性。

三、实验室和辅助检查

1. 血液检查
(1)血常规:白细胞 10.71×10^9/L,血红蛋白 113g/L,血小板 199×10^9/L。
(2)生化:丙氨酸转氨酶 99U/L,天冬氨酸转氨酶 103U/L,肾功能正常,HDL-C 0.96mmol/L。
(3)血糖 5.4mmol/L,乳酸 2.25mmol/L,丙酮酸<30μmol/L,血氨 233μmol/L。
(4)血气:pH 7.39,碱剩余−1.7mmol/L,阴离子间隙 13mmol/L。
(5)高敏心肌肌钙蛋白 40pg/mL,BNP 130pg/mL。

2. 脑脊液检查　未见明显异常。

3. 心电图　正常。

4. 超声　心脏、肝、脾、肾脏超声未见异常。

5. 头颅MRI　双侧大脑半球脑沟加深,脑回增宽,脑白质变薄,双侧额颞部脑外间隙增宽,双侧颞顶叶 T_2Flair 稍高,DWI 见弥散受限,脑室系统不大,中线结构居中。

6. 脑电图　弥漫性慢波。

7. 代谢病筛查
(1)血氨基酸分析:甘氨酸、组氨酸浓度高于正常,亮氨酸、精氨酸、酪氨酸浓度低于正常。
(2)尿有机酸分析:未检出异常的有机酸和氨基酸代谢产物。
(3)血串联质谱:C5∶1 高于正常,瓜氨酸低于正常。

8. 基因检测　鸟氨酸氨甲酰转移酶(ornithine transcarbamylase, OTC)基因杂合突变。

四、诊断思路

(一)无热惊厥的诊断

患儿急性起病,以发热为首发症状,继发间断抽搐,结合患儿无其他系统感染的依据,病理征阴性,脑脊液检查无异常,可除外颅内感染、中毒性脑病和热性惊厥,故考虑为无热惊厥。

(二)无热惊厥的病因

根据病史特点、脑电图和头颅磁共振结果基本可排除癫痫、颅内出血、占位等原因所致的无热惊厥,血气和一般生化检测结果提示该患儿血氨水平明显增高,考虑该患儿的抽搐可能因高氨血症所致,结合患儿为婴儿期起病,既往运动、语言发育相对落后,故考虑遗传代谢病导致的高氨血症的可能性大。

(三)高氨血症的病因诊断

该患儿为婴儿期起病,起病较急,既往史为足月儿,辅助检查提示血氨水平较高,血气分析提示无明显酸中毒,血串联质谱结果提示瓜氨酸水平低于正常,血氨基酸分析提示精氨酸浓度较低,结合基因分析的结果,提示尿素循环障碍(图 13-4)。

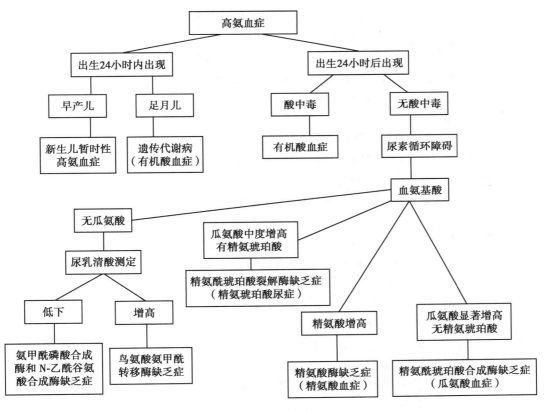

图 13-4 高氨血症的诊断思路

五、鉴别诊断

与其他原因导致的高氨血症相鉴别。

1. 其他导致高氨血症的遗传代谢病包括有机酸血症、脂肪酸 β 氧化缺陷等,可依据血氨基酸和尿有机酸分析,结合血气分析,电解质、血糖、血乳酸、尿酮体检测及基因检测等鉴别。

2. 严重肝损害、药物(丙戊酸等)、致氨生成增加(泌尿系统感染)、蛋白质分解代谢亢进(创伤、胃肠道出血等)、全肠外营养导致氮供应过量等可导致血氨升高,须根据病史及临床表现予以鉴别。

六、最终诊断

尿素循环障碍(鸟氨酸氨甲酰转移酶缺乏症)。

七、治疗方案

根据《尿素循环障碍的三级防控专家共识》(2021 版)和《鸟氨酸氨甲酰转移酶缺乏症诊治专家共识》(2020 版)制订治疗方案。

治疗原则:急性期的治疗原则为生命支持、尽快降低血氨水平、稳定内环境以及保护重要脏器功能;维持期的治疗目的是保证患者正常生长发育,预防持续高氨血症对机体造成的慢性损伤,提高患者生活质量。

(一) 急性期治疗

1. 减少或停止天然蛋白质摄入,从而减少外源性氨的摄入。

2. 给予高碳水化合物、高脂肪等营养支持,以提供足够的能量满足代谢需求。

3. 促进氨的排泄,如应用苯甲酸钠、苯乙酸钠、精氨酸等降氨药物。

4. 血液净化,如患者出现明显脑病征象和/或血氨短期内急剧升高(起病 1~2 天血氨达 250~500μmol/L),需考虑血液透析或血液滤过。

(二) 维持期治疗

1. 饮食治疗与营养管理　终身低蛋白饮食,同时补充相应的营养素,保证正常生长发育。

2. 药物治疗　如瓜氨酸、精氨酸、苯丁酸钠、苯丁酸甘油酯、苯甲酸钠等。

3. 肝移植　饮食和药物治疗效果欠佳,仍反复发生严重高氨血症或进行性肝病、尚无严重神经系统损伤、体重达到 5kg 以上的严重患者须考虑肝移植。

八、注意事项

1. 尿素循环障碍是引起高氨血症的一组遗传代谢病,目前已知 10 种蛋白缺陷,其中 OTC 缺乏症为 X 连锁遗传病,发病率最高。该组遗传代谢病可通过"三级预防",争取做到早期诊断和干预,降低致死率、致残率。

2. 尿素循环障碍在任何年龄均可发病,临床表现复杂,严重程度各异,缺乏特异性,容易漏诊和误诊。血氨升高是该病主要的异常指标之一,但注意发病间期血氨可正常。对脑病伴呼吸性碱中毒者,应警惕本病的可能。

3. 急性期患者完全限制蛋白质及氨基酸摄入不应超过 48 小时,一般不超过 24 小时,以减少内源性蛋白质分解代谢。

4. 由于长期低蛋白饮食,患者易出现矿物质、维生素等营养素摄入不足,须注意补充。

(罗小平　应艳琴)

第十四章

免疫性疾病

病例一 间断关节肿痛 10 年

一、主要病史

患儿,男,16 岁。以"间断关节肿痛 10 年"入院,患儿于 10 年前无明显诱因出现右膝关节肿胀、疼痛,活动受限,伴发热,当地医院考虑"化脓性关节炎",予手术切开引流等治疗,关节肿痛好转。6 年前左膝关节出现相似症状,关节腔穿刺病原学筛查均阴性。1 个月前患儿无明显诱因出现左腕关节肿痛,伴活动受限,当地医院考虑化脓性关节炎,予抗感染治疗无效,行关节腔切开引流术,引流积液后症状缓解,但术后 4 天关节肿痛再发,且手术切口预后不佳,查 IgA 0.02g/L,IgG 1.48g/L,IgM 0.03g/L,考虑免疫缺陷病不除外。3 天前患儿关节肿痛明显加重,伴发热、咳嗽,遂至我院进一步诊疗。患儿系 G_1P_1,足月顺产,生长发育逐渐落后于同龄儿,现上初中一年级,学习成绩差,记忆力差。生后 5 个月开始容易患"感冒",每月 1~2 次,每年约患"肺炎"1 次,有水痘病史。12 岁因发热、嗜睡,当地医院诊断"脑炎",曾于某儿童医院治疗 1 个月余好转,后遗记忆力下降、癫痫。否认家族性遗传病、代谢病史。

二、体格检查

体温 37.8℃,脉搏 126 次/min,呼吸 25 次/min,血压 84/35mmHg,体重 44kg($<P_3$),身高 150cm($<P_3$)。神清语利,皮肤无出血点、皮疹;浅表淋巴结未触及。咽充血,双肺呼吸音粗,左下肺呼吸音减低,可闻及少许湿啰音;心音有力,心律齐,未闻及明显杂音;腹部平软,肝肋下约 4cm,脾肋下未触及;左腕关节稍肿胀,皮温略高,周围皮肤明显触痛,活动受限,可见两处手术切口并留置引流条,余关节活动自如,左膝 2 处长约 4cm 手术瘢痕,肌力 V 级,肌张力正常,双下肢无水肿。

三、实验室和辅助检查

1. 血液检查

(1)血常规:白细胞 40.68×10^9/L,中性粒细胞 91.2%,红细胞 4.34×10^{12}/L,血红蛋白 103g/L,血小板 271×10^9/L。

(2)肝、肾功能:丙氨酸转氨酶 14U/L,天冬氨酸转氨酶 17U/L,肌酐 124μmol/L,尿素 5.76mmol/L,白蛋白 30g/L。

(3)炎症及感染指标:C 反应蛋白>160mg/L,血沉 25mm/h,PCT 91.16ng/mL。

(4)病原学:血培养、尿培养、便培养、痰培养、G 试验、GM 试验、T-SPOT 均阴性。

(5)免疫功能:TB 细胞亚群:B 细胞计数 0;免疫球蛋白:IgA 0g/L,IgG 0.04g/L,IgM 0.03g/L。

（6）基因检测：*BTK* 基因致病变异。

2. 影像学检查

（1）关节超声：双侧膝关节、双侧腕关节、双侧肘关节、双手第二指间关节、右侧踝关节、双足多个跖趾关节滑膜增厚，左侧跟骨后方滑膜增厚伴骨侵蚀改变。

（2）腹部超声：未见明显异常。

（3）胸部 CT：双肺多发斑片影，左肺下叶大片实变影，感染可能；左肺下叶部分支气管阻塞；两腋窝、纵隔多发肿大淋巴结；心腔密度减低，考虑贫血；双侧胸膜增厚（图 14-1）。

（4）左腕关节 MRI：左腕骨，尺骨，桡骨远段，第 2、3 掌骨近端骨质破坏及周围软组织异常信号。

四、诊断思路

（一）原发性免疫缺陷病诊断

患儿为青春期男孩，自幼起病，慢性病程，急性加重。临床以反复关节肿痛为主要表现，辅助检查提示免疫球蛋白明显减低，TB 细胞亚群提示 B 细胞缺如，考虑免疫缺陷病。因患儿有自幼反复呼吸道感染病史、中枢神经系统感染病史等，考虑原发性免疫缺陷病（图 14-2）。

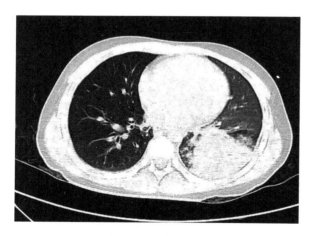

图 14-1　胸部 CT
双肺多发斑片影，左肺下叶大片实变。

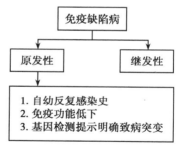

图 14-2　免疫缺陷病诊断思路

（二）原发性免疫缺陷病的分型

重点根据临床特点、实验室检查及基因检查进行分型（图 14-3）。该患儿为男性，临床主要表现为反复关节肿痛，有自幼反复感染病史，免疫功能检测提示免疫球蛋白明显减低、B 细胞缺如，基因检测发现 *BTK* 基因致病突变，诊断 X 连锁无丙种球蛋白血症（X-linked agammaglobulinemia，XLA）。

五、鉴别诊断

1. 非 X 连锁无丙种球蛋白血症　主要表现为反复细菌感染，血清免疫球蛋白低下，B 细胞数明显降低。与 XLA 主要区别是，该病男女均可发病，且需基因检测最终鉴别。该患者基因检测已明确，故不考虑该诊断。

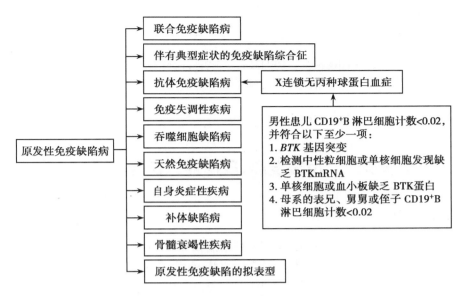

图 14-3　原发性免疫缺陷病的分型

2. 普通变异型免疫缺陷　可发生于任何年龄,亦有成人发病,血清免疫球蛋白低下,与 XLA 的主要区别是 B 细胞数目多正常,故不考虑该诊断。

3. 婴儿暂时性低丙种球蛋白血症　多发生于 2 岁以内,主要表现为血清 IgG 降低,IgM 和 IgA 可正常,B 细胞计数正常,和患儿临床特点不符合,故不考虑该诊断。

六、最终诊断

X 连锁无丙种球蛋白血症。

七、治疗方案

(一) 一般治疗

1. 加强宣教、护理,预防感染。

2. 抗感染治疗,合并感染时积极使用抗生素治疗,针对并发症给予对症治疗。

3. X 连锁无丙种球蛋白血症合并关节炎的治疗:首先明确是化脓性关节炎还是自身免疫性关节炎。若为化脓性关节炎,积极抗感染治疗,必要时外科手术切开引流;若为自身免疫性关节炎,应当在静脉输注免疫球蛋白的基础上,应用非甾体抗炎药、免疫抑制剂及生物制剂等治疗。

(二) 替代治疗

使用静脉注射用丙种球蛋白(intravenous immunoglobulin,IVIG)对 XLA 患者进行治疗,以期达到与同龄人相应的正常血清 IgG 水平。

IVIG 治疗方案主要是根据患者体重、IgG 谷浓度以及临床情况等因素确定。IgG 谷浓度是指 IVIG 输注前患者外周血中的 IgG 水平。目前普遍认为维持 5g/L 以上的 IgG 谷浓度可以降低患者感染及住院次数。IVIG 0.4~0.6g/kg 每 4 周注射 1 次通常可以维持该谷浓度。IgG 谷浓度与 IVIG 剂量呈线性正相关,每增加 0.1g/kg 的 IVIG 剂量,谷浓度大约增加 1.2g/L 水平。大多数患者 IgG 谷浓度在 5~7g/L 时表现良好。

八、注意事项

1. XLA 不仅有反复感染的表现,还可能发生肿瘤、炎症性疾病和自身免疫病。
2. 早期诊断,并发症予对症治疗,原发病予替代治疗及骨髓干细胞移植治疗较为有效。

（宋红梅　马明圣）

病例二　反复发热、皮疹伴生长落后 7 年

一、主要病史

患儿,男,7 岁。因"反复发热、皮疹伴生长落后 7 年"入院,患儿生后出现反复发热,发热无明显周期性,体温最高 41℃,伴"荨麻疹"样皮疹,间断头痛,病程中无头晕,无腹痛、吐泻,无咳嗽、气促等不适。患儿生后 8 月龄会坐,不会爬;1.5 岁开始会走路、说话;此后体重及身高逐渐落后于同龄儿。6 岁起发现学习能力差,目前尚不能计算 10 以内加减法。自起病以来,近 2 年体重及身高均无明显增加,现为进一步诊疗来我院就诊。既往史:生后 4 月龄患"肺炎",3 岁患"病毒性脑炎",4 岁时因反复"扁桃体炎"行双侧扁桃体切除术。父母体健,否认遗传性疾病家族史。

二、体格检查

体重 19kg（$P_3 \sim P_{10}$）,身高 108cm（$<P_3$）,头围 56.5cm（$>P_{97}$）。生命体征平稳,精神反应好,方颅,前额突出,眼略外凸,口腔可见龋齿,粗测右耳听力较左耳差,肋骨外翻。双肺呼吸音清,未闻及啰音;心音有力,律齐,未闻及杂音;腹部平软,肝脾肋下未触及。病理反射未引出,腱反射存在。

三、实验室和辅助检查

1. 血液检查

（1）血常规:白细胞 16.56×10^9/L,中性粒细胞 80.3%,红细胞 3.50×10^{12}/L,血红蛋白 124g/L,血小板 439×10^9/L。

（2）免疫及炎症指标:C 反应蛋白 94mg/L;血沉 54mm/h;免疫球蛋白 3 项、补体 C3、补体 C4、类风湿因子均在正常范围;抗核抗体谱 17 项均阴性;TB 细胞亚群均在正常范围。

（3）肝肾功能、血脂、电解质、心肌酶、凝血功能:均在正常范围。

（4）病原学检查:EB 病毒、巨细胞病毒、肺炎支原体、肺炎衣原体、TORCH、结核菌素试验均阴性。

2. 脑脊液检查

（1）脑脊液压力 $300mmH_2O$。

（2）脑脊液常规:外观无色透明,细胞总数 60×10^6/L,白细胞总数 60×10^6/L,单核细胞 40 个,多核细胞 20 个。

（3）脑脊液生化:蛋白 1.41g/L,氯化物 119mmol/L,葡萄糖 20mmol/L。

（4）脑脊液细胞学:白细胞大量/0.5mL,淋巴细胞 5%,中性粒细胞 90.0%,嗜酸性粒细胞 3%。

（5）细菌涂片+培养、真菌涂片+培养、隐球菌抗原、墨汁染色、抗酸染色:均阴性。

3. 粪尿常规 正常。

4. 组织学活检 腹部皮疹皮肤活检:角化过度,皮突延伸,其底层色素增加,真皮血管周围轻度淋巴细胞浸润,符合荨麻疹。

5. 影像学检查

（1）头颅核磁共振（MRI）:幕上脑室系统扩张,与其年龄相比,脑体积略小（图14-4）。

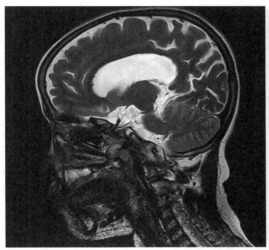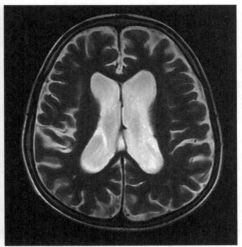

图14-4　头颅MRI提示患儿脑室系统扩张

（2）腹部超声:肝、胆、胰、脾、双肾未见明显异常。

（3）骨龄相（手、肘、髂骨、跟骨）:骨龄与实际年龄大致相符。

6. 多学科会诊

（1）眼科会诊:眼压正常,双眼前节未见异常,双视盘界模糊、色白,周围血管略迂曲,双视神经萎缩。

（2）耳鼻喉科会诊:感音神经性聋。

7. 基因检测 外显子突变:*NLRP3*基因变异:c.1991T>C,p.M664T（新生变异）。

四、诊断思路

对于该患儿,疑诊自身炎症性疾病（autoinflammatory disease,AIDs）。

单基因自身炎症性疾病多起病于新生儿或婴儿早期,多数存在反复持续数日至数周的发热,伴有体重减轻、乏力、全身不适、流行性感冒样症状、淋巴结炎和脾大等非特异性炎症的表现;同时可有皮肤、肌肉、关节、眼、耳、胃肠道、呼吸道、神经系统和心血管系统等不同脏器的受累。

AIDs的诊断关键是首先要识别上述临床表现,特别是对出现反复发热的患者,儿童出现不能用感染解释的、原因不明的炎症表现时应该想到AIDs的可能;实验室检查可发现血沉、C反应蛋白、血小板和铁蛋白等炎症指标升高,以及血IgD水平、尿中甲羟戊酸、I型干扰素刺激基因（interferon-stimulated genes,ISGs）表达升高（I型干扰素通路激活的标志）等某一特殊指标的异常。

该患儿生后出现反复发热、炎症指标升高,无明确感染证据,伴有神经系统受累、生长发育落后,应注意到 AIDs 的可能。

五、鉴别诊断

单基因自身炎症性疾病主要分为以下 3 类,应注意鉴别(表 14-1)。

表 14-1　鉴别诊断

鉴别要点	临床特征	实验室检查
I 型干扰素病	流感样发作性发热、TORCH 样综合征、无宫内感染、冻疮、雷诺现象、脂膜炎/脂肪萎缩、类风湿因子阳性幼年型特发性关节炎样表现、对传统非甾体抗炎药无效、狼疮样表现、非感染性肺间质病变	C 反应蛋白、血沉正常或轻度升高,伴或不伴白细胞减少,低滴度抗核抗体及其他自身抗体阳性,脑脊液中白细胞及 I 型干扰素水平、ISGs 水平升高
炎症小体病	反复发热、浆膜炎、关节炎、荨麻疹样皮疹、胃肠道症状和神经系统症状	炎症指标(C 反应蛋白、血沉等)升高
非炎症小体病	关节或骨髓受累(关节囊性病变、无菌性关节炎、骨髓炎)、皮肤受累(脓疱样皮疹、脂膜炎)、反复发热、消化道或生殖器溃疡	炎症指标(C 反应蛋白、血沉等)升高,自身抗体多为阴性

根据患儿反复发热、荨麻疹样皮疹、神经系统受累、炎症指标高,考虑该患儿为炎症小体病可能性大。结合国际儿童风湿病实验研究组织(PRINTO)和国际 AIDs 注册项目提出了基于循证学的 NLRP3 相关自身炎症性疾病临床分类标准:荨麻疹样皮疹 25 分、神经感觉性耳聋 25 分、结膜炎 10 分、无渗出性咽炎 25 分、无腹痛 15 分,诊断的 cut-off 值为≥52 分,故该患儿符合 NLRP3 相关自身炎症性疾病临床分类标准。进一步结合基因测序结果诊断 NLRP3 相关自身炎症性疾病。

六、最终诊断

1. NLRP3 相关自身炎症性疾病。
2. 双耳感音神经性聋。
3. 无菌性脑膜炎。
4. 颅内压增高。
5. 视神经萎缩。

七、治疗方案

治疗目的是缓解发作、控制症状、降低炎症指标;同时尽可能避免脏器损伤和减少并发症(如淀粉样变),以改善患儿的生活质量。目前该病的治疗建议:白介素 1(IL-1)抑制剂可用于任何年龄及类型,目前可以应用的 IL-1 抑制剂有阿那白滞素(anakinra)和卡那单抗(canakinumab)。为避免脏器损伤,对疾病活动的患者应尽早开始 IL-1 抑制剂的治疗。对症治疗可短期应用非甾体抗炎药和糖皮质激素,但其不能作为初始基础治疗。

八、注意事项

对于临床高度怀疑自身炎症性疾病的患儿,应尽早行基因检测,将患儿的临床表型和基因测序结果综合分析可以更加高效精准地诊断自身炎症性疾病。

(宋红梅　马明圣)

第十五章

风湿性疾病

病例一 腹痛伴双下肢皮疹 3 周

一、主要病史

患儿,男,7 岁,急性病程。因"腹痛伴双下肢皮疹 3 周余,肉眼血尿 2 天"入院。患儿于 3 周前无明显诱因出现间断腹痛,脐周为主,无吐泻,持续 30 分钟左右可自行好转,间隔 1~2 小时腹痛再次发作;伴双下肢大小不等的红色皮疹,高起皮面,压之不褪色。患儿无发热,无咳嗽、咳痰,无惊厥、抽搐,无少尿,无关节肿痛,无头痛、头晕等不适,无眼睑、口唇、手足背部等水肿征象。当地医院考虑"IgA 相关性血管炎可能",予禁食水,并给予奥美拉唑、复方甘草酸苷、益生菌等未见明显好转。患儿皮疹逐渐增多进展至双上肢。2 天前出现肉眼血尿,无少尿、头痛、发热,无尿急、尿频、尿痛。为进一步诊治转入我院。患儿系 G_1P_1,孕 38 周顺产,出生体重 4 800g,否认窒息缺氧病史。既往无药物或食物过敏史。否认家族性遗传病、代谢病史。

二、体格检查

体温 36.3℃,脉搏 80 次/min,呼吸 20 次/min,血压 101/61mmHg,体重 35kg,身高 134cm。神志清,精神反应好,四肢散在紫癜样皮疹,部分结痂(图 15-1),双下肢轻度水肿。全身浅表淋巴结未触及肿大。口唇红润,口腔黏膜无溃疡、白斑,咽无充血,双扁桃体无肿大。双肺呼吸音清,未闻及干、湿啰音及胸膜摩擦音,心前区无隆起及凹陷,心律齐,各瓣膜听诊区未闻及病理性杂音。周围血管征(−)。腹软,脐周压痛、无反跳痛,未触及包块。肠鸣音 3 次/min,肝脾未触及,麦氏点、双输尿管点无压痛,Murphy 征(−)。脊柱无畸形、压痛,四肢关节无肿痛,无活动受限。生理反射存在,病理反射未引出。

三、实验室和辅助检查

1. 血液检查

(1)血常规:白细胞 9.88×10^9/L,红细胞 5.24×10^9/L,血红蛋白 125g/L,血小板 481×10^9/L。

(2)炎症及感染指标:C 反应蛋白 10mg/L,血沉 18mm/h,PCT 0.11ng/mL。

(3)肝功能、肾功能、胰腺功能、电解质及凝血功能:丙氨酸转氨酶 11U/L,肌酐 20μmol/L,尿素 3.65mmol/L,淀粉酶 40U/L,脂肪酶 19U/L,白蛋白 33g/L,血钠 139mmol/L,血钾 4.1mmol/L,血钙 2.13mmol/L,血氯 105mmol/L,血糖 4.7mmol/L。凝血功能正常。

(4)病原学:抗链球菌溶血素 O、结核杆菌 T 细胞检测、结核菌素试验均(−)。

(5)免疫功能:免疫球蛋白三项(IgG、IgA、IgM)、TB 细胞亚群均在正常范围。

(6)自身抗体:抗核抗体谱、血管炎抗体谱、抗磷脂抗体谱均(−)。

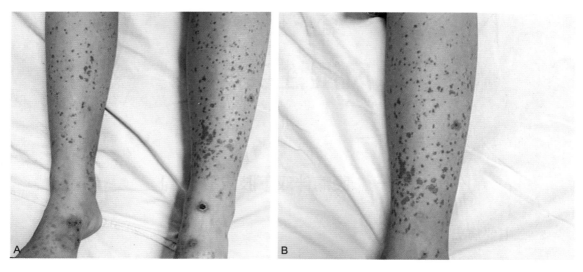

图 15-1　双下肢皮疹
A.双下肢皮疹;B.右下肢皮疹。

2. 尿液检查
（1）尿常规:尿蛋白≥3.0g/L,尿红细胞计数为大量/高倍视野（HPF）。
（2）24 小时尿蛋白定量:4.56g/24h。
3. 粪便检查　白细胞计数 0/HPF,红细胞计数 0/HPF,隐血阳性。
4. 肾穿刺活检　提示紫癜性肾炎Ⅲb 型。
5. 影像学检查　腹部(肝、胆、胰、脾及右下腹)超声、泌尿系超声、立位腹平片均未见明显异常。

四、诊断思路

（一）皮疹

该患儿急性起病,以双下肢紫癜样皮疹为主要症状,从紫癜病因进行考虑,需要结合患儿血小板计数和凝血功能检查,但部分疾病(如 ANCA 相关性小血管炎等)的血小板计数及凝血功能大致正常,应注意鉴别(图 15-2)。

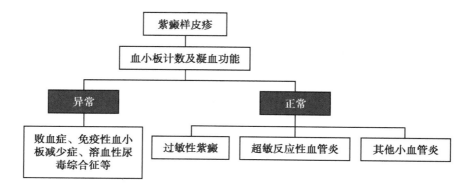

图 15-2　紫癜样皮疹诊断思路

（二）腹痛

在皮疹出现以前如出现急性腹痛者,应与急腹症鉴别。IgA 相关性血管炎的腹痛若未合并肠穿孔、肠套叠等急腹症,其腹痛虽较剧烈,但位置不固定,压痛轻,无腹肌紧张和反跳痛。出现血便时,需与肠套叠、梅克尔憩室相鉴别。若 IgA 相关性血管炎患儿发生消化道并发症,如肠套叠、肠梗死或穿孔,还可使用影像学检查、内镜等筛查腹痛病因。

（三）肾脏受累

该患儿存在血尿、大量蛋白尿,应注意监测尿常规,完善肾穿刺活检明确肾脏病理类型及指导治疗。

该患儿有典型的紫癜样皮疹,伴有腹痛、血尿和蛋白尿,应考虑 IgA 相关性血管炎。进一步分析是否存在其他系统受累。IgA 相关性血管炎合并关节症状时,其主要临床表现为关节疼痛或关节炎,以膝、踝关节受累最为常见,多为一过性,数日后消失,不留关节畸形。血管神经性水肿主要分布于眼睑、口唇、手足背、手臂、会阴部等。其他少见的症状有昏迷、蛛网膜下腔出血、视神经炎及吉兰-巴雷综合征等。此外,还可出现肌肉内、结膜下及肺出血、反复鼻出血、腮腺炎、心肌炎及睾丸炎等。

五、鉴别诊断

1. 血小板减少性紫癜 该病患儿可有血小板减少、紫癜样皮疹、出血等表现。该病的皮疹全身均可出现,不高出皮面。本例患儿血小板计数正常,结合皮疹特点,不支持血小板减少性紫癜诊断。

2. 细菌感染 如脑膜炎双球菌菌血症、败血症及亚急性细菌性心内膜炎均可出现紫癜样皮疹,该病患儿一般情况危重,且血培养阳性。本例患儿无感染中毒症状,且皮疹与细菌感染所致的皮疹不符,不支持细菌感染所致的紫癜。

3. 其他风湿病 须与系统性红斑狼疮(SLE)、ANCA 相关性血管炎鉴别。该患儿抗核抗体谱、血管炎抗体谱等自身抗体均阴性,不符合 SLE 或 ANCA 相关性血管炎的分类标准,故不支持该诊断。

六、最终诊断

1. IgA 相关性血管炎(混合型)。
2. 消化道受累。
3. 肾脏受累(紫癜性肾炎Ⅲb 型)。
4. 皮肤受累。

七、治疗方案

根据中华医学会儿科学分会免疫学组制订的《儿童 IgA 相关性血管炎循证诊治建议》制订治疗方案。

1. 一般治疗 在 IgA 相关性血管炎合并胃肠道损害时须注意控制饮食,以免加重胃肠道症状。该患儿腹痛剧烈,可暂时禁食并给予胃肠外营养支持治疗。

2. 抗感染治疗 急性期有呼吸道及胃肠道等感染时可适当给予抗感染治疗,注意急性期感染控制后抗感染治疗对 IgA 相关性血管炎的发生并无治疗和预防作用。该患儿无感染证据,无须抗感染治疗。

3. 皮疹治疗　IgA 相关性血管炎引起的皮疹很少需要治疗,目前尚无证据证明糖皮质激素对皮疹的消退及复发有效,但有报道糖皮质激素可用于皮肤疱疹和坏死性皮疹的治疗。该患儿皮疹无须特殊处理。

4. 关节症状治疗　关节痛患儿,可使用非甾体抗炎药止痛治疗。另外,口服泼尼松可降低 IgA 相关性血管炎关节炎患儿关节疼痛程度及疼痛持续时间。该患儿目前无关节症状,可密切监测患儿临床表现,必要时治疗。

5. 胃肠道症状治疗　糖皮质激素治疗可较快缓解急性 IgA 相关性血管炎引起的胃肠道症状,缩短腹痛持续时间。腹痛明显时需严密监测患儿出血情况(如呕血、黑便或血便),出血严重时需行内镜进一步检查。对于严重胃肠道血管炎,有应用丙种球蛋白、甲泼尼龙静脉滴注及血浆置换或联合治疗有效的报道。该患儿腹痛剧烈,须继续监测患儿出血情况,目前已除外外科急腹症,可加用甲泼尼龙静脉滴注。

6. 紫癜性肾炎治疗　紫癜性肾炎的激素及免疫抑制剂治疗见表 15-1。

表 15-1　紫癜性肾炎的激素及免疫抑制剂治疗

病理分级	临床分级	治疗方案
Ⅰ级	孤立性血尿	仅对症治疗,长期随访
Ⅱa 级	孤立性微量蛋白尿或合并镜下血尿	血管紧张素转换酶抑制剂(ACEI)或血管紧张素受体拮抗剂(ARB)
Ⅱb,Ⅲa 级	非肾病水平蛋白尿	对于持续蛋白尿>1g/(d·1.73m^2)、已应用 ACEI 或 ARB 治疗、GFR>50mL/(min·1.73m^2)的患儿,给予糖皮质激素治疗 6 个月
Ⅲb,Ⅳ级	肾病水平蛋白尿、肾病综合征、急性肾炎综合征	激素联合其他免疫抑制剂,如环磷酰胺、霉酚酸酯、硫唑嘌呤等
Ⅴ级、Ⅵ级	急进性肾炎	甲泼尼龙冲击治疗 1~2 个疗程后口服泼尼松+环磷酰胺(或其他免疫抑制剂)+肝素+双嘧达莫

该患儿肾穿刺活检病理结果为紫癜性肾炎Ⅲb 型,存在肾病水平的蛋白尿,经与家属沟通后选择激素联合吗替麦考酚酯的治疗方案。

7. 静脉注射用丙种球蛋白(IVIG)　IVIG 能明显改善 IgA 相关性血管炎坏死性皮疹、严重胃肠道症状(如腹痛、肠出血、肠梗阻)、脑血管炎的症状(如抽搐、颅内出血),但目前缺乏良好的临床研究证据。该患儿无脑血管受累,皮疹较轻,无肠梗阻等征象,可暂不应用 IVIG 治疗。

8. 其他　如血浆置换等,该患儿临床表现较轻,无急进性肾炎表现,无神经系统受累表现,可暂不应用血浆置换治疗。此外还包括抗过敏、抗凝治疗等,但具体作用尚不明确。

八、注意事项

1. 典型病例诊断不难,但本病缺乏特异性确诊指标,必要时可通过相关检查除外其他疾病。

2. IgA 相关性血管炎近期预后主要与消化道症状有关,远期预后主要与肾脏损害程度有关。

3. 对尿液分析正常的 IgA 相关性血管炎患儿应随访半年,半年内尿液分析异常者应该继续随访 3~5 年。

(宋红梅　马明圣)

病例二　关节肿痛伴间断发热 10 个月

一、主要病史

患儿,女,12 岁。以"关节肿痛伴间断发热 10 个月"入院,患儿于 10 个月前出现左手食指掌指关节、右手食指掌指关节肿痛,后逐渐出现双膝关节、双踝关节、双腕关节、双肘关节肿痛,伴晨僵,且伴有间断发热,多于午后出现,体温最高 38.5℃,可自行降至正常,当地医院住院查血常规大致正常,C 反应蛋白 66mg/L,血沉 120mm/h,类风湿因子 640U/mL,抗核抗体 1:100,予中药治疗,发热及关节肿痛无好转,为进一步诊治转入我院。病程中患儿无皮疹、腹泻、眼睛充血、视力下降、雷诺现象、盗汗等。二便正常,体重减轻 10kg。患儿系 G_1P_1,足月顺产,出生体重 3 750g,平素身体健康。否认家族成员关节炎、银屑病史。

二、体格检查

体温 36.5℃,脉搏 92 次/min,呼吸 20 次/min,血压 102/46mmHg,体重 46kg(P_{10}~P_{25}),身高 168.2cm(P_{90}~P_{97})。神清语利,皮肤无出血点、皮疹;颈部未触及肿大淋巴结。咽无充血,双肺呼吸音清;心音有力,心律齐,未闻及明显杂音;腹部平软,肝脾肋下未触及。无张口受限,双手掌指关节、中指近端指间关节、拇指指间关节、右手腕关节肿痛伴活动受限;双膝关节、双足拇趾跖趾关节、左踝关节肿痛,无明显活动受限,左肩及右肘关节压痛,无活动受限,双侧"4"字征(-),脊柱活动度好。

三、实验室和辅助检查

1. 血液检查

(1)血常规:白细胞 4.64×10^9/L,中性粒细胞 60.9%,血红蛋白 107g/L,血小板 294×10^9/L。

(2)肝、肾功能:丙氨酸转氨酶 11U/L,天冬氨酸转氨酶 10U/L,肌酐 45μmol/L,尿素 2.24mmol/L,白蛋白 39g/L。

(3)炎性及感染指标:C 反应蛋白 35mg/L,血沉 116mm/h,PCT<0.05ng/mL。

(4)病原学筛查:ASO 正常,PPD、T-SPOT、TORCH、EB 病毒感染均阴性。

(5)自身抗体:类风湿因子(rheumatoid factor, RF)494U/mL;类风湿关节炎相关自身抗体谱:抗环瓜氨酸肽抗体(anticyclic citrullinated peptide antibody, CCP)阳性,抗核周因子阳性,抗角蛋白抗体弱阳性。自身抗体谱:抗核抗体 1:80,余阴性。

(6)免疫功能:IgG 23.71g/L,IgA 1.99g/L,IgM 2.69g/L。

(7)血涂片:阴性。

2. 尿液检查　尿常规阴性。

3. 粪便检查　大便常规及隐血阴性。

4. 骨髓检查　骨髓细胞学检查阴性。

5. 影像学检查

(1)关节超声:双侧膝关节、腕关节、肘关节、双手第二指间关节、右侧踝关节、双足多个跖趾关节滑膜增厚,伴血流信号。

(2)腹部超声:阴性。

(3)左踝关节 MRI:左侧跟腱变性,并周围水肿;左侧跟骨、胫腓骨远端片状压脂序列高信号,左踝关节积液。

（4）右肘关节 MRI:右侧肘关节囊滑膜增厚,伴少许积液（图 15-3）。

6. 眼科检查　未见异常。

四、诊断思路

（一）幼年型特发性关节炎诊断

患儿为青春期女孩,慢性病程,以发热、进行性多关节肿痛为主要症状,从关节肿痛病因进行考虑,结合患儿关节炎相关自身抗体阳性、其他自身抗体阴性,影像学检查支持关节炎,感染及肿瘤筛查均阴性,可除外感染、肿瘤及其他免疫性疾病,考虑幼年型特发性关节炎（juvenile idiopathic arthritis,JIA）（图 15-4）。

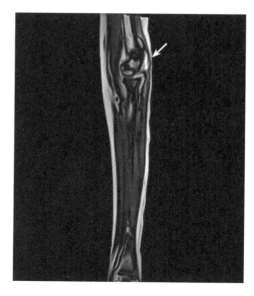

图 15-3　关节积液伴滑膜增厚

箭头所指为关节积液伴滑膜增厚。

（二）多关节型关节炎的分型诊断

根据临床特点、实验室和辅助检查结果进行分型（图 15-5）。该患儿为青春期女孩,病程大于 6 个月,有腕、肩、肘、膝、踝、指间等多关节受累的证据,RF 阳性,无皮疹,家族中无关节炎、银屑病等病史,故考虑幼年型特发性关节炎（RF 阳性的多关节型）。

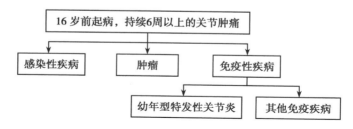

图 15-4　幼年型特发性关节炎诊断思路

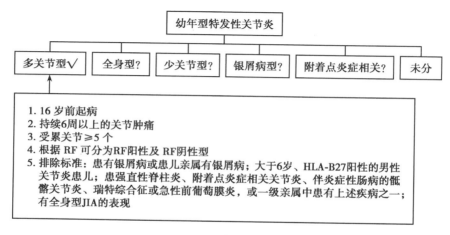

图 15-5　多关节型关节炎的分型诊断

五、鉴别诊断

(一)与感染性关节炎鉴别

细菌感染导致的化脓性关节炎多为单关节受累,抗生素治疗有效且多呈单相性病程。A族乙型溶血性链球菌感染有关的风湿热可出现游走性关节炎。反应性关节炎多伴消化道、泌尿系或呼吸道感染症状,常具有自限性。该患儿存在多关节受累,病史较久,无感染表现及证据,故不考虑该诊断。

(二)与肿瘤导致的关节炎鉴别

骨或滑膜的恶性肿瘤浸润可表现为关节肿痛,影像学检查有助于鉴别诊断。血液系统肿瘤(如淋巴细胞白血病等)浸润关节周围时易与幼年型特发性关节炎混淆,骨髓细胞学检查、PET/CT 检查、淋巴结活检等有助于鉴别。该患儿临床表现为多关节受累,影像学及骨穿未见肿瘤证据,不支持该诊断,必要时完善进一步检查。

(三)与其他风湿病导致的关节炎鉴别

其他风湿病(如系统性红斑狼疮、干燥综合征、混合结缔组织病、幼年型皮肌炎、硬皮病等)患者可能存在皮肤黏膜、血液、肺脏、肾脏、神经系统或淋巴结等多器官系统受累临床表现,相应的自身抗体阳性有助于鉴别。该患儿无皮疹和肌无力等表现,无特异性自身抗体及脏器受累,故不考虑上述诊断。

(四)其他

炎症性肠病相关关节炎、血友病相关关节炎、色素沉着绒毛结节性滑膜炎、创伤性关节炎等均可表现为关节肿痛,易与幼年型特发性关节炎混淆。该患儿病史、辅助检查均不支持该诊断。

六、最终诊断

幼年型特发性关节炎(RF 阳性多关节型)。

七、治疗方案

本病的治疗原则:控制病变的活动度,减轻或消除关节疼痛和肿胀;预防感染和关节炎症的加重;预防关节功能不全和残疾;恢复患儿的关节功能及生活与劳动能力。

1. 药物治疗

(1)非甾体抗炎药:可作为辅助治疗,用于所有 JIA 的对症治疗,多用于疾病初期或复发时,因非甾体抗炎药不能阻止疾病进展,故不适用于 JIA 的长期治疗。该患儿关节肿痛明显,炎症指标升高,予双氯芬酸钠口服。

(2)生物制剂:对多关节炎型 JIA 伴风险因素(RF 阳性、CCP 抗体阳性、关节损害)、累及高危关节(颈椎、髋关节或腕关节)、高疾病活动度或关节破坏致残风险高的患儿,生物制剂可用作初始治疗。建议将生物制剂与改善病情抗风湿药联合应用。该患儿伴风险因素(RF 阳性、CCP 抗体阳性、关节损害),予 TNF 拮抗剂联合小剂量甲氨蝶呤治疗。

2. 对存在功能障碍或具有功能障碍危险因素的患儿进行物理治疗和/或作业治疗。

八、注意事项

1. 幼年型特发性关节炎的诊断要除外感染相关的关节炎、恶性肿瘤、其他风湿免疫性疾病、累及关节的遗传性疾病等。

2. JIA 儿童除关节受累外,还可出现关节外表现,最常见的是眼部受累,严重者会导致视力障碍,应注意筛查。

(宋红梅   马明圣)

病例三   发热 5 天,眼红伴皮疹 2 天

一、主要病史

患儿,男,7 个月。以"发热 5 天,眼红伴皮疹 2 天"入院,患儿于 5 天前无明显诱因出现发热,体温波动于 38℃左右,最高体温 40.2℃,热型不规则,高热时偶有寒战、无抽搐,家长自行给予退热药后体温仍反复。2 天前患儿出现双眼球发红,无分泌物,同时躯干部出现散在红色皮疹,无抓挠。有轻微咳嗽,伴鼻塞,无流涕,无呕吐、腹泻,无排尿时哭吵不安,曾在外院诊所输注"头孢曲松",接受"美林、鱼腥草颗粒"等药物治疗 3 天,病情无缓解。发病以来,睡眠欠安,胃纳一般,体重无明显变化。患儿系 G_1P_1,孕 37^{+6} 周顺产,出生体重 3 700g,否认窒息、产伤及缺氧病史。否认家族性遗传病、代谢病史。

二、体格检查

体温 38.5℃,脉搏 122 次/min,呼吸 44 次/min,血压 76/42mmHg,体重 8.7kg。神志清,精神反应可,前囟平软,双眼球结膜充血,未见分泌物,躯干部及颜面部可见散在多形性红色皮疹,部分融合成片,压之褪色;颈部可及多发淋巴结肿大,左侧最大 1.5cm×1.0cm,活动尚可,表面无发红,无波动感,口唇干红,咽部充血,可见杨梅舌,双肺呼吸音粗,未闻及干、湿啰音,心率 122 次/min,律齐,各瓣膜听诊区未闻及杂音。腹软,肝脾触诊不满意,指(趾)端肿胀发红,无脱皮,肛周无脱皮,卡介苗接种周围可见红晕,神经系统检查呈阴性(图 15-6、图 15-7)。

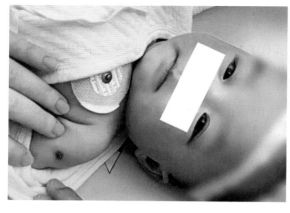

图 15-6   川崎病结膜、口唇及卡介苗接种处表现
可见眼结膜充血,口唇干红,卡介苗接种周围红晕。

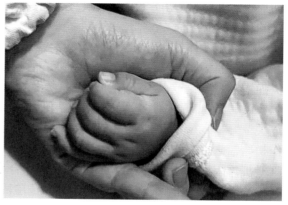

图 15-7   川崎病指(趾)端改变
指端及手背红肿。

三、实验室和辅助检查

1. 血液检查

（1）血常规和 C 反应蛋白：白细胞 15.57×10^9/L，中性粒细胞 68.8%，淋巴细胞 26.5%，血红蛋白 101g/L，红细胞 3.59×10^{12}/L，血小板 260×10^9/L。C 反应蛋白（快速）155.52mg/L。

（2）急诊 PCT 2.66ng/mL。血清铁蛋白 290.00ng/mL。血沉 23mm/h。补体 C3 93.9mg/dL，补体 C4 27.0mg/dL，抗 O <25.0U/mL，类风湿因子 <20.0U/mL。

（3）T 细胞亚群测定：$CD3^+$ 62.15%，$CD4^+$ 42.21%，$CD8^+$ 17.66%，$CD4^+/CD8^+$ 2.39，$CD16^+$ 56 5.69%，$CD19^+$ 31.95%。

（4）肝、肾功能及电解质：丙氨酸转氨酶 55U/L，天冬氨酸转氨酶 51U/L，总蛋白 53.4g/L，白蛋白 37.8g/L，总胆红素 8.6μmol/L，结合胆红素 3.1μmol/L，尿素 4.40mmol/L，肌酐 28.3μmol/L，磷酸肌酸激酶 311U/L，乳酸脱氢酶 416U/L，血清钙 2.19mmol/L，血清磷 0.86mmol/L，血清镁 0.95mmol/L，钠 132.6mmol/L，钾 4.83mmol/L，氯 103.3mmol/L。

（5）免疫球蛋白：IgG 351.0mg/dL，IgA 14.5mg/dL，IgM 39.9mg/dL。

（6）急诊凝血功能检查：血浆 PT 14.90 秒（正常对照 12.70 秒），国际标准化比值 1.23，APTT 46.40 秒（正常对照 35.60 秒），TT 14.30 秒，纤维蛋白原 5.53g/L，D-二聚体 2.27μg/mL。

（7）血感染性疾病筛查：梅毒血清反应素测定（－），人类免疫缺陷病毒（HIV）抗体（初筛）0.02S/CO（－），丙肝肝炎病毒 IgG 抗体 0.01S/CO（－），乙型肝炎病毒表面抗原<0.05U/mL（－），乙型肝炎病毒表面抗体 498.83mU/mL（＋），乙型肝炎病毒 e 抗原<0.1U/mL（－），乙型肝炎病毒 e 抗体<0.12PEIU/mL（－），乙型肝炎病毒核心抗体 4.47PEIU/mL（＋）。

（8）急诊心肌酶谱+肌钙蛋白，NT-proBNP：急诊天冬氨酸转氨酶 118U/L，急诊肌酸激酶 1 328U/L，急诊乳酸脱氢酶（L 法）383U/L，肌钙蛋白I 0.016ng/mL，NT-proBNP 9 240pg/mL。

（9）TORCH 全套，EB 病毒抗体测定：均阴性。

2. 粪尿常规　均在正常范围。

3. 血液细菌培养　培养 5 天无细菌生长。

4. 影像学检查

（1）胸部 X 线检查：两肺、心、膈未见明显异常。

（2）心脏 B 超：左心室射血分数 EF 73%，左心室缩短分数 FS 40%；冠状动脉：左、右冠状动脉起源正常，左冠状动脉主干最大内径 2.5mm（Z 值 =2.34），右冠状动脉主干最大内径 1.9mm（Z 值 =1.09），中段内径 1.7mm，左前降支 1.9mm（Z 值 =1.23），左旋支 1.6mm（Z 值 =0.80），主动脉内径 11.6mm，LC/A=0.23，RC/A=0.16。

（3）腹部 B 超：肝、脾、胰、肾、输尿管、膀胱未见异常。

四、诊断思路

（一）存在川崎病临床表现

1. 发热　患儿为较小婴儿，急性起病，反复发热 5 天，外院曾使用抗生素治疗，体温仍反复。

2. 皮疹及卡介苗接种处红肿　患儿躯干部及颜面部可见散在多形性红色皮疹，压之褪色，卡介苗接种周围可见红肿。

3. 球结膜充血　患儿入院前 2 天出现双侧球结膜充血,无分泌物。

4. 口唇和口腔改变　患儿存在口唇干红,咽部充血,可见杨梅舌。

5. 颈部淋巴结非化脓性肿大　患儿左侧颈部可触及 1.5cm×1.0cm 淋巴结肿大,皮肤表面无发红,无波动感。

6. 四肢末梢改变　患儿存在指(趾)端肿胀、发红,无脱皮。

(二) 有助于川崎病诊断的辅助检查

1. 实验室检查　①急性期反应物:C 反应蛋白、PCT、铁蛋白升高,血沉增快;②白细胞计数升高,以中性粒细胞为主;③凝血功能检查:纤维蛋白原及 D- 二聚体均明显升高;④NT-proBNP 明显升高。

2. 超声心动图　心室收缩功能正常,未见心包积液及瓣膜反流,但存在左冠状动脉主干扩张,Z 值 =2.34。

(三) 川崎病诊断

根据《川崎病诊断和急性期治疗专家共识》,该患儿除了发热以外,还存在符合川崎病的 5 项(大于 4 项)临床特征,因此被明确诊断为完全性川崎病(complete Kawasaki disease,CKD)。

在临床中,常遇到发热大于 5 天,但符合川崎病的临床表现不足 4 项的患儿,需结合辅助检查,按流程(图 15-8)评估是否为不完全性川崎病(incomplete Kawasaki disease,IKD)。

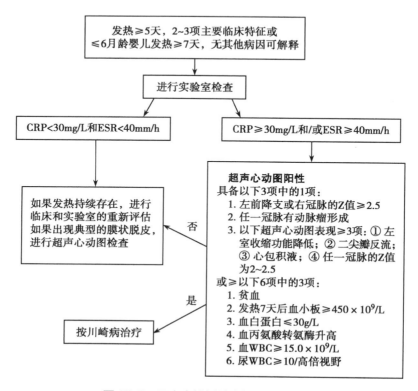

图 15-8　不完全性川崎病的诊断流程图

五、鉴别诊断

1. 麻疹　由麻疹病毒感染引起的发热出疹性疾病,临床以发热、咳嗽为首发症状,伴畏光和卡他症状,发热后 3~4 天出现颜面、躯干、手掌和足底红色丘疹,压之褪色,口腔颊黏膜可见麻疹黏膜斑。C 反应蛋白及血沉不高或轻度升高。本例患儿除皮疹以外,尚有眼结膜充血,口唇干红,杨梅舌,而且未见口腔柯氏斑,C 反应蛋白及血沉均明显升高,故不考虑本病。

2. 猩红热　由乙型溶血性链球菌感染引起的发热出疹性疾病,临床以发热、咽痛、头痛等为主要症状,皮疹表现为皮肤弥漫充血,上有密集针尖大小丘疹,全身皮肤均可受累,疹退后伴脱皮,同时可有杨梅舌、环口苍白圈和颈淋巴结肿大等。血培养可获得链球菌。本例患儿皮疹表现为斑片状红色皮疹,非密集弥漫性的皮疹,且有眼结膜充血,口唇干红,血培养阴性,不支持猩红热。

3. 败血症　由细菌感染引起,临床有高热、皮疹等表现。血常规示白细胞升高,以中性粒细胞为主,血 C 反应蛋白升高,血培养可检出致病菌,且大多抗生素使用后体温可降至正常,临床症状消失。本例患儿抗生素使用后体温仍反复,且有眼结膜充血、口唇干红、杨梅舌等临床表现,同时血培养是阴性的,故不考虑败血症。

4. Stevens Johnson 综合征　病因未明,可能与药物、感染等因素介导的细胞免疫反应相关。药物中,青霉素、卡马西平、别嘌呤醇等引起的较多见。临床表现为皮肤黏膜损害较严重,多为丘疹、水疱、大疱和紫癜,口唇皲裂破溃可见血痂,眼结膜及生殖器黏膜也可受累,但眼结膜受累常有分泌物。本例患儿无上述药物使用病史,皮疹为多形性红色皮疹,压之褪色,无水疱,结膜充血但无分泌物,同时心脏超声提示冠脉扩张,故不考虑 Stevens Johnson 综合征。

5. EB 病毒感染　慢性活动性 EB 病毒感染也可引起发热、皮疹、淋巴结肿大、肝大等表现,通常 C 反应蛋白不高,需要与川崎病鉴别。该患儿除了发热、皮疹外,还存在杨梅舌、结膜充血、指端肿胀,这些体征在 EB 病毒感染中少见,另外患儿 EB 病毒抗体检测为阴性,血常规示白细胞计数升高,以中性粒细胞为主,未见异型淋巴细胞,C 反应蛋白明显升高,故不支持 EB 病毒感染。

6. 全身型幼年型特发性关节炎（systemic juvenile idiopathic arthritis,sJIA）　主要表现为发热、皮疹及关节症状,通常无口唇、口腔表现,以及无结膜充血、四肢肿胀等表现。故不支持该诊断。

六、最终诊断

川崎病。

七、治疗方案

根据《川崎病诊断和急性期治疗专家共识》制订治疗方案。

1. 大剂量人静脉注射用丙种球蛋白（IVIG）治疗　按 2g/kg,通常于 8~24 小时静脉注射。患儿体重 8.7kg,使用 17.5g IVIG 静脉注射,注射前签署血制品使用知情同意书,完善输血前感染性疾病筛查及免疫球蛋白检测。

2. 阿司匹林抗炎治疗　该患儿存在冠脉左主干扩张,根据《川崎病冠状动脉病变的临床处理建议》(2020 年修订版),使用单一阿司匹林抗炎,剂量 30~50mg/kg,分 3 次口服。故该患儿使用阿司匹林肠溶片每次 100mg,每天 3 次,口服。患儿退热 48~72 小时,复查炎性指标(血白细胞及 C 反应蛋白)恢复正常,阿司匹林减至小剂量 3~5mg/kg 顿服,即阿司匹林肠溶片 37.5mg,每天 1 次,口服。

3. 对症治疗　①退热治疗,给予对乙酰氨基酚、布洛芬等退热药物及物理降温等。②补液支持治疗,维持体内水、电解质、酸碱平衡稳定。③出现其他症状,如腹泻时可给予益生菌治疗,咳嗽时予止咳药物治疗。

4. IVIG 无反应的治疗　川崎病初始治疗结束后 36 小时,体温仍高于 38℃;或用药后 2 周内(多发生在 2~7 天)再次发热,并出现至少一项川崎病主要临床表现者,称为 IVIG 不敏感。如该患儿出现上述 IVIG 不敏感,可再次使用 IVIG 17.5g 静脉注射,如体温仍持续,可加用糖皮质激素,甲泼尼龙 10~30mg/kg,即 120mg,每 12 小时 1 次,静脉滴注。

5. 抗生素　单纯诊断为川崎病时无须使用抗生素,但如果患儿同时存在肺炎、化脓性扁桃体炎、皮肤脓肿等明确感染灶时,可选择相应的抗生素治疗。

6. 随访　患儿存在冠脉扩张,建议病程第 0.5 个月、1 个月、2 个月、3 个月、6 个月、9 个月、1 年随访,1 年后每 6 个月复查一次心脏 B 超,6~8 周后活动无限制。

八、注意事项

1. 川崎病患儿入院后要每日监测血压,警惕川崎病休克综合征(KDSS)的出现。如果患儿收缩压低于该年龄儿童正常值;或较基础血压下降≥20%;或合并组织低灌注的临床表现(如心动过速、毛细血管充盈时间延长、四肢末端发凉、脉搏细弱、尿量减少或意识障碍等),即考虑 KDSS,应给予补液及血管活性药物(如多巴胺等)治疗。

2. 患儿血常规如提示三系或两系下降,同时铁蛋白进行性升高,甘油三酯升高,纤维蛋白原降低,须警惕川崎病合并巨噬细胞活化综合征(MAS)。需进行骨髓穿刺术,观察是否存在噬血细胞,如确诊 MAS,需尽早使用糖皮质激素治疗,疗程适当延长,必要时予环孢素或 VP-16 等药物治疗。

3. 患儿如果合并流行性感冒或水痘感染,在应用较大剂量阿司匹林时有发生 Reye 综合征的风险,应避免应用。可选择其他抗血小板药物,如氯吡格雷或双嘧达莫,但双嘧达莫对巨大冠状动脉瘤或冠状动脉狭窄患儿有引起窃血的风险,故不建议选用。

4. 如患儿冠脉损害持续进展,须积极抗血栓治疗。抗血栓治疗药物包括抗血小板药物、抗凝药物和溶栓药物。抗血小板药物包括阿司匹林、氯吡格雷和潘生丁;抗凝药物包括低分子量肝素(LMWH)及华法林。该患儿冠状动脉轻度扩张(内径≤4mm;或 Z 值≥2,<5),故应用一种抗血小板药物;如进展为中型冠状动脉瘤(内径>4mm,<8mm;或 Z 值≥5;<10),需要两种抗血小板药物;巨大冠状动脉瘤(任一支冠状动脉内径≥8mm,或 Z 值≥10)或多支复杂冠状动脉病变时,选用一种抗血小板药物(阿司匹林或氯吡格雷)联合 LMWH 抗凝。如果提示血栓形成,给予治疗量 LMWH,直至血栓消失、动脉瘤稳定不再继续扩大,过渡至华法林口服,并调整国际标准化比值在 1.5~2.5。如果患儿发生急性血栓栓塞导致心肌梗死,12 小时内可给予溶栓治疗,超过 12 小时可给予双抗血小板加治疗量的 LMWH 治疗。

5. 大剂量 IVIG 应用后麻疹-流行性腮腺炎-风疹联合减毒活疫苗(MMR)以及水痘疫苗建议 9 个月后再接种,避免干扰疫苗的免疫作用,但对于接触麻疹的高风险患儿可提早接种,在应用 IVIG 9 个月后需再补种一次。

6. 川崎病患儿急性期如果合并严重肝功能损害,不建议应用阿司匹林,但肝功能恢复后可继续给予小剂量阿司匹林抗血小板治疗。

(褚茂平　荣　星)

第十六章
感染性疾病

病例一　出疹1周,发热6天,神志不清伴抽搐2天

一、主要病史

患儿,男,8个月,因"出疹1周,发热6天,神志不清伴抽搐2天"入院。患儿于1周前无明显诱因出现口腔疱疹、溃疡及躯干部皮疹,以臀部、大腿及背部为甚,半天后出现发热,体温最高39.3℃,伴呕吐,非喷射性,呕吐物为胃内容物,无寒战,于当地诊所予以退热、止吐治疗(具体不详),呕吐好转,仍有发热。2天前出现神志不清伴抽搐,4~5次/d,转入当地人民医院,予以"青霉素、利巴韦林、丙种球蛋白、甘露醇、地塞米松、氨茶碱"等静脉滴注治疗,病情无好转,遂以"病毒性脑炎"转入我院。患儿自起病来,精神、食欲、睡眠差,大小便无明显异常。患儿系 G_1P_1 ,足月出生,否认窒息缺氧病史,无特殊疾病及传染病史,否认神经系统类似疾病及遗传病家族史。

二、体格检查

体温39.1℃,脉搏135次/min,呼吸45次/min,血压110/70mmHg。神志不清,臀部、躯干、双下肢可见红色粟粒疹、丘疹,部分压之褪色,疹间皮肤正常,前囟平软,2.5cm×3cm,压眶有反应,瞳孔对光反射迟钝,口唇无发绀,颈项强直,全身浅表淋巴结未触及肿大,咽充血,无疱疹,双肺可闻及少许痰鸣音及哮鸣音,心音稍低钝,心律齐,未闻及病理性杂音,腹平软,肝肋下平脐,质中,脾未满意扪及,肠鸣音存在,全腹无压痛及反跳痛,四肢肌张力稍高,无角弓反张,布鲁津斯基征、克氏征均不配合,巴宾斯基征阴性,余病理反射均阴性。

三、实验室和辅助检查

1. 血液检查

(1)血常规:白细胞 $8.54×10^9$/L,中性粒细胞48.4%,淋巴细胞46.1%,红细胞 $4.40×10^{12}$/L,血红蛋白111g/L,血小板 $454×10^9$/L,C反应蛋白0.5mg/L。

(2)凝血全套:基本正常。

(3)肝功能、肾功能、电解质、心肌酶:丙氨酸转氨酶69U/L,天冬氨酸转氨酶35U/L,肌酐 $31.6\mu mol$/L,尿素 $95.1\mu mol$/L,血钠128.6mmol/L,血氯93.0mmol/L,血糖16.46mmol/L,余正常。

(4)血气分析:pH 7.51,$PaCO_2$ 31.2mmHg,PaO_2 91.3mmHg,碳酸氢根26.1mmol/L,碱剩余1.8mmol/L。

(5)输血全套:乙肝表面抗体(+),余均阴性。

（6）呼吸道病原学全套:呼吸道合胞病毒、流行性感冒病毒、副流感病毒、腺病毒、肺炎支原体、肺炎衣原体、肺炎克雷伯菌、嗜肺军团菌均阴性。

2. 病原学检查　咽拭液 EV-71 核酸检测(+)。

3. 脑脊液检查

（1）脑脊液常规检查:无色、透明,白细胞 $9 \times 10^6/L$,糖定性为弱阳性,蛋白定性为阴性。

（2）脑脊液生化检查:蛋白定量 0.40g/L,葡萄糖 3.14mmol/L,乳酸脱氢酶 34U/L,腺苷脱氨酶 3U/L。

（3）脑脊液培养及鉴定(含真菌):阴性。

（4）脑脊液病毒(单纯疱疹病毒、巨细胞病毒、EB 病毒、EV-71)DNA 检测:阴性。

4. 粪尿常规　无明显异常。

5. 心电图　窦性心动过速,部分导联 T 波改变,QT 间期延长。

6. 影像学检查

（1）床旁胸部 X 线检查:右肺透亮度减低,呈弥漫片状高密度影(图 16-1,白线所示)。

（2）头颅 MRI:无明显异常。

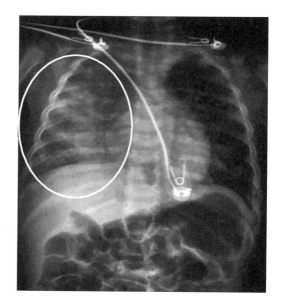

图 16-1　胸部 X 线表现

四、诊断思路

（一）感染性疾病的诊断

8 月龄患儿,以皮疹为首发症状,首先需明确皮疹、皮损的特点,如有无水疱和脓疱,有无脱屑及皮肤颜色的变化等。特异性皮疹常常是某种感染性疾病的特征之一。临床上引起皮疹的疾病颇多,常见于传染性疾病,如麻疹、猩红热、水痘、伤寒及流行性脑脊髓膜炎等;亦可见于风疹、幼儿急疹等感染性疾病以及药疹等炎症反应性疾病。患儿发病前无特殊药物使用史及特殊食品、物品接触史,故排除非感染炎症反应性疾病,且在皮疹后出现发热,考虑传染及感染性疾病可能大(图 16-2)。

（二）感染性疾病的病原学诊断

根据病史特点、实验室和辅助检查结果进行诊断(图 16-3)。

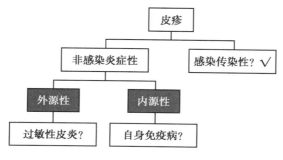

图 16-2　皮疹的初步定性

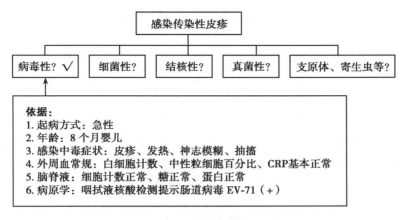

图 16-3　手足口病的诊断思路

（三）手足口病诊断框架

1. 是否存在手足口病易感因素　患儿为 8 月龄男婴，为手足口病的易感人群；发病季节为夏季，为肠道病毒感染的流行季节。

2. 疾病临床分期、分型　根据疾病的发生发展过程，手足口病可分为 5 期：第 1 期，出疹期；第 2 期，神经系统受累期；第 3 期，心肺功能衰竭前期；第 4 期，心肺功能衰竭期；第 5 期，恢复期。其中，第 1 期属于手足口病普通型，第 2 期属于手足口病重症病例重型，第 3 期和第 4 期属于手足口病重症病例危重型。本病例中，患儿入院后持续呈浅昏迷状，伴呼吸呻吟，可见明显三凹征，有白色泡沫痰，双肺可闻及湿啰音，心音低钝，肝大平脐，出现了神经系统受累及心率增快、呼吸增快、血压升高等表现，属于临床分期第 3 期，即手足口病重症病例危重型。

五、鉴别诊断

（一）与其他病原体所致的皮疹鉴别

1. 麻疹　麻疹是一种由麻疹病毒感染所致的急性出疹性传染病，多见于 8 个月至 5 岁儿童，临床以发热、呼吸道卡他性炎症、口腔黏膜斑及全身斑丘疹等表现为主。在出疹之前可有发热、咳嗽、流涕、流泪、眼结合膜充血、畏光、咽痛和周身乏力等前驱症状。在出疹前 1~3 天，于第二下磨牙相对应的颊黏膜处，可见直径 0.5~1.0mm 灰白色斑点，外周有红晕，即麻疹黏膜斑，为麻疹前驱期的特异性体征。出疹期持续 3~5 天，此时发热、呼吸道症状达高峰。皮疹先出现于耳后、发际，渐及前额、面和颈部，自上而下至胸、腹、背及四肢，最后达手掌和足底。皮疹初为淡红色斑丘疹，压之褪色，疹间皮肤正常，可融合成片，继之转为暗红色，部分病例可出现出血性皮疹。此期全身浅表淋巴结及肝脾可有轻度肿大，肺部可有湿啰音。恢复期时皮疹按出疹先后顺序依次消退，体温下降，全身症状明显减轻。疹褪处有糠麸状脱屑及浅褐色色素沉着。总体病程 10~14 天。

2. 风疹　风疹是由风疹病毒引起的急性出疹性传染病，多见于 1~5 岁儿童，临床以低热、皮疹及耳后、枕部淋巴结肿大和全身症状轻微为特征。出疹前驱期症状多较轻微，有低热和卡他症状，耳后、枕部及后颈部淋巴结稍大伴轻度压痛，多于发热 1~2 天后出疹，最早见于面颊部，迅速扩展至躯干和四肢，1 天内布满全身，但手掌及足底常无皮疹。皮疹初为稀疏红色斑疹、斑丘疹,面部及四肢远端皮疹较稀疏,以后躯干、背部皮疹融合。皮疹多于3天内迅速消退,疹退后不留有色素沉着。

3. 幼儿急疹 幼儿急疹是由人疱疹病毒6型感染引起的急性出疹性疾病,又称婴儿玫瑰疹。常见于婴幼儿。临床表现为突起高热,持续3~5天,上呼吸道症状较轻,高热骤降而出现皮疹,皮疹分布以躯干为主,1~3天皮疹褪尽。热退疹出为本病特点。

4. 水痘 水痘是由水痘-带状疱疹病毒初次感染引起的急性传染病,人群普遍易感,任何年龄均可发病,学龄前儿童发病率较高,临床以斑疹、丘疹、疱疹和结痂的皮疹共同存在为特征。前驱期婴幼儿常无症状或症状轻微,皮疹和全身表现多同时出现。年长儿可有畏寒、低热、头痛、乏力及咽痛等表现。发热数小时至24小时出现皮疹。皮疹先于躯干和头部出现,后波及面部和四肢。初为红色斑疹,数小时变为丘疹,再数小时左右发展成疱疹。疱疹为单房性,疱液初清亮,呈珠状,后稍混浊,周围有红晕。1~2天后疱疹从中心开始干枯、结痂,红晕消失。1周左右痂皮脱落,一般不留瘢痕。皮疹呈向心性分布,主要位于躯干,其次为头面部,四肢相对较少,手掌、足底更少。黏膜也常受累,见于口咽部、眼结膜、外阴及肛门等处,皮疹分批出现,故可见丘疹、疱疹和痂疹同时存在。

5. 猩红热 是由A群链球菌中的化脓性链球菌感染所致,多见于5~15岁的儿童。临床上以发热、咽峡炎、全身弥漫性猩红色细小丘疹及疹退后明显脱皮为特征。前驱期发热、咽痛明显,常于发热后第2天出疹,皮疹最早见于颈部、上胸部及腹股沟,1天内迅速蔓延至全身,为在全身皮肤弥漫性充血发红基础上广泛均匀密集分布的细小猩红色丘疹,呈鸡皮样,可融合成片,伴有痒感。用手按压皮肤时,红色可暂时消退数秒钟,称为"贫血性皮肤划痕",为猩红热的特征之一。面部充血、潮红,无皮疹,口唇周围苍白,称为"环口苍白圈";在颈部、腋窝、肘窝、腹股沟等皮肤皱褶处,皮疹密集,色深红,间或有出血点,呈横线状,称为"帕氏线";病初舌部有白苔样覆盖物,舌乳头红肿,称为"草莓舌",2~3天后白苔消退,舌面光滑呈绛红色,舌乳头凸起,称为"杨梅舌"。皮疹持续3~5天后颜色转暗,按出疹顺序消退,1周后全身大片脱皮。轻者呈糠屑状或片状脱皮,重者手掌和足底处呈指(趾)套状脱皮。脱皮期一般为1~2周。血白细胞总数及中性粒细胞明显增高。

本例患儿皮疹特点均不同于以上疾病的皮疹表现,且病原学检测结果不支持上述疾病,故可排除。

(二)与其他非感染性疾病所致皮疹鉴别

1. 药物疹 近期有用药史,用药品种不同,皮疹亦多样化,如猩红热样、麻疹样、荨麻疹样、多形红斑样等,皮疹痒,伴低热或无热,停药后皮疹逐渐消退。血嗜酸性粒细胞可升高。本例患儿出疹前无特殊用药史,故可排除。

2. 川崎病 川崎病引起的皮疹可在发热后2~4天出现,呈多形性红斑、猩红热样或麻疹样皮疹,躯干部多见,持续4~5天后消退。肛周皮肤发红、脱皮。部分患儿原卡介苗接种处重新出现红斑、疱疹或结痂。川崎病除皮疹外,还有眼结膜充血、手足硬性水肿、指(趾)套状脱皮、颈部淋巴结肿大等表现,血液检查可有外周血白细胞升高、C反应蛋白升高等。本例患儿皮疹症状先于发热,且白细胞总数及C反应蛋白正常,故不支持川崎病诊断。

六、最终诊断

手足口病重症病例危重型。

七、治疗方案

根据国家卫生健康委员会制订的《手足口病诊疗指南》(2018 版)制订治疗方案。

(一) 普通型病例治疗

1. 普通型病例在门诊治疗。

2. 注意隔离,避免交叉感染;清淡饮食;做好口腔和皮肤护理。

3. 对症治疗,如发热、呕吐、腹泻时给予相应处理。

4. 病因治疗,目前尚无特效抗肠道病毒药物。早期使用 α 干扰素雾化、利巴韦林静脉滴注可有一定疗效,利巴韦林使用期间应关注其不良反应。

5. 营养支持,维持水、电解质平衡。

(二) 重型及危重型病例治疗

1. 神经系统受累

(1) 镇静、止惊。

(2) 降颅内压,常用甘露醇,剂量每次 0.25~1.0g/kg,每 4~8 小时一次。

(3) 静脉注射用丙种球蛋白 1.0g/(kg·d),连用 2 天。

(4) 有脑脊髓炎和持续高热等表现者酌情使用糖皮质激素。

2. 呼吸系统受累

(1) 保持呼吸道通畅。监测呼吸、心率、血压及血氧饱和度。

(2) 出现以下表现者可采用机械通气:呼吸急促、减慢或节律改变;气道分泌物呈淡红色或血性;短期内肺部出现湿啰音;胸部 X 线检查提示肺部渗出性病变;SPO_2 或动脉 PaO_2 下降;面色苍白、发绀、皮温低、皮肤发花、血压下降;频繁抽搐或昏迷。

3. 循环系统受累

(1) 对血液动力学为高动力高阻力型患儿,以扩血管药物为主。可使用米力农,负荷量 50~75μg/kg,维持量从 0.25μg/(kg·min) 开始,最大可达 1μg/(kg·min),不超过 72 小时。高血压者可用酚妥拉明 1~20μg/(kg·min),或硝普钠 0.5~5μg/(kg·min),由小剂量开始逐渐增加剂量。

(2) 血压下降时,可应用升压药物治疗,如多巴胺 5~20μg/(kg·min)、去甲肾上腺素 0.05~2μg/(kg·min)、肾上腺素 0.05~2μg/(kg·min) 或多巴酚丁胺 2.5~20μg/(kg·min) 等。

八、注意事项

1. 该病是一种自限性疾病,绝大多数病例在 1 周内痊愈,但少数重症病例可合并脑炎、心肌炎、神经源性肺水肿,病情进展迅速,病死率高。

2. 重症病例诊疗的关键在于及时准确地识别第 2 期和第 3 期,阻止其发展为第 4 期。一旦进入心肺功能衰竭前期(第 3 期),若未及时发现并积极正确处理,病情可在数小时内迅速进展到心肺功能衰竭期(第 4 期),以出现呼吸急促、咳粉红色泡沫或血性痰等肺水肿、肺出血表现,以及持续血压降低甚至休克等循环衰竭为主要临床特征,病死率很高。因此,早期识别心肺功能衰竭前期的临床表现,迅速正确治疗是降低病死率的关键。

3. 对危重患儿,应及时收住儿童重症监护病房(PICU),在出现心肺功能衰竭的早期征象时,及时应用血管活性药物、尽早气管插管机械通气,是降低病死率的关键措施。

(赵东赤 杨 璞)

病例二　发热 5 天,发现颈部肿块 3 天

一、主要病史

患儿,女,6 岁。以"发热 5 天,发现颈部肿块 3 天"入院。患儿于 5 天前无明显诱因出现发热,体温波动在 38.3~39.5℃,热型不规则,无畏寒、惊厥,偶有咳嗽,无咳痰,伴咽痛,呕吐多次,非喷射状,为胃内容物,伴腹痛,无皮疹及气促;自行口服"退热药及头孢类药物"(具体不详)治疗,可短暂退热,但仍有反复发热。3 天前发现左侧颈部肿块,无压痛,为进一步诊治来我院就诊。起病以来,患儿精神、睡眠可,食欲稍差,大小便正常,体力、体重无明显变化。平素体健,按计划接种疫苗,否认传染病接触史,否认食物、药物过敏史。否认家族性遗传病史。

二、体格检查

体温 38.8℃,脉搏 108 次/min,呼吸 26 次/min,血压 90/60mmHg,神清,精神一般,全身未见皮疹,双眼睑略水肿,双侧颈部可扪及多枚肿大淋巴结,左侧最大约 3.0cm×1.5cm,右侧最大约 2.0cm×1.2cm,质中、光滑、活动可、触痛不明显,咽红,扁桃体Ⅱ度大,可见黄白色分泌物附着,双肺呼吸音粗,未闻及明显干、湿啰音,心律齐,心音有力,无杂音,腹平软,肝、脾均肋下 2 指,质地软,无压痛,神经系统检查无异常。

三、实验室和辅助检查

1. 血液检查

(1)血常规:白细胞 $11.33×10^9$/L,红细胞 $5.02×10^{12}$/L,血红蛋白 127.0g/L,血小板 $160×10^9$/L,中性粒细胞 21.90%,淋巴细胞 64.30%,单核细胞 11.70%。

(2)外周血细胞形态:成熟中性粒细胞比例减低,细胞质内颗粒增多、增粗;成熟淋巴细胞比例明显增高,异型淋巴细胞占 45%(图 16-4);余未见明显异常。

(3)血生化:丙氨酸转氨酶 281U/L,天冬氨酸转氨酶 195U/L,总蛋白 66.3g/L,白蛋白 34.5g/L,球蛋白 31.8g/L,γ-谷氨酰转移酶 209U/L,碱性磷酸酶 720U/L,胆红素测定、肾功能、电解质未见明显异常。

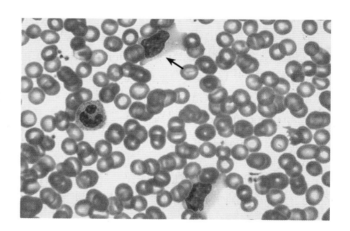

图 16-4　外周血细胞形态涂片
箭头所指处为异型淋巴细胞。

(4)免疫球蛋白全套:IgG 15.30g/L,IgM 2.39g/L,IgA 2.21g/L,IgE 36.3kU/L,补体 C3 0.93g/L,补体 C4 0.153g/L。

(5)血清淀粉样蛋白 A 36.84mg/L,C 反应蛋白<5mg/L,超敏 C 反应蛋白 3.7mg/L,PCT 0.78ng/mL。

（6）病原学检查：①EB 病毒 DNA：阳性，9.83×10^5 拷贝数/mL。②EB 病毒抗体测定：EB 病毒早期抗原 IgG 0.272AU/mL（ - ），EB 病毒核抗原 IgG 0.103AU/mL（ - ），EB 病毒衣壳抗原 IgM 30.00AU/mL（ + ），EB 病毒衣壳抗原 IgG 1.26AU/mL（ - ）。③巨细胞病毒 IgM 阴性，IgG 阳性。④呼吸道病原血清学检查：呼吸道合胞病毒、腺病毒、流行性感冒病毒 A 型、流行性感冒病毒 B 型、副流感病毒、肺炎衣原体、肺炎支原体、嗜肺军团菌的 IgM 抗体均阴性。⑤结核蛋白芯片阴性。

2. 粪尿常规　正常。

3. 细菌培养　血培养阴性。

4. 其他检查

（1）心电图：正常心电图。

（2）胸部正位 X 线检查：支气管炎。

（3）肝、胆、脾、胰彩超：肝脾肿大。

四、诊断思路

（一）传染性单核细胞增多症的诊断

该患儿急性起病，有发热、咽峡炎、肝大、脾大、颈部淋巴结肿大的临床表现，外周血中异型淋巴细胞>10%，且 EB 病毒早期抗原 IgG、衣壳抗原 IgM 阳性或 EB 病毒 DNA 阳性，可确诊传染性单核细胞增多症（图 16-5）。

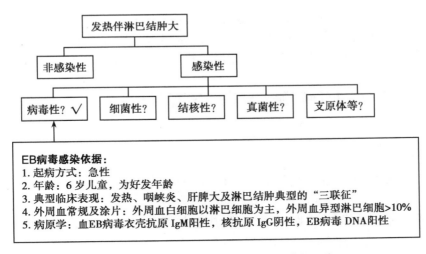

图 16-5　传染性单核细胞增多症的诊断思路

（二）是否存在脏器功能损害及并发症

有部分患者可累及多个器官和系统，出现多脏器、系统的功能损害，如肝炎、间质性肺炎、脑炎等。严重者可引起肝功能衰竭或进展为 EB 病毒相关性噬血细胞综合征。本患儿仅出现肝功能损害，未出现中枢神经系统症状，无全血细胞减少、凝血功能障碍等，暂不考虑噬血细胞综合征。

五、鉴别诊断

1. 与其他病毒感染所致的淋巴细胞和单核细胞增多相鉴别　如与巨细胞病毒、腺病毒、肺炎支原体、甲肝病毒、风疹病毒等感染所致的淋巴细胞和单核细胞增多相鉴别。在 EB 衣壳抗原 IgM 抗体阴性的类传染性单核细胞增多症中,几乎半数与巨细胞病毒感染有关。本患儿巨细胞病毒及常见呼吸道病毒 IgM 抗体均为阴性,不支持类传染性单核细胞增多症诊断。

2. 川崎病　本患儿发热 5 天,伴颈部淋巴结肿大,须与川崎病鉴别,但患儿无结膜充血、口唇皲裂、指(趾)端肿大、皮疹等改变,不支持川崎病诊断。

3. 白血病或淋巴瘤　可出现发热、贫血和肝脾肿大等表现,或无痛性淋巴结肿大。外周血、骨髓象检查可见原始或幼稚细胞增生,或淋巴组织活检找到 R-S 细胞及其变异型细胞,可鉴别。

六、最终诊断

传染性单核细胞增多症。

七、治疗方案

根据中华医学会儿科学分会感染学组制订的《儿童 EB 病毒感染相关疾病的诊断和治疗原则专家共识》(2021 版)制订治疗方案。本病多为自限性,自然病程为 2~4 周,预后良好,主要采取对症治疗。

1. 抗病毒治疗,可选用阿昔洛韦、伐昔洛韦或更昔洛韦等药物。不推荐常规抗病毒治疗,病情重、进展快或有并发症者可进行抗病毒治疗,热退后可考虑停用,并发脑炎者可适当延长至 2~3 周。

2. 如合并细菌感染,可使用敏感抗菌药物。

3. 对重型患者(如发生上气道梗阻、脑炎、脑膜炎、心肌炎、溶血性贫血、血小板减少性紫癜等并发症)可短疗程应用糖皮质激素,可明显减轻症状,常选用泼尼松 1mg/(kg·d)。

4. 急性期患儿应注意休息,予以对症处理。肝功能损害明显者嘱卧床休息,可酌情给予护肝药物治疗。

5. 防止脾破裂,应避免任何可能挤压或撞击脾脏的动作。脾大者嘱其症状改善 2~3 个月后才能剧烈运动。

八、注意事项

1. 如需使用抗菌药物,注意避免使用氨苄西林和阿莫西林类药物,以免引起超敏反应,加重病情。

2. 本例患儿脾脏质脆、易出血,甚至破裂,应避免任何可能挤压或撞击脾脏的动作。①限制或避免运动,在症状改善 2~3 个月后方可剧烈运动;②腹部体检时动作要轻柔;③尽量避免便秘;④尽量少用阿司匹林,因其可能诱发脾破裂及血小板减少。

(赵东赤　杨　璞)

病例三　反复发热、咳嗽咳痰 3 个月

一、主要病史

患儿,男,4 岁。因"反复发热、咳嗽咳痰 3 个月"入院。患儿自 3 个月前开始出现反复发热,体温最高 39.5℃,伴咳嗽咳痰,在当地医院诊断为"支气管肺炎",并给予抗感染(头孢他啶)等

对症治疗好转后出院。此后患儿仍有间断低热,咳嗽及咳痰加重,给予抗感染(哌拉西林他唑巴坦)、止咳化痰等治疗,病情未见明显好转,遂以"发热待查,支气管肺炎"转入我院。病程中无抽搐、咯血、呕吐、腹泻等不适。二便正常。患儿系 G_1P_1,足月顺产娩出,出生无异常,自 2 岁起反复出现呼吸道感染,生长发育落后于同龄儿童,无输血史和手术史,否认肝炎及肺结核等传染性疾病及遗传病史。其母在孕期没有行规律产检,生后父母离异,母亲在患儿 1 岁时不明原因死亡。

二、体格检查

体温 38.5℃,脉搏 95 次/min,呼吸 35 次/min,体重 13kg,身高 96cm,体重和身高均低于同年龄参照人群值的均值 2 个标准差,神志清,精神差,消瘦,生长迟缓,贫血貌,全身浅表淋巴结(颌下、颈前、腋下、腹股沟)肿大,触之约黄豆大小,质软,可活动,无粘连,无压痛,皮肤无皮疹及出血点,气促,无三四征,颈软,咽充血,双肺呼吸音粗,心音有力,心律齐,未闻及明显杂音,腹部平软,肝脾未触及肿大,神经系统查体无异常。

三、实验室和辅助检查

1. 血液检查

(1)血常规:白细胞 10.3×10^9 /L,中性粒细胞 88.7%,淋巴细胞 8%,淋巴细胞绝对值 0.46×10^9/L,血小板 331×10^9/L,血红蛋白 90g/L,C 反应蛋白 25.7mg/L。

(2)PCT 0.15ng/mL,IL-6 7.49pg/mL。

(3)肝、肾功能及电解质:丙氨酸转氨酶 16U/L,天冬氨酸转氨酶 7U/L,肌酐 28μmol/L,尿素 2.7mmol/L,白蛋白 38.4g/L,血钠 136mmol/L,血钾 3.5mmol/L,血钙 2.2mmol/L,血氯 112mmol/L。

(4)血沉:39mm/h。

2. 病原学检查

流行性感冒病毒 A 型 IgM 抗体:(+);流行性感冒病毒 B 型 IgM 抗体:(+);结核杆菌特异性细胞免疫反应:(-);EB 病毒衣壳抗原 IgM 抗体:(-);巨细胞病毒 IgM 抗体:(-);结核分枝杆菌 DNA(痰液):(-);痰培养:(-);血培养:(-);真菌 D-葡聚糖试验:(-)。

3. 淋巴细胞亚群检测

$CD4^+$ T 淋巴细胞 2.31%,$CD4^+$ T 淋巴细胞绝对计数 51 个/μL,$CD8^+$ T 淋巴细胞 47.90%,$CD8^+$ T 淋巴细胞绝对计数 1 049 个/μL,Th/Ts 0.05,$CD3^+$ T 淋巴细胞 54.16%,$CD3^+$ T 淋巴细胞绝对计数 1 186 个/μL,NK 细胞 7.94%,NK 细胞绝对计数 174 个/μL,B 淋巴细胞 36.74%,B 淋巴细胞绝对计数 804 个/μL。

4. 免疫球蛋白全套

补体 C3 1.12g/L,补体 C4 0.216g/L,IgG 7.5g/L,IgA 0.9g/L,IgM 1.54g/L,IgE 60.3g/L。

5. 传染病检查

乙肝表面抗原:阴性(-);丙肝抗体:阴性(-);梅毒螺旋体抗体:阴性(-);HIV 抗体初筛试验:阳性(+)。

6. 外周血 HIV 核酸检测

8 000 拷贝/mL。

7. 粪尿常规

正常。

8. 影像学检查

肺部 CT 提示双肺纹理增粗,双下肺沿肺纹理方向可见散在斑片影,考虑炎性病变(图 16-6)。

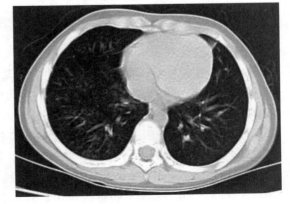

图 16-6 肺部 CT 表现

四、诊断思路

(一)感染性疾病的诊断

患儿以反复发热和咳嗽为主要临床表现,这是明确诊断的主要切入点。根据患儿的实验室和影像学检查,免疫球蛋白全套提示补体 C3、补体 C4 正常,IgG>4g/L,CD4$^+$ T 淋巴细胞降低及 CD8$^+$ T 淋巴细胞计数正常,无特殊面容及阳性家族史,该患儿的病因推断聚焦在细胞免疫缺陷,重点排查感染所致的获得性免疫缺陷病(图 16-7)。

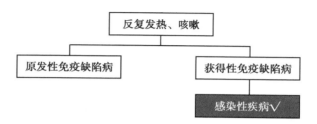

图 16-7　病因初步推断

(二)感染性疾病的病原学诊断

根据病史特点、实验室和辅助检查结果进行诊断(图 16-8)。

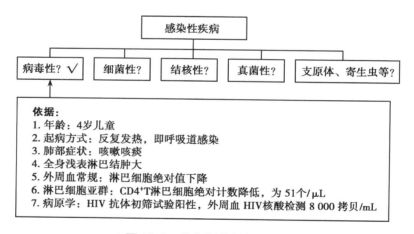

图 16-8　儿童艾滋病诊断思路

(三)儿童艾滋病诊断启示

1. 在寻找感染病因时,应仔细询问病史及家族史,辅助检查尤为重要,最常见的血常规、C反应蛋白、PCT、血培养等项目可以为我们提供感染的基础信息,这也常常是临床分析上容易忽略的部分。儿童艾滋病期外周血淋巴细胞绝对值显著降低是诊断儿童 HIV 感染的重要临床线索。而对于反复的呼吸道感染及发热患儿,应及时、早期开展体液及细胞免疫功能筛查。

2. 垂直传播获得者常在 2~3 岁时发病。临床历经急性期、无症状期和艾滋病期,儿童病例通常只有无症状 HIV 感染和 AIDS 两个阶段。艾滋病期以 CD4$^+$ T 淋巴细胞计数明显下降(多<200 个/mm^3)和血浆 HIV 病毒载量明显升高为特征。结合流行病学、母亲不明原因死亡以及发病年龄等,该患儿的感染途径可能为母婴垂直传播。结合临床症状及细胞免疫功能检查,确定为儿童艾滋病期。

五、鉴别诊断

须与原发性免疫缺陷病鉴别。

1. 先天性联合重症免疫缺陷　常表现为严重的反复或持续对多种病原广泛敏感,其中机会性病原微生物占主导地位。通常 1 岁内起病,婴儿期内死亡。实验室检查提示淋巴细胞计数及免疫球蛋白水平降低。本例患儿 HIV 病原体检测提示 HIV 感染,CD4$^+$ T 细胞数明显减少(<200 个/mm^3),为病毒感染所致获得性免疫缺陷病。

2. Di-George 综合征　常表现为胸腺发育不全、先天性心脏病、低钙血症、甲状旁腺功能减低、特殊面容(如面部较长、腭裂、颧骨扁平、眼距宽、斜眼、低垂耳及下颌过小)。出现反复持续感染,T 淋巴细胞减少,对体液免疫无明显影响。本例患儿实验室与影像学检查均不支持 Di-George 综合征诊断。

六、最终诊断

1. 儿童艾滋病。
2. 支气管肺炎。

七、治疗方案

根据中华医学会感染病学分会艾滋病丙型肝炎学组,中国疾病预防控制中心制订的《中国艾滋病诊疗指南》(2021 年版)制订治疗方案。

(一)抗反转录抗病毒治疗

对确诊为 HIV 感染的儿童,无论其 WHO 临床分期及 CD4$^+$T 细胞计数如何,都应当启动高效抗反转录抗病毒治疗(highly active antiviral therapy,HAART)。本例患儿 CD4$^+$ T 淋巴细胞计数≤350 个/μL^3,应尽快启动 HAART,启动 HAART 后,需终身治疗。首选方案:ABC+3TC+DTG,即阿巴卡韦(8mg/kg,2 次/d)+拉米夫定(4mg/kg,2 次/d)+多替拉韦(50mg/次,1 次/d)。

(二)对症治疗

1. 退热治疗　给予对乙酰氨基酚、布洛芬等退热药物及物理降温等。

2. 保持呼吸道通畅　使用化痰剂,雾化吸入。

(三)支持治疗

维持体内水、电解质、酸碱平衡稳定,加强营养支持。

八、注意事项

1. 在抗病毒治疗过程中要定期进行临床评估和实验室检测,以评价治疗的效果,其中病毒学指标是最为重要的评估指标。

2. 在抗病毒药物的使用过程中,需监测药物可能导致的不良反应,如造血抑制、肝肾功能损伤、超敏反应等。常见抗病毒治疗药物可与很多其他种类药物产生相互作用,要密切关注患者合并用药情况,并参考权威指南或药物说明书及时调整药物方案或调整药物剂量。

3. 儿童艾滋病重在预防,孕期规律产前检查,产时对相关传染病监测是阻断垂直传播的重要手段。

(赵东赤　杨　璞)

病例四　婴幼儿吐奶、拒奶伴意识障碍

一、主要病史

患儿,男,6个月。因"反复吐奶3周余,拒奶1天,意识障碍2小时"入院,患儿自2个月前开始出现频繁吐奶,每日3~5次,每次量大,更换"适度水解奶粉"后吐奶缓解,病程持续约3周余。于1天前开始出现烦吵、拒奶、惊叫,无发热、咳嗽、腹泻等不适。2小时前嗜睡、精神反应差,至门诊就诊收住院。起病以来,吃奶如上述,精神反应差,大便正常,小便量少。患儿系G_3P_1,胎龄34周剖宫产娩出,出生体重1950g。生后因"新生儿呼吸窘迫综合征、早产婴儿、低出生体重儿(适于胎龄儿)、新生儿黄疸"在新生儿科住院治疗16天治愈出院,出院前颅脑核磁成像未提示明显异常。生后未定期规律体检,家长自述生长发育迟缓,不能抬头,不能坐立,未萌牙。已接种乙肝、卡介苗、脊髓灰质炎和百白破疫苗。其中,卡介苗于生后3个月接种。否认家族传染性疾病史,无遗传及代谢病史。

二、体格检查

体温36.3℃,脉搏104次/min,呼吸30次/min,血压94/65mmHg,TcSO₂监测95%,体重5.8kg,头围45cm。营养一般,嗜睡状,精神差,易激惹,改良Glasgow评分13分(语言4分,睁眼3分,最佳运动反应6分)。前囟张力稍高,双眼瞳孔等大等圆,直径约3mm,直接、间接对光反射灵敏,双眼球向右偏斜、凝视,双眼可闭合,双侧额纹正常,口角右斜,伴口角及下颌阵发性抽搐,左侧鼻唇沟浅。咽部无红肿,颈软,俯卧不能抬头,竖颈不稳,气管居中。双肺呼吸音清,未闻及明显干、湿啰音,心音有力、律齐,未闻及病理性杂音,腹软,肝脾不大,肠鸣音正常,四肢肌张力高,左侧肢体自主活动减少,左上肢及左下肢肌力I级,右上肢及右下肢肌力正常,双侧巴宾斯基征阳性,克氏征、布鲁津斯基征阴性。

三、实验室和辅助检查

1. 血液检查

(1)血常规和C反应蛋白:白细胞13.9×10^9/L,血红蛋白97.0g/L,血小板594.0×10^9/L,中性粒细胞68.9%,淋巴细胞23.0%,C反应蛋白40.0mg/L。

(2)肝、肾功能及电解质:丙氨酸转氨酶26U/L,天冬氨酸转氨酶11U/L,血钾5.1mmol/L,血钠133.8mmol/L,血氯101.4mmol/L,血钙2.4mmol/L,血镁0.98mmol/L,血磷1.81mmol/L,血糖6.5mmol/L,血氨38.3μmol/L,乳酸3.19mmol/L,血酮体0.73mmol/L。

(3)血沉45mm/h。

(4)结核分枝杆菌特异性细胞免疫反应检测:阳性。

2. 抗酸染色(痰)　未检出抗酸杆菌。

3. 脑脊液检查

(1)脑脊液常规+生化:黄色,微混浊,糖定性阳性,蛋白定性阳性,有核细胞总数238个/μL,单个核细胞93.7%,多个核细胞6.3%;脑脊液蛋白4.31g/L,葡萄糖2.12mmol/L,氯化物110.6mmol/L,乳酸脱氢酶105U/L,乳酸4.81mmol/L,腺苷脱氨酶15U/L。

(2)脑脊液细菌及真菌培养:阴性。

(3)脑脊液病毒(单纯疱疹病毒、巨细胞病毒、EB病毒)DNA检测:阴性。

(4)脑脊液结核及耐药基因快速诊断(Xpert MTB/RIF):阳性。

（5）脑脊液宏基因检测：检出结核分枝杆菌复合群（序列数 10 个）。

4. 代谢学检查 尿有机酸气相质谱检测及血串联质谱遗传代谢病检测：所测氨基酸和酰基肉碱谱无显著异常。

5. 影像学检查

（1）颅脑 MRI 成像：见图 16-9。

（2）颅脑血管成像：见图 16-10。

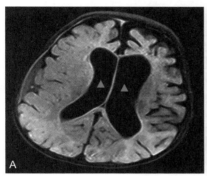

T₁ 抑水序列

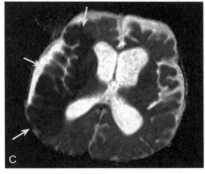

T₂ 序列

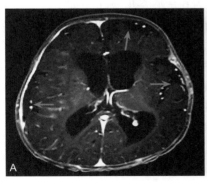

弥散成像（DWI）序列

图 16-9 颅脑 MRI 成像

A. 脑积水（蓝色三角形所示）；C. 右额顶颞枕岛叶脑梗死可能（急性期/亚急性期，黄色箭头所示）。

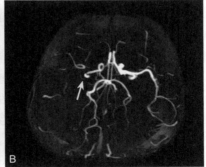

T₁ 序列

磁共振血管成像

图 16-10 颅脑 MR 血管成像

脑沟池裂多发异常强化灶，累及右侧颈内动脉末段-大脑中动脉 M1 段近段；A. 脑积水，硬膜下积液（蓝色箭头所示）；B. 右侧大脑中动脉 M1 段中远段纤细、远端分支减少，多考虑感染性病变（黄色箭头所示）。

（3）胸部 X 线检查：未见明显异常。

四、诊断思路

(一) 诊断切入点

患儿病史较长，近 2 个月有吐奶史，近 1 天出现拒奶、精神意识状态改变，可以意识障碍为切入点进行分析。患儿 C 反应蛋白升高、血沉增快，初步判断与感染、炎症相关。进一步根据脑脊液典型改变、头颅影像学检查及结核相关实验室检查可明确感染病原菌（图 16-11）。

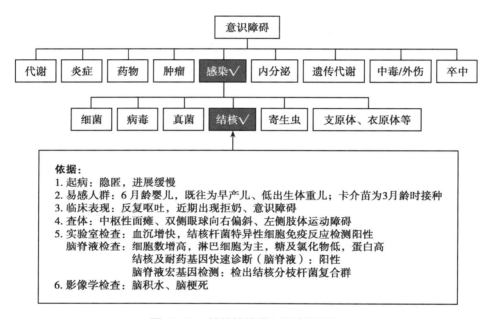

图 16-11　结核性脑膜炎的诊断思路

(二) 结核性脑膜炎诊断框架

1. 是否为结核性脑膜炎的易感人群　患儿为 6 月龄婴儿（矫正年龄为 4 个半月），消瘦，生长发育迟缓，既往为早产儿、低出生体重儿，卡介苗接种时间偏晚（出生 3 个月大时），为结核性脑膜炎的易感人群。

2. 疾病临床分期　患儿前期有反复呕吐症状，近期出现颅内压增高症状（呕吐、前囟张力增高、头围增大、嗜睡、抽搐及易激惹），脑膜刺激征阳性，并出现脑神经障碍（面神经瘫痪、展神经受损）及半侧肢体偏瘫。考虑该病例为结核性脑膜炎中期（脑膜刺激期）。

3. 是否出现并发症　结合临床症状及影像学检查，该病例已出现脑积水、脑实质损害、脑血管病变及脑神经障碍等并发症。

五、鉴别诊断

(一) 与其他病原体导致的中枢神经系统感染鉴别

1. 化脓性脑膜炎（简称化脑）　一般起病急，多有发热、纳差等感染中毒症状，外周血白细胞及 C 反应蛋白明显升高，脑脊液外观混浊，细胞数多 $>1\,000\times10^6/L$，分类以中性粒细胞为主，培养或宏基因检测可找到致病菌。该例患儿起病缓慢，无发热症状，脑脊液细胞数稍增高，以淋巴细胞为主,故可排除。

2. 病毒性脑膜炎 急性起病,可有脑膜刺激征,一般很少有严重意识障碍。脑脊液无色透明,白细胞多在 $50 \times 10^6 \sim 200 \times 10^6/L$,以淋巴细胞为主,葡萄糖和氯化物含量正常。该患儿虽有脑膜刺激征,但病程特点及辅助检查结果不支持该诊断。

(二)与其他原因导致的意识障碍鉴别

1. 颅内肿瘤 颅内占位性病变可引起呕吐、精神状态改变,但脑脊液改变不明显,结核相关检查为阴性,脑部影像学检查有助于鉴别。

2. 遗传代谢性疾病 多有生长发育异常,临床表现多样。可表现为喂养不耐受、呼吸异常、神经及精神异常等,完善尿有机酸气相质谱及血串联质谱遗传代谢病检测可初步判断,通过基因检测可确诊。该患儿生长发育落后,有喂养不耐受病史,但出生后前 4 个月喂养正常,血尿相关遗传代谢病检查为阴性,血氨及血酮体不高,暂不考虑该诊断。

六、最终诊断

1. 结核性脑膜炎中期(脑膜刺激期)。
2. 脑积水。
3. 脑梗死。
4. 中枢性面瘫。

七、治疗方案

根据世界卫生组织制订的《儿童结核病管理》(第 2 版)制订治疗方案:对疑似(确诊)的结核性脑膜炎儿童,应用四联方案(异烟肼:H;利福平:R;吡嗪酰胺:Z;乙胺丁醇:E)治疗 2 个月,而后应用二联方案(HR)治疗 10 个月,总疗程为 12 个月。对结核性脑膜炎的推荐治疗剂量与肺结核相同。

1. 抗结核治疗

(1)强化治疗阶段,联合使用 HRZE。疗程 2 个月,其中异烟肼每日 15mg/kg,利福平每日 15mg/kg,吡嗪酰胺每日 30mg/kg,乙胺丁醇每日 15mg/kg。

(2)巩固维持治疗阶段,继续应用 HR 10 个月。抗结核药物总疗程不少于 12 个月,或待脑脊液恢复正常后继续治疗 6 个月。

2. 肾上腺皮质激素的应用 泼尼松片,口服,每日 1mg/kg,共 4 周,之后的 1~2 周逐渐减量至停用。

3. 降低颅内压

(1)脱水剂:20% 甘露醇,每次 0.5g/kg,于 30 分钟内快速静脉注射,初始为 6 小时 1 次,2~3 日后逐渐减量,7~10 日停用。

(2)脑室分流术:如后续患儿症状改善后,仍有抽搐情况,联系神经外科行脑室分流术。

4. 其他对症治疗

(1)维持水、电解质平衡及营养支持治疗:给予肠外营养,补充生理需要量电解质。

(2)抗惊厥:如应用地西泮、苯巴比妥等。

八、注意事项

1. 结核性脑膜炎起病隐匿,早期临床表现可不典型,应仔细询问家族史,结核患者常常为传染源。若临床接诊中发现婴儿出现不明原因呕吐、意识障碍等,需考虑该病的存在。

2. 结核性脑膜炎行抗结核及药物降颅内压治疗后,若患儿出现脑积水、颅内压高等表现,可考虑行脑室分流术改善症状。

3. 部分结核性脑膜炎可累及脊髓,须注意完善脊髓相关影像学检查。

4. 结核病的诊断方式多样,除传统的抗酸染色、结核菌素试验及结核特异性抗体免疫反应检测外,也可利用结核及耐药基因快速诊断及宏基因检测以提高诊断率。

5. 对疑似结核病或者已诊断为结核病的儿童,应常规检测人类免疫缺陷病毒(HIV),若卡介苗接种前 HIV 检测为阳性,不宜继续接种卡介苗。

（赵东赤　杨　璞）

第十七章

儿童常见危重病

病例一　发热、咳嗽2天,声嘶、呼吸困难1天

一、主要病史

患儿,女,1岁,因"发热、咳嗽2天,声嘶、吸气性喉鸣、呼吸困难1天"入院。患儿于2天前受凉后出现发热,热峰38.7℃,偶有干咳,无声音异常,食欲可,当地医院诊断为"上呼吸道感染",予退热药、止咳中成药(名称、剂量不详)口服,发热、咳嗽均无明显减轻。入院前1天咳嗽加重,呈犬吠样,伴声嘶,吸气时喉部有喘鸣声,呼吸急促。上述症状进行性加重,再次去当地医院就诊,诊断为"急性喉炎",予"布地奈德雾化、经鼻持续气道正压通气(nCPAP)"治疗后无好转,并逐渐出现烦躁不安,口周和四肢末端发绀,遂紧急转来我院。病后无惊厥、吐泻等,二便正常。

既往体健,否认异物吸入史及毒物接触史,否认药物及食物过敏史。个人史、家族史均无特殊。

二、体格检查

在nCPAP(FiO$_2$ 40%,压力5cmH$_2$O,FLOW 10L/min)条件下,体温36.6℃,脉搏162次/min,呼吸46次/min,血压95/67mmHg,SPO$_2$ 82%,体重10kg。生长发育良好,神志清,烦躁,鼻翼扇动,口周和甲床轻度发绀;无皮疹,皮肤、巩膜无黄染;浅表淋巴结无肿大;呼吸急促,吸气时可闻及喉鸣,吸气性三凹征阳性,双肺呼吸音略低,可闻及喉传导音,未闻及湿啰音;心音有力,心律齐,未闻及明显杂音;腹部平软,肝脾肋下均未触及;四肢末端温暖,毛细血管充盈时间(CRT)2秒;四肢肌张力正常,腱反射存在,病理反射未引出。

三、实验室和辅助检查

1. 血液检查

(1)血常规和C反应蛋白:白细胞10.5×10^9/L,中性粒细胞69%,淋巴细胞35%,血红蛋白112g/L,血小板189×10^9/L,C反应蛋白6mg/L。

(2)动脉血气(nCPAP条件下):pH 7.29,PaCO$_2$ 54.8mmHg,PaO$_2$ 56mmHg,碱剩余−3.4mmol/L。

(3)肝功能、肾功能、电解质、凝血功能:均无明显异常。

2. 影像学检查　胸部X线检查显示两肺纹理增多、模糊。

四、诊断思路

根据目前信息,对该患儿的病情评估结果是有呼吸困难和缺氧存在,且经无创通气和氧

疗仍不缓解,提示病情危重。故首先须给予更有效的呼吸支持,同时分析可能的病因并予以处理。

(一)急性呼吸衰竭诊断

本患儿既往体健,急性起病,以发热、声音嘶哑、吸气性呼吸困难为主要表现,在此基础上出现了烦躁、口周和四肢末端发绀等缺氧表现,在 nCPAP 无创呼吸支持且吸入氧浓度为 40% 的情况下,仍有呼吸困难和青紫,提示存在呼吸衰竭。血气分析提示存在 CO_2 潴留,在吸入氧浓度为 40% 时 PaO_2 为 56mmHg,动脉血氧分压/吸入氧浓度=140,低于 300,存在低氧血症,符合Ⅱ型呼吸衰竭表现。血压正常,无低灌注表现,说明循环系统功能稳定。因而最主要的病理生理异常为急性呼吸衰竭Ⅱ型。

(二)急性喉炎、喉梗阻诊断

患儿以发热、咳嗽起病,提示感染是发病的诱因,随后出现犬吠样咳嗽、声音嘶哑提示病变部位在声门;而吸气性喉鸣和呼吸困难则提示发生了喉梗阻,符合急性喉炎的临床特征,因而病因为急性喉炎引起的喉梗阻。为进一步明确梗阻位置及情况,需进一步完善辅助检查,纤维喉镜可在床旁进行,相对 CT 等影像学检查更安全、直接,可迅速协助诊断[本患儿进一步完善床旁纤维喉镜检查,提示喉部黏膜弥漫性充血肿胀,声带水肿声门下气管管腔明显狭窄(图17-1),支持急性喉炎、喉梗阻诊断]。针对喉炎还需进一步查找感染病原体(本患儿完善呼吸道分泌物病原学检查提示副流感病毒核酸阳性,余病原学微生物检查均阴性)。

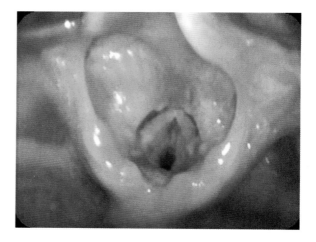

图 17-1   纤维喉镜检查

(三)喉梗阻分度

该患儿符合喉梗阻Ⅲ度,见表 17-1。

表 17-1   喉梗阻分度

喉梗阻分度	临床表现
Ⅰ度	患儿安静时无呼吸困难,活动哭闹时有轻度吸气性呼吸困难、喉喘鸣及胸廓周围软组织凹陷
Ⅱ度	患儿安静时有轻度吸气性呼吸困难,活动时加重,但不影响睡眠和进食,脉搏正常,无烦躁不安等缺氧症状
Ⅲ度	患儿吸气性呼吸困难明显,喘鸣声音较响,吸气性胸廓周围软组织凹陷显著,并出现缺氧症状,如烦躁不安、不易入睡、拒食、脉搏加快等
Ⅳ度	患儿呼吸极度困难,由于严重的缺氧和体内 CO_2 聚积,出现坐立不安、手足乱动、面色苍白或发绀、出冷汗、定向力丧失、心律不齐、脉搏细数、血压下降、昏迷、大小便失禁等

(四)急性呼吸衰竭诊断思路

根据病史特点、实验室和辅助检查结果进行诊断分析(图 17-2)。

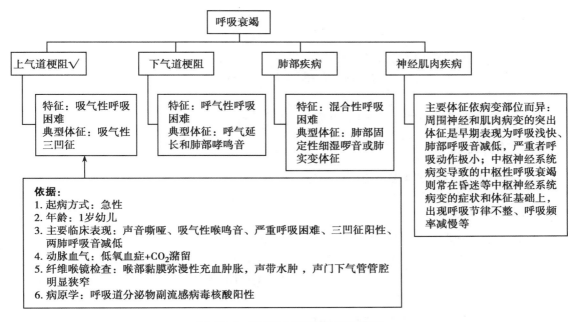

图 17-2　急性呼吸衰竭的诊断思路

五、鉴别诊断

(一) 与引起上气道梗阻所致呼吸衰竭的疾病进行鉴别

1. 呼吸道异物　异物导致的上气道梗阻特征是突然起病,有异物吸入或呛咳史,不伴发热等感染表现,无犬吠样咳嗽和声音嘶哑。结合纤维喉镜及胸部影像学检查可与之鉴别。

2. 喉部先天性疾病　如先天性喉软化症、声门下血管瘤等喉部先天性疾病也可有喉鸣、吸气性呼吸困难等表现,病史较长,不伴发热、咳嗽等感染表现,通过喉镜检查可确诊。

(二) 与其他原因所致呼吸衰竭的疾病进行鉴别

还需与引起呼吸衰竭的其他病因进行鉴别,如下气道梗阻、肺部疾病、神经肌肉疾病,按照图 17-2 对比患儿临床特征,均不支持上述诊断。

六、最终诊断

1. 急性喉炎。
2. 喉梗阻Ⅲ度。
3. 急性呼吸衰竭Ⅱ型。

七、治疗方案

该患儿为上气道梗阻性疾病,并由此导致呼吸衰竭,因而最主要的处理措施是尽快解除上气道梗阻。

(一) 气管插管建立人工气道

患儿在当地医院已使用药物和无创通气治疗,但未能解除上气道梗阻,呼吸衰竭仍呈进行性加重,因而应首先给予气管插管,建立人工气道,解除上气道梗阻。插管成功后应予有创通气,以最低呼吸机条件维持正常血气,尽快改善通气,纠正呼吸衰竭。

（二）药物治疗

1. 激素 地塞米松（单剂）0.15~0.6mg/(kg·d)静脉注射（最大剂量 16mg），或泼尼松（单剂）1mg/kg。以后根据病情决定是否继续使用。

2. 抗感染 本患儿明确为副流感病毒感染导致的急性喉炎，暂无须应用抗生素。

（三）其他

其他治疗包括脏器功能支持、处理并发症、营养支持等。

八、诊疗经过

入院后第2天退热，第3天拔除气管插管改为 nCPAP，第4天停用 nCPAP，第5天病愈出院。

九、注意事项

1. 迅速识别出需要实施呼吸支持和氧疗等治疗干预的急性呼吸衰竭患儿至关重要。

2. 对有呼吸困难表现的患儿，首先要快速评估气道和呼吸状况。如存在上气道完全梗阻、快速进展的不完全梗阻、呼吸衰竭等情况，须及时解除梗阻，在保证气道通畅的同时尽早进行病因治疗。

3. 对存在呼吸困难的患儿，在询问病史和查体时应特别注意：①是否有导致呼吸衰竭的病因；②是否有呼吸衰竭的临床表现，也就是缺氧和 CO_2 潴留的表现。临床最突出的特征是呼吸困难、呼吸频率增快或减慢、节律不规则或呼吸无力，出现青紫等缺氧表现及由缺氧导致的器官功能障碍等表现；CO_2 潴留的表现缺乏特异性，但严重 CO_2 潴留可导致昏迷。血气分析有助于准确判断是否有 CO_2 潴留和低氧血症。

4. 呼吸衰竭的血气诊断标准是指在水平面、安静、不吸氧状态下所测得的动脉血气分析结果。如果患儿在氧疗情况下测定动脉血气，诊断呼吸衰竭需结合临床和吸入氧浓度。

5. 呼吸衰竭的治疗原则是以氧疗和呼吸支持为基础，积极治疗病因或诱因。轻度呼吸衰竭经普通氧疗多可缓解。严重呼吸衰竭则依其程度可采用无创通气、有创通气和体外膜氧合治疗。在呼吸支持的同时，应尽快明确病因并给予针对性治疗。

（钱素云　高恒妙）

病例二　发热、吐泻2天，嗜睡、肢端凉、尿少1天

一、主要病史

患儿，男，7岁。因"发热、吐泻2天，嗜睡、肢端凉、尿少1天"就诊。发病前约8小时曾进食切开放置2天的西瓜。发热为急起高热，体温最高达40℃，自行口服"对乙酰氨基酚"效果差。近2天呕吐共10余次，为胃内容物，伴恶心，除首次呕吐量较多外，其后每次呕吐量少。腹泻每日15~20次，初为稀水样便，后为黏液脓血便，伴里急后重和腹痛，每次量不多。腹痛为持续性，阵发性加重，以脐周痛和下腹痛为主，排便或揉按后可减轻。1天前在当地诊所就诊，化验血、便常规后诊断为"腹泻"，予口服"头孢克洛，2袋/次，每日3次；蒙脱石散，1次1袋，每日3次；布洛芬混悬液每次10mL，6~8小时1次"，无好转。近1天面色苍白，精神萎靡、嗜睡、尿量明显减少，排尿1次，量约250mL；约6小时前出现烦躁，自诉胸闷、憋气，无咳嗽，2小时前

家长发现患儿呼吸急促,就诊于当地乡医院,建立静脉通路后予生理盐水 500mL 输入、面罩吸氧下紧急转诊至我院,转运途中生理盐水实际输入约 200mL。发病后食欲明显减低,乏力。

既往体健。患儿为 G_1P_1,足月顺产,生后无窒息。生长发育与同龄儿童相似,现为小学一年级学生,学习成绩较好。家族史无特殊。

二、体格检查

体温 38.9℃,脉搏 165 次/min,呼吸 40 次/min,血压 80/45mmHg,体重 25kg。面罩吸氧、流速 5L/min 条件下,经皮氧饱和度 93%。精神萎靡,时有烦躁,面色发灰,口唇轻度发绀。眼窝无凹陷,口腔黏膜稍干燥。皮肤弹性正常,未见皮疹。浅表淋巴结未见肿大。双侧瞳孔正大等圆,对光反射灵敏。颈无抵抗。轻度吸气性三凹征,双肺可闻及少量细湿啰音。心律齐,心音有力,未闻及病理性杂音。腹部平软,肝脾未触及,脐周轻压痛,无肌紧张和反跳痛,肠鸣音 8~10 次/min。四肢无水肿,皮肤发花,末端凉至肘、膝关节,毛细血管充盈时间 5 秒。双侧颈动脉、桡动脉搏动稍弱。四肢肌张力正常,肌力 V 级,生理反射存在,病理反射未引出。

三、实验室和辅助检查

1. 血常规和 C 反应蛋白　白细胞 16.74×10^9/L,中性粒细胞 85.3%,淋巴细胞 11.4%,单核细胞 1.3%,红细胞 5.32×10^{12}/L,血红蛋白 115g/L,血小板 335×10^9/L,C 反应蛋白 152mg/L。

2. 便常规　黄色稀便,隐血弱阳性,白细胞 40~59/高倍视野,红细胞 5~10/高倍视野。

四、诊断思路

(一)发病是由不洁饮食导致的消化道侵袭性细菌感染

患儿为青春期男孩,既往体健。急性起病,病史 2 天,发病前有不洁饮食史。以发热、呕吐、腹泻为首发症状,大便为黏液脓血便,伴里急后重;便常规示白细胞明显增多,少量红细胞;血常规示白细胞计数、中性粒细胞比例增高,C 反应蛋白明显增高,符合消化道侵袭性细菌感染导致的感染性腹泻(图 17-3),需进一步进行便培养以明确病原菌。

(二)感染性腹泻导致失代偿性脓毒性休克的诊断

根据我国《儿童脓毒性休克(感染性休克)诊治专家共识》(2015 版),脓毒性休克的诊断标准、严重程度和血流动力学分型见图 17-4。

本患儿在感染性腹泻的基础上,出现了血压降低(患儿 7 岁,收缩压为 80mmHg),低于该年龄收缩压下限[70mmHg+(7 岁×2)=84mmHg],且具有组织低灌注表现 6 项中的 1~4 项(图 17-4);由于尚未测定血乳酸水平,未开始液体复苏,第 5、6 项是否满足仍待观察,失代偿性脓毒性休克诊断成立,其特征符合冷休克。

(三)可能存在多器官功能障碍综合征

脓毒性休克可合并多器官功能障碍综合征(multiple organ dysfunction syndrome,MODS)。本例患儿除具备脓毒性休克的表现外,在病程中出现了其他表现:

1. 呼吸衰竭　表现为呼吸急促、发绀,面罩吸氧下经皮氧饱和度仍然降低,结合病程中无明显原发性呼吸道感染症状(如发病早期的咳嗽)等,首先考虑为肺外因素导致的肺损伤,以急性呼吸窘迫综合征(acute respiratory distress syndrome,ARDS)可能性最大。

2. 尿量明显减少　可能是休克的表现,也可能由急性肾损伤或两者共同引起,须在治疗过程中观察尿量变化、测定血清肌酐等肾功能指标确定。

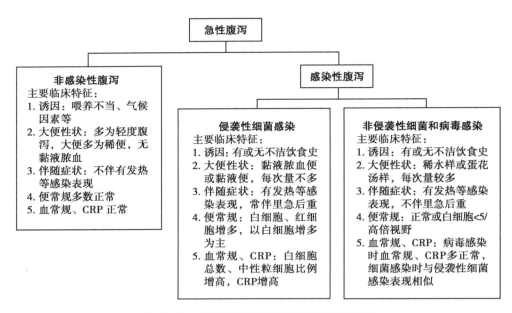

图 17-3   急性腹泻常见病因的初步诊断思路

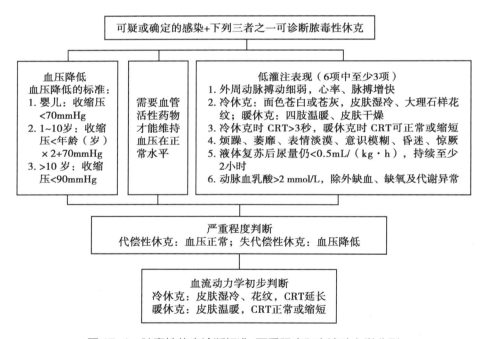

图 17-4   脓毒性休克诊断标准、严重程度和血流动力学分型

3. 其他   如心脏、肝脏、神经系统和凝血系统等是否存在异常,需进一步观察病情变化及进行必要的辅助检查确定。

五、鉴别诊断

(一) 与其他类型的休克鉴别

不同类型、不同原因的休克治疗方案不同,必须在第一时间进行鉴别(表 17-2)。

表 17-2　不同类型、不同原因休克的临床特征

临床特征	休克分类和病因					
	低血容量性休克	分布性休克			心源性休克	梗阻性休克
		脓毒性休克	过敏性休克	神经源性休克		
主要病史	有大量体液丢失(严重呕吐、腹泻等)或大出血病史	感染表现(发热、不同部位感染的症状)	可疑或明确变应原接触史,休克多发生在接触变应原后30分钟内,常同时伴有皮疹、呼吸困难、腹痛、恶心、呕吐、腹泻、意识障碍等	有神经系统疾病,特别是严重脑干损害的表现	有心脏病、心力衰竭、心律失常病史	有张力性气胸、大量心包积液等血液回流至心脏或心室射血受阻的疾病
关键体征	严重脱水表现或不同部位大出血体征	无明显脱水表现,有不同部位感染的体征	皮疹、神经血管性水肿、肺部哮鸣音、意识障碍等	神经系统疾病体征、脑干功能障碍体征(如瞳孔对光反射消失或迟钝、瞳孔不等大、自主呼吸减弱或消失等)	心力衰竭体征,如心脏奔马律、体循环或肺循环淤血表现;心律失常体征	导致梗阻的原发疾病的体征,如张力性气胸、大量心包积液等的体征
重要辅助检查	依病因不同而异	感染标志物改变;病原学检查阳性;不同部位感染的影像学改变	无特异性检查方法	神经系统影像学检查、脑电图异常;脑脊液改变	心脏超声显示左室收缩功能降低;心电图可发现严重心律失常	影像学检查可发现不同原发疾病,如张力性气胸、大量心包积液的表现

本例患儿有发热、吐泻、黏液脓血便,便常规、血常规结果提示侵袭性细菌导致的感染性腹泻,在此基础上出现血压降低、低灌注等休克表现,初步诊断为脓毒性休克。虽有呕吐、腹泻,但无严重脱水体征,无心力衰竭或心律失常表现,无导致梗阻性休克原发病的表现,可除外低血容量性休克、心源性休克和梗阻性休克;在分布性休克的病因中,无变应原接触史和皮疹等过敏表现,无严重中枢神经系统疾病的症状和体征,可除外此类原因导致的休克。

（二）感染性腹泻的病原学鉴别诊断

感染性腹泻的病原学检测对及时给予针对性抗感染治疗至关重要。病原学检测的方法有多种,适用于不同的病原体,对于此例患儿,应选择大便细菌培养。由于可能同时存在败血症等,应同时留取血培养标本,并且所有标本均应在使用抗菌药物前留取。

六、最终诊断

1. 感染性腹泻（侵袭性细菌感染）。
2. 脓毒性休克（失代偿期）。
3. 多脏器功能障碍综合征（ARDS？急性肾损伤？）。

七、治疗方案

（一）呼吸支持

患儿有明确呼吸衰竭表现,面罩吸氧不缓解,故先予无创正压通气,若效果不佳,尽快气管插管,进行有创通气,目标是以尽量低的氧浓度维持正常的 PaO_2;采用肺保护性通气策略,避免

或减少呼吸机相关肺损伤。

（二）抗休克治疗

1. 复苏治疗阶段　5 分钟内建立 2 条静脉通路。第 1 条血管通路建立后立刻进行液体复苏，予生理盐水每次 20mL/kg，首次 5~10 分钟内静脉输入，每次输入后评估休克改善情况和有无液量过多表现（如肺部出现啰音、肝肿大和心脏奔马律），并适当减慢输液速度，第 1 小时液量可达 40~60mL/kg；若液体复苏后休克无明显改善，则在第 2 条血管通路建立后开始给予血管活性药，该患儿表现为冷休克，首选肾上腺素 0.05~0.3μg/（kg·min）。若出现液量过多表现则停止液体复苏。

2. 稳定治疗阶段　经复苏治疗后若休克未纠正，放置动脉导管行有创动脉压监测；放置中心静脉导管监测中心静脉压、中心静脉氧饱和度；使用超声或无创心排出量方法监测心功能；综合分析监测结果，判断血容量状态和血流动力学特征，调整输液的性质、量、速度及血管活性药物种类和剂量，目标是尽快纠正休克。休克纠正后逐渐降低液体张力至 1/3 张，速度至 4~5mL/（kg·h）。

（三）抗感染治疗

在 1 小时内给予抗菌药物。消化道侵袭性细菌感染常由革兰氏阴性杆菌引起，考虑到耐药菌可能，选择头孢哌酮舒巴坦。给药前留取血培养、便培养等标本。细菌培养结果回报后应根据药敏结果调整抗菌药物。

（四）肾上腺皮质激素的应用

若经上述治疗休克仍不能纠正，留取肾上腺皮质功能检查标本后给予氢化可的松 50mg/m^2 静脉输入，之后根据治疗反应和肾上腺皮质功能检查结果调整用量。

（五）其他综合治疗

注意有无电解质、酸碱平衡紊乱，若有及时纠正；严密监测病情变化，并根据监测结果及时调整治疗方案；注意是否出现其他脏器功能障碍，如有及时给予相应治疗；注意有无导致休克难以纠正的特殊原因，如腹腔间隔综合征等，如有及时予相应治疗。仍无好转者可考虑 ECMO 治疗。

八、诊疗经过

该患儿到达急诊后立刻改用 nCPAP；2 分钟时第 1 条静脉通路建立，留取血常规+血型、血培养、血生化和凝血功能检查标本后，开始液体复苏，首次液体为生理盐水 500mL（20mL/kg）10 分钟内输注完毕后血压无回升，末梢灌注无明显改善，继续液体复苏。5 分钟后留取便常规和便培养标本。7 分钟后第 2 条静脉通路建立，予头孢哌酮舒巴坦静脉输入，加用肾上腺素 0.05μg/（kg·min）并根据血压调整剂量。10 分钟后桡动脉穿刺成功，留取血气标本后以肝素盐水封管并固定桡动脉穿刺针。15 分钟后完成床旁胸部 X 线检查并收入 PICU 病房。

入 PICU 后继续液体复苏、血管活性药物治疗，并监测有创动脉压，至到达急诊后 1 小时、入住 PICU 后 40 分钟，生理盐水总入量 1 250mL（50mL/kg）、肾上腺素剂量由 0.05μg/（kg·min）逐渐上调至 0.22μg/（kg·min），心率降至 150~155 次/min，血压回升至 98/48mmHg，CRT 缩短至 4 秒，肢端温度回升，但仍无尿，呼吸困难无缓解，持续 nCPAP，吸入氧浓度逐步升高至 50%，经皮氧饱和度维持在 96%~99%。

入住 PICU 后 20 分钟至 1 小时，急救室化验结果陆续回报，结果表明患儿存在 3 个器官功能障碍：①中度 ARDS。②急性肾损伤。③肝功能障碍。

继续液体复苏并逐渐降低液体输入速度，调整血管活性药物，至入住 PICU 后大约 6 小时，液体总入量为 2 130mL(约 85mL/kg),肾上腺素剂量调节至 0.25μg/(kg·min),心率降至 120~130次/min,血压稳定在 90~98/40~55mmHg,肢端温度恢复正常,CRT 降至 3 秒,休克基本纠正。但患儿仍无尿,逐渐出现全身水肿,呼吸频率加快,nCPAP 下经皮氧饱和度降至 90%~94%,复查胸部 X 线检查示两肺透光度较前降低,复查血气 P/F 比值降至 104,遂予气管插管、机械通气,按照肺保护性通气策略调节呼吸机参数,经皮氧饱和度逐渐回升至 97%~100%,监测血气分析显示 PaO_2 维持在 75~90mmHg,乳酸降至 2.1mmol/L,血清钾由 4.9mmol/L 升至 6.2mmol/L,心电图监测显示 T 波高尖,偶有室性早搏,立刻予持续肾替代治疗。

休克纠正后逐渐降低输液速度至大约 4mL/(kg·h),液体张力逐渐降至 1/3 张,并根据电解质情况调整。第 3 天报告为沙门氏杆菌,对头孢哌酮舒巴坦敏感,继续应用头孢哌酮舒巴坦抗感染,体温开始降低,腹泻明显减轻,水肿减轻,呼吸机条件逐渐降低。第 5 天体温和大便恢复正常,复查便常规未见异常,尿量开始增加。第 7 天拔除气管插管改为无创通气,尿量增加至每日约 600mL,相当于 1mL/(kg·h),血清肌酐降至接近正常,停止持续肾替代治疗;入院时留取的血培养回报为阴性,PCT 由入院时的 98.76ng/mL 降至 0.28ng/mL,C 反应蛋白降至 15.6mg/L,停用头孢哌酮舒巴坦。第 10 天停止无创通气,复查肝、肾功能正常,便常规正常,复查便培养未见致病菌生长。第 11 天痊愈出院。

九、注意事项

1. 严重脓毒症和脓毒性休克以全身炎症反应、免疫失调、微循环紊乱和终末器官功能障碍为特征,严重者表现为脓毒性休克。在询问病史和查体过程中,应注意查找感染的部位、有无组织低灌注表现和终末器官功能障碍的症状和体征,以做到早期诊断。

2. 对于存在休克或器官功能障碍者,必须首先纠正休克,采用生命支持技术纠正危及生命的器官功能障碍。

3. 在抗休克和生命支持治疗的同时,应尽快确定感染的部位、明确病原体,尽早开始针对性的抗感染治疗,对于有明确感染灶者应根据情况及时引流、清除感染灶(如手术、穿刺等)。

(钱素云　高恒妙)

病例三　呕吐、面色苍白 23 小时,抽搐、昏迷 3 小时

一、主要病史

患儿,男,7 个月。因"呕吐、面色苍白 23 小时,抽搐、昏迷 3 小时"被送至急诊。患儿于 23 小时前无明显诱因出现频繁呕吐,共 7~8 次,呕吐物为所进食的奶液,有时含奶块,并出现面色及口唇苍白,精神差,睡眠明显增多,不易唤醒,醒后烦躁、哭闹。发病后大约 3 小时在当地医院就诊,血常规提示轻度贫血,诊断"消化不良、轻度贫血",予"助消化药(名称和剂量均不详)"无好转。入院前 3 小时抽搐 1 次,表现为双眼向左侧斜视,意识丧失,牙关紧闭,四肢规律性抽动,以左侧明显,持续 2 分钟左右。抽搐停止后意识未恢复,不能唤醒。再次到当地医院就诊,予"苯巴比妥肌内注射、静脉输入甘露醇(剂量均不详)"后转来我院。1 小时前于转运途中再次抽搐,表现同前,持续约 5 分钟。自发病后吃奶量明显减少,无发热、咳嗽、呼吸困难,大便正常,尿量略减少。否认发病前后有外伤史。

患儿为 G_1P_1，孕 38^{+2} 周顺产，出生体重 3 300g，生后无窒息，母乳喂养，6 个月添加辅食，生长发育良好，2 个月抬头，4 个月翻身，6 个月能独坐，平素身体健康。母孕期体健。否认父母双方家族中有出血性疾病患者，否认遗传病史。

二、体格检查

体温 37.7℃，脉搏 166 次/min，呼吸 36 次/min，血压 106/56mmHg，体重 8.5kg。鼻导管吸氧、流速 1L/min 情况下经皮氧饱和度 99%。意识不清，按压眶上切迹和针刺四肢时肢体有回缩动作，儿童格拉斯哥评分（GCS）6 分（M4E1V1）。面色、口唇、结膜和甲床明显苍白，皮肤未见出血点、瘀斑和其他皮疹。全身浅表淋巴结无肿大。前囟膨隆，张力高。颈无强直。呼吸平稳，三凹征阴性。瞳孔左侧 2mm×2mm，对光反射迟钝；右侧 4mm×4mm，对光反射消失。心、肺及腹部查体未见明显异常。四肢暖，毛细血管充盈时间 2 秒。神经系统检查：左侧肢体肌张力降低，因患儿处于昏迷状态，未能完成肌力测定；针刺双侧肢体时，右侧肢体有回缩，左侧肢体仅手和脚有轻微屈曲动作，幅度小于右侧；腹壁反射、提睾反射未引出；双侧膝腱反射、跟腱反射亢进；双侧巴宾斯基征（+）。

三、实验室和辅助检查

20 小时前当地医院血常规和 C 反应蛋白：白细胞 $13.74×10^9$/L；中性粒细胞 40.5%，淋巴细胞 55.0%，嗜酸性粒细胞 1.5%，嗜碱性粒细胞 2.0%，单核细胞 1.0%；红细胞 $258×10^{12}$/L，血红蛋白 88g/L；血小板 $389×10^9$/L；C 反应蛋白 1.2mg/L。

四、诊断思路

（一）非创伤性颅内出血、失血性贫血

患儿为 7 个月婴儿，发病前身体健康。本次为急性起病，病史 23 小时，以呕吐、意识障碍、抽搐、颅内压增高和贫血为主要表现，血常规显示存在贫血，白细胞、血小板计数正常，无其他部位出血表现，因此首先考虑颅内出血、失血性贫血。结合患儿没有外伤史，因此初步诊断为非创伤性颅内出血。

（二）颅内压增高、小脑天幕疝

患儿在颅内出血、颅内压增高的基础上出现了昏迷、抽搐，查体有明确颅内压增高和小脑天幕疝的表现：前囟隆起，双侧瞳孔不等大，对光反射一侧减弱、一侧消失，符合颅内压增高和小脑天幕疝的特征，初步诊断为颅内压增高、小脑天幕疝。

五、鉴别诊断

（一）非创伤性颅内出血的鉴别

1. 与创伤性颅内出血鉴别   本例患儿无外伤史，查体也未发现皮肤擦伤等外伤的表现，可初步除外创伤性颅内出血。

2. 非创伤性颅内出血病因的鉴别   非创伤性颅内出血可由多种原因引起，以原发性或继发性凝血或止血功能异常、脑血管畸形破裂、颅内肿瘤伴出血最为常见，其各自的临床特征见表 17-3。本例患儿无出血性疾病家族史，既往无皮肤或深部组织出血病史，血小板计数正常，可初步除外由凝血或止血功能异常导致的出血；急性起病，既往无颅内压增高的症状，可初步除外颅内肿瘤；其特征与脑血管畸形破裂出血最相符，因此首先考虑为脑血管畸形。

表 17-3　不同原因非创伤性颅内出血的临床特征

| | 原发性或继发性凝血或止血功能异常 | | | 脑血管畸形破裂出血 | 颅内肿瘤伴出血 |
	原发性凝血功能异常	继发性凝血功能异常	血小板疾病		
主要病史	1. 可有出血性疾病家族史 2. 既往可能有皮下或肌肉血肿、关节腔出血等深部出血史 3. 发病时间因疾病种类和严重程度而异,无其他血液疾病表现	1. 有导致继发性凝血功能异常的病因,以中毒最常见 2. 既往无出血表现,出血发生于原发病之后,以深部出血为主 3. 有原发疾病表现	1. 多数为血小板计数严重减少所致,有导致血小板减少的原发疾病表现 2. 少数为血小板功能障碍引起,血小板计数正常 3. 既往有出血表现,以皮肤出血点和瘀斑为主,深部出血少见	1. 平素貌似健康,多数无任何症状 2. 既往无出血性疾病史;颅内出血常突然发生 3. 发病前多数无外伤史,偶尔有轻微外伤史	1. 多数发病前有慢性颅内压增高或轻微神经系统定位损害表现 2. 临床特征为在慢性颅内压增高或神经系统定位损害基础上突然加重,出现严重颅内压增高表现
重要体征	1. 颅内压增高和贫血体征 2. 关节、肌肉等深部组织出血	1. 颅内压增高和贫血体征 2. 关节、肌肉等深部组织出血 3. 原发疾病的体征	1. 颅内压增高和贫血体征 2. 有皮肤、黏膜出血点和瘀斑 3. 原发疾病的体征	1. 颅内压增高和贫血体征 2. 无皮肤、黏膜或深部组织出血表现	1. 颅内压增高和贫血体征 2. 可能有慢性颅内压增高的体征,如颅缝裂开、头围增大等
实验室检查	凝血功能异常;凝血因子活性测定有助于特殊因子缺乏的诊断	凝血功能异常;凝血因子活性测定有助于特殊因子缺乏的诊断	凝血功能正常;血小板计数减低或血小板功能异常	凝血功能和血小板计数正常	凝血功能和血小板计数正常
头颅影像学检查	CT 或 MRI 可确定颅内出血的部位和量	CT 或 MRI 可确定颅内出血的部位和量	CT 或 MRI 可确定颅内出血的部位和量	CT 或 MRI 可确定颅内出血的部位和量	CT 或 MRI 可确定颅内肿瘤的位置和大小、颅内出血的部位和量

(二)脑疝的鉴别

不同部位脑疝的临床表现和危急程度不同,有些脑神经损害或药物散瞳后的表现与脑疝相似(表 17-4),必须在第一时间进行鉴别诊断并对脑疝的部位做出判断,以决定首选治疗方法、治疗紧急程度和时机。本例患儿以昏迷、双侧瞳孔不等大为突出表现,与小脑天幕疝表现相符,故首先考虑小脑天幕疝;无双侧瞳孔散大固定和呼吸骤停,可初步除外枕骨大孔疝;是否存在其他部位的脑疝需待颅脑 CT 扫描结果判断;无导致脑神经损害的原发疾病、无药物散瞳史,可除外此类原因导致的瞳孔改变。

CT 或 MRI 检查可确定颅内病变的部位、性质,为确定是否手术及手术治疗方案提供关键信息,因而应尽快完成。由于 CT 检查可在几分钟内完成,MRI 检查耗时长,紧急情况下首选CT 检查。本例患儿行紧急颅脑 CT 检查。

六、最终诊断

1. 非创伤性颅内出血。
2. 颅内压增高综合征。
3. 小脑天幕疝。

表 17-4 不同部位脑疝的特征及鉴别要点

	枕骨大孔疝	小脑天幕疝	其他部位脑疝	脑神经损害或使用散瞳药物
主要症状、体征	1. 昏迷程度快速加深 2. 瞳孔先缩小后散大或散大固定、对光反射消失、眼球固定 3. 快速出现中枢性呼吸衰竭甚至呼吸骤停	1. 昏迷程度加深 2. 双侧瞳孔大小不等 3. 呼吸节律不整 4. 单侧或双侧锥体束征阳性	1. 多数短时间内意识状态改变不明显 2. 多数无明显瞳孔和眼球运动改变 3. 多数自主呼吸不受明显影响	1. 多数短时间内意识状态无明显改变 2. 仅有瞳孔改变或同时有其他脑神经受累的症状、体征 3. 可能伴或不伴颅内压增高 4. 其他症状、体征取决于其原发疾病
影像学特征	CT 或 MRI 可见小脑扁桃体下移、枕骨大孔饱满	CT 或 MRI 可见小脑幕上移或下移、幕上或幕下脑组织跨过小脑幕	CT 或 MRI 可见部分脑组织移位,具体因脑疝部位而异	因散瞳导致的瞳孔改变不需进行 CT 或 MRI 检查;考虑脑神经损害所致者是否需要行 CT 或 MRI 检查依病情而定
危急程度	最危急	危急程度次于枕骨大孔疝	危急程度次于小脑天幕疝	危急程度取决于原发病,多数次于脑疝
是否紧急手术	如没有禁忌证、原发病可治疗,立刻手术减压	如没有禁忌证、原发病可治疗、常规降颅内压治疗无好转或进行性加重,尽快手术减压	仅从脑疝的角度考虑多数不需要紧急手术	不需手术

七、治疗方案

(一)尽快降低颅内压,缓解脑疝

1. 气管插管,控制性过度通气 目标是 $PaCO_2$ 在 30~35mmHg,PaO_2 正常。

2. 给予脱水剂、高渗盐水 20% 甘露醇,每次 1g/kg,每 4 小时 1 次,如颅内压降低不明显,可缩短用药间隔;3% 氯化钠注射液,负荷量 10mL/kg,维持量 0.1~1.0mL/(kg·h),控制血清钠在正常高限水平;呋塞米,每次 1mg/kg,以后根据情况调整;10% 甘油果糖,每次 10mL/kg,每日 2 次。其中甘露醇、呋塞米起效快,应首先给予。

3. 控制液体入量 首日液体入量初步控制在 800~1 000mL/m^2,以后目标是在维持循环和内环境稳定的前提下,使患儿保持轻度脱水状态。

4. 确定是否有导致昏迷、惊厥发作的可逆性病因并予以治疗 立刻查血生化、血糖等,如有电解质紊乱、低血糖等立刻纠正。

5. 确定是否需紧急手术 急请神经外科会诊。

(二)尽快完成术前检查和术前准备

由于患儿可能需要紧急手术干预,需尽快完成下列辅助检查:①颅脑 CT;②血常规、血型及交叉配血试验;③凝血功能检查;④输血前检查;⑤重要脏器功能评估,包括循环功能、肝功能、肾功能等,以评估患儿对麻醉的耐受性,确定麻醉方案,为急诊手术做好准备。若存在凝血功能异常或其他影响手术的异常,尽快予以纠正,以保证手术及时进行。

（三）其他综合治疗

避免加重颅内压增高的因素；头位抬高 30°；维持正常血压和脑灌注压；控制惊厥发作，如有癫痫持续状态，按癫痫持续状态流程处理；适度镇静；避免和控制发热，必要时予亚低温治疗；维持内环境稳定。

八、诊疗经过

该患儿到达急诊、完成初步评估后立刻予气管插管、机械通气，建立静脉通路后给予甘露醇、3% 氯化钠注射液、呋塞米降低颅内压。30 分钟完成 CT 扫描，证实为右侧顶、颞叶大量出血（图 17-5）。神经外科会诊后决定行急诊手术清除颅内血肿。做好手术准备后，到达急诊后 1 小时开始手术。术中发现出血部位有可疑异常血管，予清除血肿并切除异常血管、手术部位放置引流管。术后转入 PICU，转入时仍处于昏迷状态，前囟张力较前明显降低，双侧瞳孔仍不等大，对光反射较前好转，继续机械通气、降颅内压治疗。第 2天意识状况逐渐好转，颅内高压情况逐渐减轻，双侧瞳孔等大，对光反射恢复。第 4天儿童 GCS 达 9 分，撤离呼吸机，拔除气管插管。第 6 天引流管内引流液清亮，常规、生化检查未见明显异常，拔除引流管。第 7天手术切除标本病理证实为颅内动静脉畸形。住 PICU 9 天后转入康复科，术后半年随访仍有轻度左侧偏瘫，其他恢复良好。

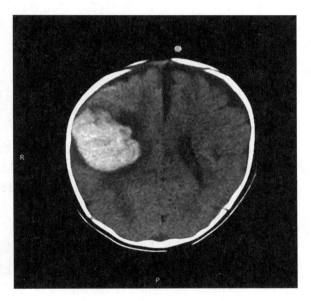

图 17-5　颅脑 CT 扫描显示右侧顶、颞叶大量出血

九、注意事项

1. 任何新出现或进行性加重的意识障碍、惊厥（特别是反复惊厥发作或癫痫持续状态）均提示可能存在危及生命的紧急情况，必须尽快评估。

2. 抽搐、昏迷和颅内压增高三者可单独出现，也可同时存在。抽搐、昏迷常是患者就医的症状，而颅内压增高早期缺乏特异性表现，诊断有一定困难。因此，对有抽搐、昏迷的患者，在询问病史和查体过程中应重点关注：是否有导致颅内压增高的病因或提示病因的线索；有无颅内压增高的表现；特别注意有无意识障碍加深、瞳孔改变、血压增高、呼吸和心率改变等提示颅高压危象和脑疝的临床表现。

3. 颅高压危象和脑疝是危及生命的急症，必须紧急处理。目标是尽快降低颅内压，缓解颅高压危象和脑疝，维持脑灌注。同时必须对频繁惊厥或癫痫持续状态等其他危及生命的情况予以紧急治疗。

4. 在治疗颅内高压、脑疝的同时，必须结合病史和查体提供的线索进行分析，确定需优先进行的辅助检查，尽快明确病因，尽早开始针对性治疗。

（钱素云　高恒妙）

病例四　呕吐 3 小时,意识障碍伴呼吸急促 1.5 小时

一、主要病史

患儿,女,3 岁 10 个月。因"呕吐 3 小时,意识障碍、呼吸急促 1.5 小时"就诊。就诊前 3 小时出现呕吐、哭闹,呈非喷射性,4~5 次,呕吐物为胃内容物。伴流涎、多汗。就诊前 1.5 小时出现意识不清、呼吸急促,口周轻度发绀。病后无发热、头痛、咳嗽、腹泻和抽搐。

患儿为 G_1P_1,足月自然分娩,生后无窒息,体格和智力发育与同龄儿相当。既往身体健康,无特殊家族遗传病史,按时预防接种。

二、体格检查

体温 37℃,脉搏 164 次/min,呼吸 55 次/min,血压 98/60mmHg,体重 18kg。鼻导管吸氧、流速 4L/min 下经皮氧饱和度 92%。查体过程中呕吐 1 次,为胃内容物,有明显大蒜味。意识不清,对语言刺激无反应,对疼痛刺激有躲避动作。口腔分泌物明显增多,流涎。全身皮肤湿冷多汗,面色及口唇无发绀。双瞳孔针尖样,对光反射消失。呼吸增快,三凹征阳性,双肺可闻及湿啰音。心脏及腹部未见明显异常。肢端稍凉,CRT<2 秒。四肢可见肌束颤动,肌张力稍低。脑膜刺激征阴性,生理反射存在,病理反射未引出。

三、诊断思路

患儿为 3 岁 10 个月学龄前期儿童,既往体健,本次为急性起病,首发症状为呕吐,随后主要表现为意识障碍、流涎、多汗,无发热等感染性疾病表现;查体发现呕吐物有明显大蒜味,主要体征为流涎、多汗、瞳孔缩小、肺部湿啰音、肌束颤动和肌张力稍降低,符合副交感神经兴奋性增高症候群表现,强烈提示为有机磷中毒。且患儿已出现意识障碍、呼吸急促、肺部湿啰音,符合重度有机磷中毒表现(表 17-5)。需再次仔细询问病史,寻找有无毒物接触史;进行中毒相关辅助检查,特别是有机磷中毒相关检查以进一步明确毒物种类和品种。

表 17-5　有机磷中毒病情分度

	轻度	中度	重度
症状、体征	头昏、头痛、恶心、呕吐、流涎、多汗、瞳孔缩小、视物模糊、四肢麻木等	除轻度中毒症状、体征外,出现轻度意识障碍、步态蹒跚、言语不清、肌束颤动、流泪、呼吸道分泌物增多、轻度呼吸困难、肺部啰音、腹痛、腹泻等	除轻、中度中毒症状、体征外,可出现昏迷、心律失常(心动过速、房室传导阻滞、房颤等)、血压升高或下降、呼吸困难、发绀、惊厥、大小便失禁或尿潴留、瞳孔极度缩小、四肢瘫痪等
血清胆碱酯酶活性	50%~70%	30%~50%	<30%

四、鉴别诊断

(一)胆碱酯酶抑制剂类药物中毒

此类药物包括吡啶斯的明、新斯的明、毒扁豆碱等,中毒机制和表现与有机磷中毒类似,均为胆碱酯酶受到抑制,乙酰胆碱大量蓄积引起胆碱能神经兴奋性过度升高。但该类药物没有

特殊气味,而有机磷类毒物有大蒜气味。本例患儿呕吐物有明显大蒜气味,可初步除外胆碱酯酶抑制剂类药物中毒。

(二) 以呕吐、意识障碍和呼吸急促为主要表现的疾病

中枢神经系统感染、颅内出血、严重呼吸道疾病伴呼吸衰竭等多种疾病均可出现上述表现,但这些疾病均不会出现流涎、多汗、肌束颤动等表现,且患儿发病前身体健康,没有感染等相关表现,可初步除外上述疾病。

五、初步诊断

重度有机磷中毒。

六、诊疗方案

(一) 呼吸支持

患儿有明显呼吸困难,鼻导管吸氧下仍有经皮氧饱和度降低,故立即改为 nCPAP,调节吸入氧浓度、压力和气流速度,目标是维持经皮氧饱和度在 95% 以上,血 $PaCO_2$ 正常。监测血气分析,若仍不能改善,予气管插管、机械通气。

(二) 立即给予特效解毒剂

1. 阿托品　按重度有机磷中毒给药,剂量为每次 0.05~0.1mg/kg,给药间隔 5~10 分钟,目标是尽快实现阿托品化,达阿托品化后减量至每次 0.02~0.03mg,给药间隔延长至 15~30 分钟;意识恢复后减量至 0.01~0.02mg/kg,给药间隔延长至 30~60 分钟,维持阿托品化状态。同时注意避免阿托品中毒。

2. 氯解磷定　首次 30mg/kg,静脉输入。若无改善,30 分钟后再予 15mg/kg,以后每 2~4 小时 1 次,逐渐延长给药间隔。

(三) 清除毒物污染

患儿呕吐物仍有明显大蒜气味,提示胃肠道内尚有未吸收的毒物,须立刻洗胃。但患儿处于昏迷状态,洗胃过程中须注意避免发生误吸。虽然多数有机磷类在弱碱性环境中容易分解失效,但少数如敌百虫等在碱性环境下会变为毒性更强的敌敌畏等,本例患儿尚不能确定是哪种有机磷中毒,所以选择生理盐水洗胃最安全。洗胃以达到洗出的胃液清亮、无大蒜味为准。洗胃后经胃管注入活性炭和导泻剂(乳果糖),促进肠道内毒物排出。

(四) 进一步确定诊断

虽然从临床特征可初步诊断为有机磷中毒,但尚缺乏有力的直接证据,故应在抢救治疗的同时,通过以下方法尽快确定诊断及病情分级:①详细询问病史,寻找患儿接触毒物和毒物种类的证据;②尽快留取血标本进行血清胆碱酯酶水平测定,留取血标本、洗胃液标本、尿标本送检,进行毒物筛查;③观察对治疗的反应。

(五) 严密监测

抢救治疗的同时,必须严密监测生命体征和对治疗的反应,特别要注意达到阿托品化的时间和维持阿托品化的状态,及时调整阿托品剂量,避免阿托品中毒。

七、诊疗经过

患儿到达急诊后,初步诊断为重度有机磷中毒。立刻予:①nCPAP 呼吸支持后经皮氧饱和度上升至 98%~100%;②放置胃管并用生理盐水洗胃,洗胃过程中留取洗胃液,所用生理盐

水达 3 000mL 后洗出液清亮、无大蒜味,停止洗胃;③洗胃结束后经胃管注入活性炭和乳果糖;④建立血管通路、留取血标本后立刻开始予阿托品每次 1mg(0.06mg/kg)静脉注射,每 5 分钟 1 次,氯解磷定每次 0.5g(28mg/kg)静脉输入;⑤留置导尿管留取尿液;⑥将留取的洗胃液、尿液和血标本送检,进行毒物筛查,另 1 份血标本进行胆碱酯酶活性测定。随后收入 PICU。

入住 PICU 后继续:①nCPAP 呼吸支持。②阿托品 1mg,每 5 分钟 1 次静脉注射;首次使用氯解磷定后 30 分钟再次给予 0.25g 静脉输入,随后延长至每次 0.25g,每 4 小时 1 次。③继续给予乳果糖导泻。大约 1 小时后皮肤出汗、呼吸道分泌物和肺部湿啰音开始减少,呼吸困难减轻,瞳孔扩大至约 2.0mm。1 小时 45 分钟后呼吸困难明显减轻,三凹征不明显,皮肤干燥无汗,面部微红,双侧瞳孔扩大至 4mm,对光反射消失,呼吸道分泌物明显减少,肺部湿啰音消失,达到阿托品化。将阿托品剂量减至每次 0.02~0.03mg/kg,给药间隔逐渐延长至 15~30 分钟,维持阿托品化状态。入院后 1 小时血清胆碱酯酶活性测定回报为 480U/L,约为本院正常参考值 5 200U/L 的 9%,符合重度有机磷中毒。住院后 6 小时毒物筛查回报:在送检的血液、尿液和洗胃液标本中均检测到敌敌畏,明确为敌敌畏导致的重度有机磷中毒。继续原方案治疗。10 小时后意识逐渐转清,肺部湿啰音完全消失,将阿托品剂量减至每次 0.01~0.02mg/kg,用药间隔逐渐延长至 30~60 分钟,继续维持阿托品化状态。再次询问患儿和家长,确认患儿误服了家中用矿泉水瓶装的敌敌畏。第 2 天停用经鼻气道正压通气,第 4 天停用氯解磷定。逐渐减少阿托品剂量、延长间隔时间,第 6 天复查血清胆碱酯酶活性恢复至 2 895U/L,临床无毒蕈碱和烟碱样表现,停用阿托品。停药观察 2 天,临床症状无反复。第 8 天复查血清胆碱酯酶活性为 4 156U/L,痊愈出院。

八、注意事项

1. 急性中毒是儿童最常见的意外伤害之一。怀疑为中毒时,应详细询问可能的毒物接触史,以识别中毒症候群为重点进行详细体格检查,综合分析症状、体征后选择必要的辅助检查,尽快明确诊断。

2. 对于许多无特效解毒剂的急性中毒,支持治疗是主要的治疗方法。清除毒物污染应根据具体毒物和病情选择适当的方式、方法。解毒剂的使用应严格把握适应证、禁忌证,并严密观察治疗效果和解毒剂的毒副作用。

3. 有机磷中毒的解毒剂包括阿托品和胆碱酯酶复能剂(表 17-6)。阿托品的剂量应根据病情严重程度调整,目标是尽快实现并维持阿托品化。由于在中毒后被有机磷结合的胆碱酯酶随时间延长会发生不可逆转的老化,胆碱酯酶复能剂要尽早使用,目前以氯解磷定最常用,碘解磷定和双复磷由于疗效和副作用的问题已很少使用。

表 17-6　有机磷中毒解毒药物和剂量

药物名称	用药说明	轻度中毒	中度中毒	重度中毒
阿托品	初始剂量	每次 0.02~0.03mg/kg,肌内注射,必要时 2~4 小时重复 1 次,至症状消失为止	每次 0.03~0.05mg/kg,肌内或静脉注射,根据病情间隔 30~60 分钟给药 1 次	每次 0.05~0.10mg/kg,静脉注射,根据病情每 5~20 分钟给药 1 次,至实现阿托品化
	阿托品化后		逐渐减少每次剂量、延长用药间隔	达阿托品化后减量为每次 0.02~0.03mg/kg,间隔 15~30 分钟给药 1 次,至意识开始恢复,随后改为每次 0.01~0.02mg/kg,间隔 30~60 分钟给药 1 次

续表

药物名称	用药说明	轻度中毒	中度中毒	重度中毒
氯解磷定	水溶性好，疗效佳，副作用相对小，目前最常用	每次 10~15mg/kg，静脉缓慢注射或用5%葡萄糖注射液稀释为2.5%溶液，静脉滴注，2~4小时后重复1次	每次 15~30mg/kg，静脉缓慢注射或静脉滴注，每2~4 小时后重复 15mg/kg，多数 2~4 次即可	每次 30mg/kg，静脉缓慢注射或静脉滴注。若无改善，30分钟后重复 15mg/kg，以后根据情况每 2~4 小时重复给药1 次，逐渐延长给药间隔

（钱素云　高恒妙）

病例五　突然昏倒，面色青紫，呼唤无反应

一、主要病史

患儿，男，12 岁，体重大约 50kg，在门诊候诊大厅等待就诊过程中突然倒地，面色青紫，呼唤无反应。陪同就诊的患儿父亲立刻大声呼救。

二、救治思路

患儿突然倒地，意识丧失，强烈提示最大可能是突发心搏呼吸骤停（CPA），且其父亲证实患儿倒地之前没有吃东西，可初步除外食物导致的上气道梗阻。因此，对此患儿应立刻评估是否为 CPA，如果是，则立刻按照儿童基础生命支持（PBLS）流程开始现场心肺复苏（CPR），并启动应急反应系统，尽快开始儿童高级生命支持（PALS），复苏成功后尽快送至 PICU，开始复苏后稳定治疗，并尽快查找和治疗病因。

三、救治过程

一名医生和一名护士 30 秒到场，立刻按 PBLS 流程在 10 秒内完成评估，发现患儿无反应、无自主呼吸，未触及颈动脉搏动，立刻以胸外按压开始双人 CPR，按压频率为 100~120 次/min，按压和通气的比例为 15∶2。1 分钟后另一护士到场，立刻取来放置在候诊大厅墙壁上的自动除颤器（AED），按 AED 操作流程打开电源，连接电极片，AED 分析心律后提示为可除颤心律，按 AED 操作提示给予除颤，AED 放电后立刻以胸外按压继续 CPR，每 2 分钟根据 AED 提示决定是否再次除颤。第 2 次除颤并心肺复苏 2 分钟后评估：可触及颈动脉搏动，脉率大约 130次/min，脉搏强度稍弱；意识不清，对呼叫无反应；自主呼吸恢复，呼吸频率约 10 次/min，节律欠规则，胸廓呼吸动作减弱，口周轻度青紫，继续人工呼吸。大约 4 分钟后院内急诊科和儿童重症监护病房（PICU）人员携带手动除颤器和其他抢救器械到场，立刻连接心电监护显示为窦性心律，遂予气管插管接复苏囊正压通气、建立静脉通路后静脉输入生理盐水并立刻送往 PICU。到达 PICU 后 2 分钟再次发生室颤，经心肺复苏大约 5 分钟，2 次除颤、1∶10 000 肾上腺素5mL 静脉注射 1 次后恢复窦性心律。立刻开始复苏后稳定治疗，继续机械通气，维持血气分析大致正常，给予血管活性药物维持血压在正常范围，控制体温在正常范围，严密心电监护，并加用利多卡因负荷量后以维持量持续静脉输入抗心律失常。约 4 小时意识转清，全面体格检查和辅助检查未发现其他异常体征和器官功能障碍。住院期间多次描记心电图均显示 QT 间期

延长,心电监护发现反复发生室速、室颤,有时伴抽搐,最多每日达 6 次,每次均经心肺复苏和除颤后恢复窦性心律,每次复苏时间短则 1 分钟,最长 3 分钟。入院后先后使用利多卡因、胺碘酮、普萘洛尔等多种抗心律失常药物均无效,室颤发作无减少。

入 PICU 后追问病史:患儿近 4 个月有反复抽搐,每月少则 5~6 次,多则 10~15 次,3 个月前诊断为"癫痫",口服"左乙拉西坦、奥卡西平"治疗无好转。患儿的一个舅舅 32 岁猝死,原因不明;对其父亲和母亲进行心电图检查,显示其母亲的心电图也存在 QT 间期延长,但未发现室速或室颤等心律失常。入院后心脏彩超显示心脏结构和功能正常,未发现心肌炎、心肌病等心脏病或其他疾病证据,考虑极有可能为先天性长 QT 间期综合征,在药物治疗不能有效控制频繁室颤的情况下,住院第 5 天安装植入式复律除颤器,之后未再出现抽搐。1 个月后基因筛查结果显示患儿和其母亲均存在 KCNQ1 基因突变,确诊为该基因突变导致离子通道功能紊乱引起的先天性长 QT 间期综合征。

四、最终诊断

1. 先天性长 QT 间期综合征(KCNQ1 基因突变导致离子通道病引起)。
2. 室颤。
3. 心脏骤停。

五、救治过程点评

本例患儿抢救成功的关键是:施救者在第一时间开始了高质量心肺复苏;施救者在第一时间意识到患儿突然倒地可能是突发室颤引起,并立刻使用 AED 进行了除颤,很快恢复了自主循环;自主循环恢复后维持了正常的通气、氧合、血压和重要脏器的灌注;住院过程中虽多次出现室颤、室速,每次均经除颤和心肺复苏恢复窦性心律,心电图显示 QT 间期延长,经详细询问病史和家族史,强烈提示为先天性长 QT 间期综合征,在药物治疗效果不理想时,及时安装了植入式复律除颤器;最终通过基因检测明确为 KCNQ1 基因突变导致长 QT 间期综合征,符合临床诊断。

六、注意事项

1. 儿童心搏呼吸骤停的临床特征是突然意识丧失、大动脉搏动消失。对于突然意识丧失或摔倒的儿童,应按儿童心肺复苏的程序立刻进行评估,尽快确定是否为心搏呼吸骤停。一旦确定或怀疑为心搏呼吸骤停,不论心搏呼吸骤停的病因是什么,应立刻开始心肺复苏。

2. 复苏过程中应保证高质量心肺复苏,并尽早启动复苏团队。儿童心搏呼吸骤停的直接病因以严重缺氧和心肌缺血最常见,因此心脏按压和人工呼吸应同时进行;10%~20% 为心律失常(室颤或室速)引起,对于此类患者,在复苏的同时尽早除颤是复苏成功的关键,除颤每延迟 1 分钟,复苏成功率降低 5%~10%。

3. 复苏成功后应立刻开始复苏后稳定治疗,维持有效氧合和循环,同时积极寻找病因,及早开始针对性治疗是预防再次心搏呼吸骤停的关键。

(钱素云 高恒妙)